Prof. Marie Luise Bödiker,
Gerda Graf,
Horst Schmidbauer
(Hg.)

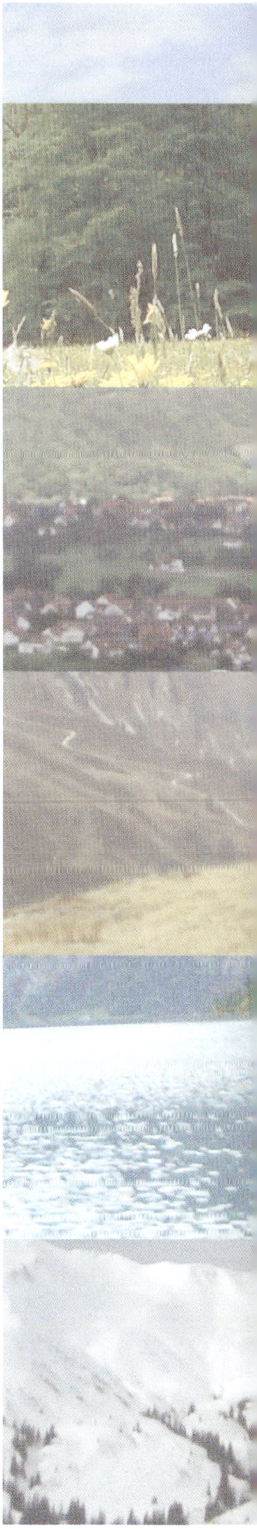

Hospiz ist Haltung

Kurshandbuch Ehrenamt

der hospiz verlag

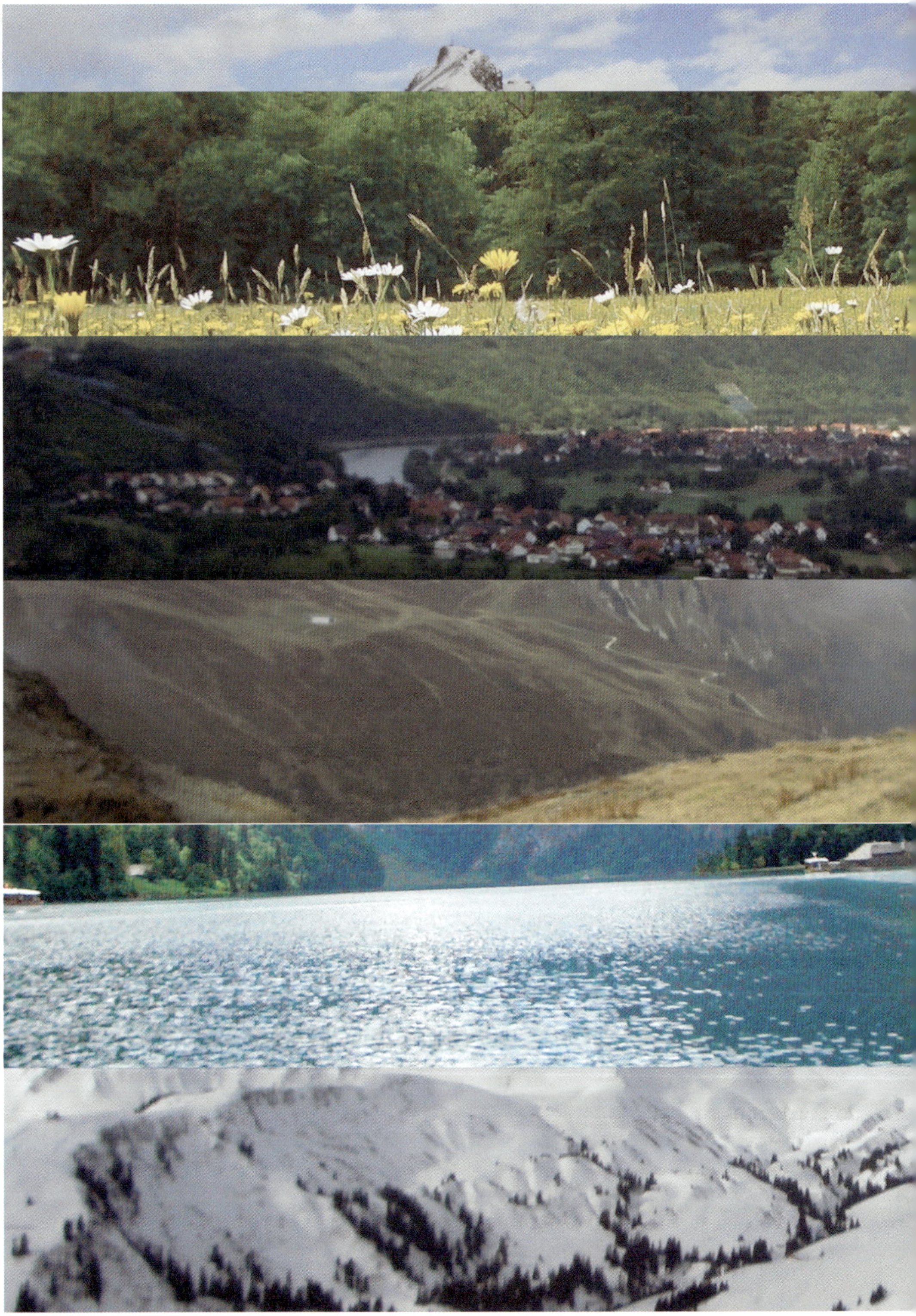

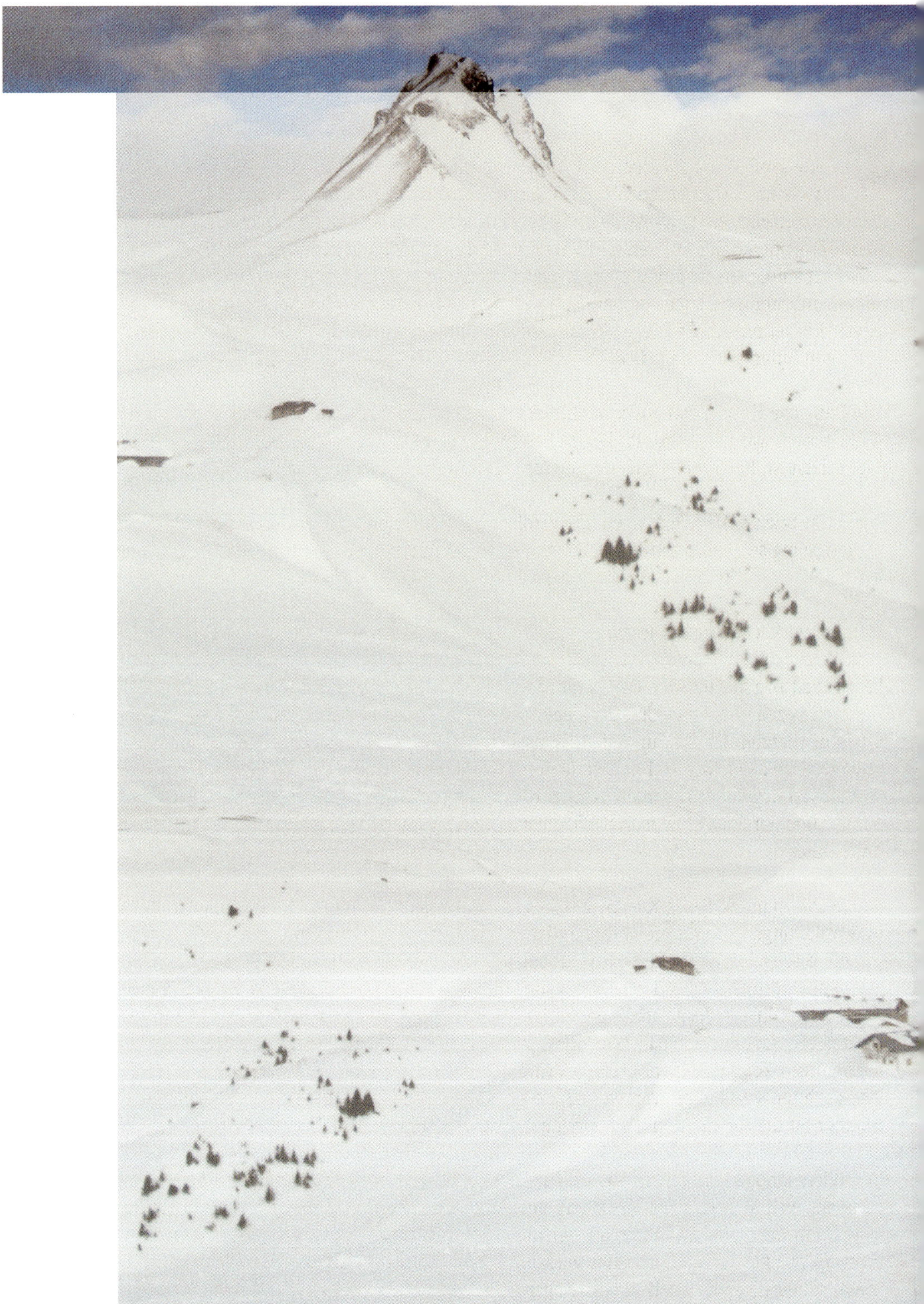

Geleitwort

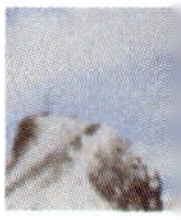

Berlin, den 11.4.2011

Es ist eine große Ehre für mich, ein Geleitwort für dieses Kurshandbuch für Frauen und Männer, die im Hospiz ehrenamtlich tätig sind, schreiben zu dürfen. Die vielen Menschen, die sich tagtäglich in so großartiger Weise ehrenamtlich oder auch beruflich um Leidende und Sterbende kümmern, verdienen weit mehr Dank und Anerkennung als Öffentlichkeit und Politik ihnen heute zugestehen. Zwar ist unter dem Einfluss des Engagements der vielen Ehrenamtlichen und auch der beruflich der Hospizbewegung verbundenen Ärztinnen und Ärzte, Pflegerinnen und Pfleger in den letzten Jahren eine Menge besser geworden. Aber jeder von Ihnen spürt, dass da noch viel zu tun ist.

Die Deutsche Hospizbewegung, die früher in der Bundesarbeitsgemeinschaft Hospiz – BAG – organisiert war und heute im Deutschen Hospiz- und Palliativverband – DHPV – zusammengefasst ist, hat in den vielen Jahren ihrer Tätigkeit eine Menge erreicht.

Das ist in besonderer Weise auch das Verdienst der Autorinnen und Autoren, die der Hospizbewegung seit vielen Jahren verbunden sind und Ihnen heute dieses Kurshandbuch vorlegen.

Es lohnt wirklich, darin zu lesen.

Sein Inhalt beginnt mit der Darstellung, wie die Hospizarbeit entstanden ist und wo ihre Wurzeln liegen. Auch die Übersicht über den aktuellen Stand der rechtlichen Regelungen, die in den letzten Jahren durch den Deutschen Bundestag beschlossen wurden, ist interessant, weil sie zeigt, wie viel sich verändert hat und wo die aktuellen Probleme liegen. Die rechtlichen Regelungen werden ergänzt durch praktische Hinweise über den Aufbau eines Vereins und der Frage, wie man Spenden einwerben kann und wie man mit ihnen umgehen muss. Alles das ist wichtig.

Die Schwerpunkte dieses Kursbuches liegen jedoch ganz eindeutig in den Erläuterungen und Anleitungen, die für die ehrenamtliche Hospizarbeit vor Ort bestimmt sind. Sie umfassen die präzise Erläuterung, was ein stationäres und was ein ambulantes Hospiz ausmacht, was wann sinnvoll ist und wie Arbeit und Mitwirkung der ehrenamtlich tätigen Frauen und Männer in der Hospizarbeit organisiert werden sollte. Das alles wird nicht nur konkret geschildert, sondern auch in Bereichen einfühlsam erörtert, in denen es gelegentlich zu Spannungen kommen kann. Das alles sind wichtige und wertvolle Kenntnisse, die jedem Interessierten sehr helfen werden und die mit dafür sorgen können, noch mehr Frauen und Männer für die Mitarbeit in dem wichtigen Bereich der Hospizarbeit zu gewinnen.

Besonders empfehlenswert ist dieses Kurshandbuch, um das noch einmal ausdrücklich zu betonen, weil sich so viele besonders gute und erfahrene Experten zusammengefunden haben, um ihren speziellen Bereich verständlich darzulegen. Das ist gelungen und gilt keineswegs nur für die beruflich oder wissenschaftlich der Hospizarbeit verbundenen Spezialisten, sondern gerade auch für diejenigen Persönlichkeiten, die lange Erfahrungen in der ehrenamtlichen Hospizarbeit mitbringen.

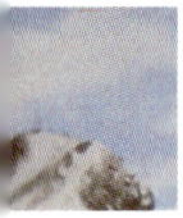

Ich freue mich ganz besonders, dass die langjährige Vorsitzende der BAG Hospiz, Frau Gerda Graf, dieses Kursbuch maßgeblich mit herausgibt. Mit dieser unglaublich engagierten Frau, ohne deren unermüdlichen Einsatz die Hospizarbeit in Deutschland noch lange nicht auf dem heutigen Stand wäre, verbindet mich eine langjährige persönliche Freundschaft. Auch sie bringt ihr unerschöpfliches Wissen über alle Fragen des Hospizwesens in das Kursbuch ein. Ich lege es Ihnen ans Herz, wünsche Ihnen viel Nutzen und dem Kursbuch viele Auflagen.

Ihre

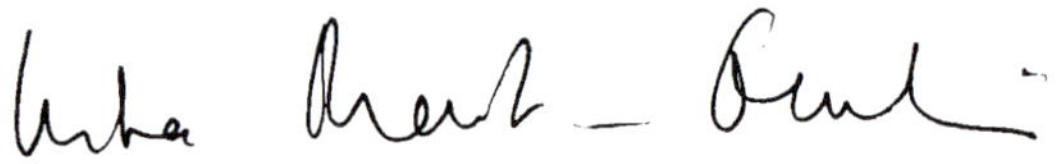

Prof. Dr. Herta Däubler-Gmelin,

Bundesministerin der Justiz a. D.
Schirmherrin des Deutschen Hospiz und PalliativVerband e.V.

Hospiz ist Haltung. Kurshandbuch Ehrenamt
Hg. von
Prof. Dr. Marie Luise Bödiker, Gerda Graf, Horst Schmidbauer

Bibliografische Information Der Deutschen Bibliothek
Die Deutsche Bibliothek verzeichnet diese Publikation in der Deutschen Nationalbibliografie; detaillierte bibliografische Daten sind im Internet über http://dnb.ddb.de abrufbar.

Bibliographic information published by Die Deutsche Bibliothek
Die Deutsche Bibliothek lists this publication in the Deutsche Bibliothek; detailed bibliographic data is available in the internet at http://dnb.ddb.de

Ludwigsburg: der hospiz verlag, 2011

ISBN: 978-3-941251-44-1

Titelbild: unter Verwendung von Zeichnung Frau Christa Hoppermanns
Typografie und Gestaltung: Evgenia Motz, em-concept, Möglingen
Druckerei: CPI books GmbH, Leck
www.hospiz-verlag.de

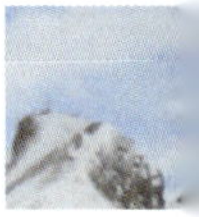

Bevor ich gehe, brauche ich dich...

In unserer Ausleitung am Ende des Buches finden Sie von der Schauspielerin Petra Afonin die Botschaft: „Bevor ich gehe, bleibe ich“. Diese erinnert uns sowohl an die Endlichkeit des Lebens als auch daran, dass das Sterben ein Prozess im Leben ist. In dieser Analogie beginnen wir als Herausgeber mit der Einleitung „Bevor ich gehe, brauche ich dich“. Das Kurshandbuch Ehrenamt will damit auch ein Zeichen setzen, wie sehr wir einander aufeinander angewiesen sind. Und dieses „Du“, wie Martin Buber es nennt, ist das, was uns trägt.

Ihnen als Leser zeigen wir zunächst den geschichtlichen Hintergrund der Bürgerbewegung Hospiz. Im zweiten Kapitel stellen wir uns dann der Frage, ob die Ehrenamtlichen treibende Kraft einer Bewegung oder eher Exoten sind, die sich einer Aufgabe stellen, die ohnehin kein anderer machen möchte. Neben dem, was die Bewegung an Wissen geschaffen hat, möchten wir besonders die Bedeutung der Haltung hervorheben als das, was dem Sterbenden Halt gibt. Übergangslos beschäftigen wir uns dann im dritten Kapitel nicht nur mit einem Beispiel von Hauptamt und Ehrenamt, sondern wir gehen auch der Frage nach, wie Würde zu deuten ist und wie sie im Kontext der Spiritualität in eine Begleitung am Lebensende münden kann. Im letzten Kapitel fragen wir nach dem Wandel und der Identität des Ehrenamtes im Hospizbereich. Im Anschluss an die Ausleitung finden Sie einen Anhang mit wertvollen Hinweisen für Ehrenamtliche zu Gesetzestexten, Haftung und Vereinsarbeit.

Das Buch, das aus einer Ideenvielfalt entstanden ist, sehen die Herausgeber auch als eine Würdigung dem Ehrenamt gegenüber, das in einzigartiger Weise in Deutschland einen Beitrag leistet, der das Sterben nicht negiert, sondern sich dafür einsetzt, hochqualifiziert am Lebensende so zu begleiten, dass das Sterben aushaltbar ist.

Ihre

Prof. Marie Luise Bödiker

Gerda Graf

Horst Schmidbauer

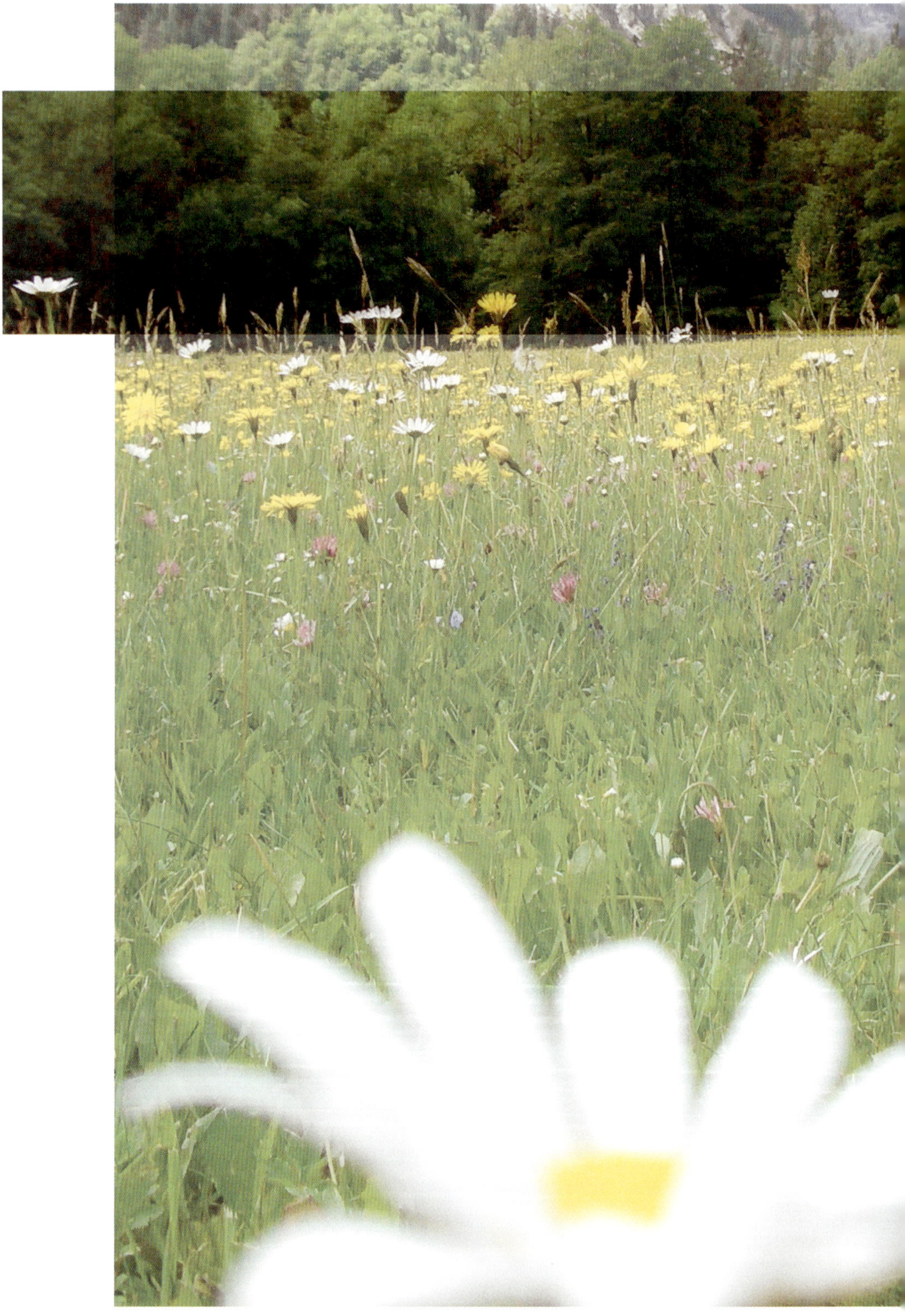

Kapitel I

In den Wurzeln liegt unsere Stärke

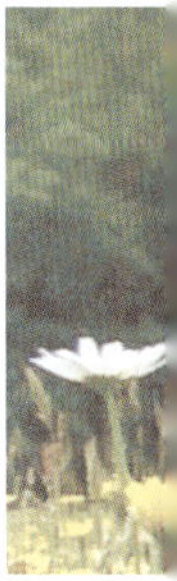

In diesem Kapitel möchten wir an die Wurzeln unserer Bürgerbewegung Hospiz erinnern und für Sie nachvollziehbar darstellen. Dabei werden Sie genauso wie wir spüren, dass man aus dem Wissen um unsere Wurzeln viel Kraft schöpfen kann.
Diese Wurzeln kann uns niemand nehmen, aber diese Wurzeln mit ihrer Kraft haben auch Anteil daran, dass wir in der Hospizbewegung eine Haltung annehmen, die sich nicht nur der Vergangenheit, sondern gerade der Zukunft verpflichtet fühlt.
Ein spannendes Kapitel, das auf die ganzheitliche Sicht des Menschen abstellt.

Horst Schmidbauer

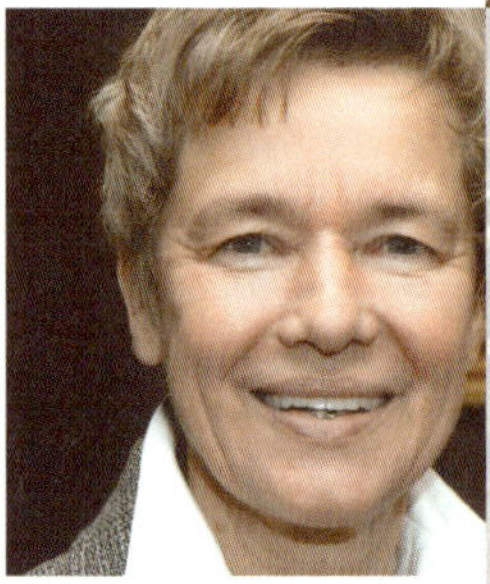

Gerda Graf,
geb. 1952.

Ausbildung zur Krankenschwester, später Studium Pflegemanagement, heute tätig als Geschäftsführerin der Wohnanlage Sophienhof in Niederzier. Während ihrer Weiterbildung, z. B. in Focusing, Palliative Care und systemischer Organisationsberatung, beschäftigte sie sich mit der Integration von hospizlichen Strukturen in Organisationen wie Krankenhäusern und Pflegeheimen. Sie war Mitbegründerin der ambulanten Hospizbewegung Düren und baute ein stationäres Hospiz an einem Krankenhaus auf. Fast 10 Jahre stand Frau Graf der Bundesarbeitsgemeinschaft Hospiz (heute DHPV e. V.) als ehrenamtliche Vorsitzende vor. Hier gelang es, gemeinsam mit Vorstand und den 16 Bundesländervertretern, den Dachverband zusammenzuschließen und politisch so wirksam werden zu lassen, dass Gesetze verabschiedet wurden und parteiübergreifend die Hospizidee anerkannt und umgesetzt wurde und wird. Sie war auch Mitbegründerin der hospiz zeitschrift und Initiatorin des Ehrenamtspreises, der jährlich vom DHPV verliehen wird. Gerda Grafs größter Wunsch ist es, die hospizliche Haltung in Organisationen so weiterzuentwickeln, dass eine Ethik der Mitmenschlichkeit in den alltäglichen Handlungen sichtbar wird.

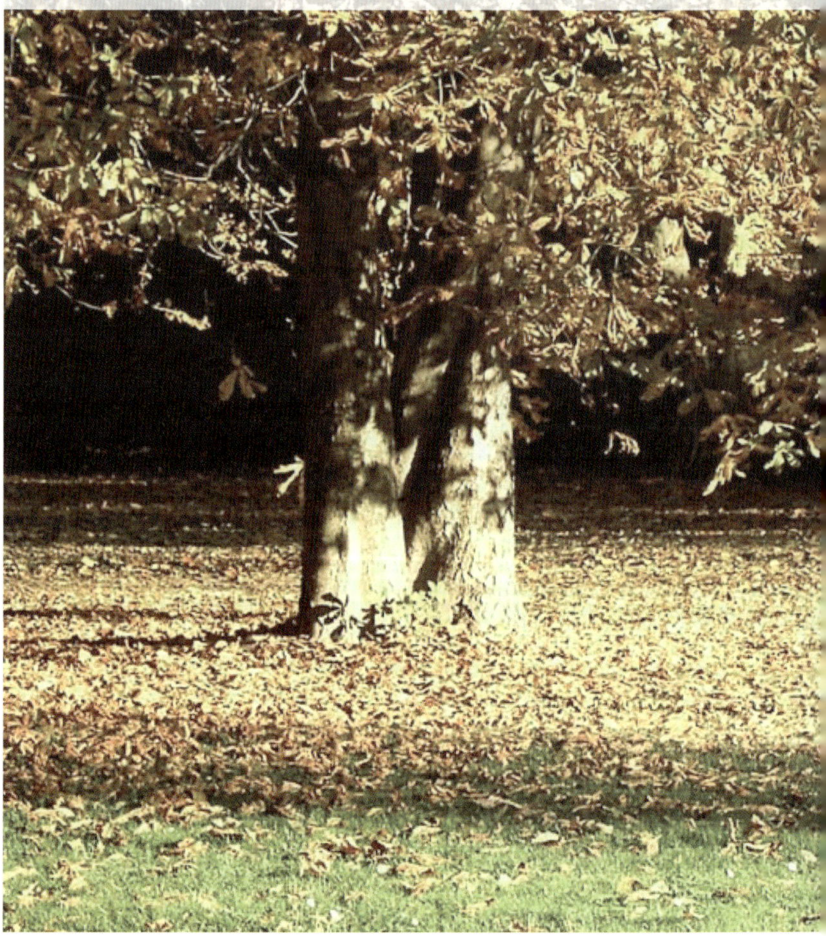

1.1 Geschichtliches und Geschichten

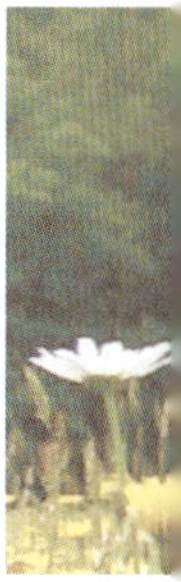

Das Wort *hospitum* bedeutet im Lateinischen so viel wie „Herberge, Bewirtung“ – häufig in Anlehnung an Klöster für Reisende und Pilger gedacht[1]. Sowohl das Wort „Hospiz“ als auch der Begriff HOSPITAL standen im Mittelalter sinngemäß sowohl für das Krankenhauswesen als auch für die Beherbergung. Ein Grund mag dabei sein, dass die damalige Medizin den fließenden Wortgebrauch zuließ. In der Schweiz bezeichnet das Wort Hospital heute noch Krankenhäuser und Altenheime. Darüber hinaus leitet es sich etymologisch aus dem Begriff für „Armenhaus“ ab, meint aber gleichzeitig auch die Gastfreundlichkeit[2]. Diese Ableitung macht verständlich, was der römische Dichter Plautus um 250 v. Chr. festgestellt haben soll: „Nach drei Tagen beginnen Gäste wie Fisch zu stinken“. Nach dem angelsächsischen Recht war ein Fremder drei Tage lang Gast. Danach erhielt er den Status eines Knechtes, und die Beziehung zwischen Gast und Gastgeber änderte sich. Erst mit der Verbreitung des Christentums wurden diese Regeln nach altruistischen Gesichtspunkten umgewandelt und das Hospiz zur Herberge, sprich Bewirtung, erklärt. Damit wird erkennbar, was dem Hospizgedanken ursprünglich zugrunde liegt – eine HERBERGE FÜR WANDERER. Stellt man sich die Wege vor, die in der damaligen Zeit von Menschen zurückgelegt wurden, so liegt die Errichtung solcher Herbergen nicht fern. Eine Raststätte also mit der Möglichkeit auszuruhen, zu essen und zu übernachten, um neue Kräfte zu sammeln für die weiteren Stationen der Reise. Aufgenommen wurden alle Besucher, aber in zunehmendem Maße – der Zeit entsprechend – immer häufiger Pilger auf der Durchreise zum „Heiligen Land“. So verwundert es nicht, dass infolge der strapaziösen Reisen im Mittelalter auch Kranke und Sterbende im Hospiz Zuflucht fanden.

Wortherkunft

Herberge für Wanderer

Meistens waren diese Herbergen angegliedert an die damaligen Klöster. Dazu ein Auszug aus einer damaligen Hausordnung einer Herberge: „Wie unsere Herren, die Kranken, empfangen und bedient werden sollen: Wenn ein Kranker kommt…, möge er zu Bett getragen werden und dort…, bevor die Brüder zum Essen gehen, täglich aus Wohltätigkeit mit Speise und Trank, entsprechend den Möglichkeiten des Hauses, versorgt werden. Diese Betten der Kranken sollen so lang und so breit bemessen sein, wie es eine angenehme Ruhe erfordert und jedes Bett soll mit einer eigenen Zudecke versehen sein…, für die Säuglinge, welche von Pilgerinnen in dem Haus zur Welt gebracht werden, sollen kleine Wiegen gebaut werden…, die Leiter des Hauses sollen den Kranken mit frohem Herzen dienen und sie sollen ihre Pflicht ihnen gegenüber erfüllen und ihnen ohne Murren oder Klagen zu Diensten sein…, damit sie Tag und Nacht geschützt und bewacht seien, sollen ihnen überdies neun Diener zur Verfügung gestellt werden, welche sanft ihre Füße waschen und ihr Bettzeug wechseln sollen…“[3]
So sah das Christentum in der Hospiz- und Hospitalform die Verwirklichung des „Dienst am Nächsten“, und in fast alle damaligen Ordensregeln wurde die „Sorge für Gesunde und Kranke“[4] mit aufgenommen.

Allerdings gerieten bisherige Weltanschauungen über den Tod ins Schwanken. Glaubte man bis ins Mittelalter an ein ruhiges Hinübergleiten in eine andere Welt, wurde infolge der zunehmenden Christianisierung die Angst vor dem Jüngsten Gericht propagiert.
Damit bekam der Tod eine direkte Beziehung zum gelebten Leben, und die Sorge vor den Höllenqualen erstickte einen angstfreien Umgang mit dem Tod. Damit wurde die Saat zur Tabuisierung dieses Themas bis in die achtziger Jahre gelegt.

Großer Krankensaal des Hotel-Dieu in Bealine; Zeichnung nach einer Fotografie

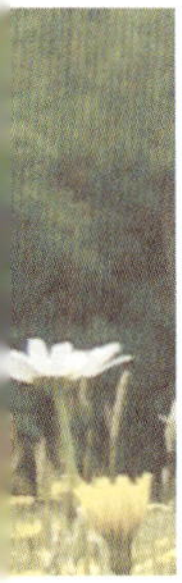

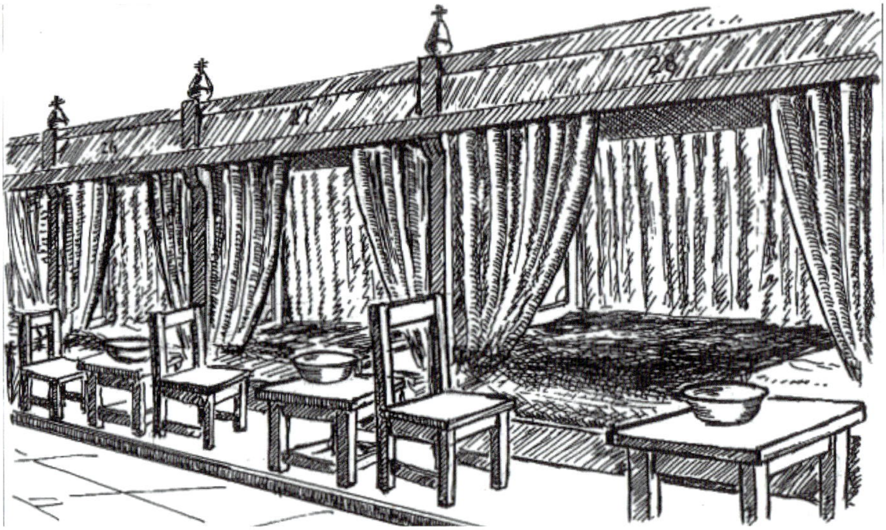

Die neuzeitliche Hospizbewegung

Im Spätmittelalter wurde der Krankenhausbedarf nicht mehr durch die Klöster getragen, da der Staat begann, Kranke in eigenen Einrichtungen unterzubringen. So kam die große Zeit der Pest und die zusätzliche Hexenverfolgung durchaus gelegen, um die Klöster aufzulösen. Die Pilger wurden zu Vagabunden degradiert und die unheilbar Kranken wurden von den Hospitälern abgewiesen.
Natürlich gab es gelegentlich immer noch hospizähnliche Institutionen, wie z.B. die Schwesternschaften von Vincent von Paul zeigen. Aber die eigentliche Hochblüte zur Zeit der Kreuzzüge war vorüber, und so gab es in diesem Bereich keine nennenswerte Weiterentwicklung.

Die moderne Leistungsgesellschaft, die mit dem bekannten Werbespruch „Jung – dynamisch – erfolgreich" die ewige Jugend propagiert und mit ihren medizinischen Fortschritten gleichzeitig ein langes Leben verspricht, führte zu einem anderen Umgang mit Sterbenden. Nun wurden Krankenhäuser zu einem Ort für nicht mehr funktionale Teile dieser Gesellschaft. Es verwundert nicht, dass Sterbende sich an solchen Orten nicht wohlfühlen, denn „der Sinn der Krankenhäuser in der Industriegesellschaft liegt entweder darin, die Maschine Mensch zu reparieren oder bestimmte Gruppen wie Irre und ansteckende Kranke, die später vielleicht wieder nützlich werden könnten, separat einzusperren"[5].
Dieser Hintergrund trug dazu bei, einen neuen Hospizgedanken wachsen zu lassen, und so entstand um Ende des 19. Jahrhunderts ein Hospiz in Irland für unheilbar Kranke. Ob dabei die Definition von Frankreich übernommen wurde, wo es um diese Zeit noch Waisenhäuser und andere Zufluchtsorte gab, oder ob der Begriff direkt auf die mittelalterliche Institution zurückgeht, ist ungeklärt[6].

Ein neuer Hospizgedanke entsteht

„Das stationäre Hospiz soll keine von der Umwelt isolierte Festung, sondern einen Ort des Lebens darstellen, an dem Sterben als natürlicher Teil unserer menschlichen Pilgerfahrt betrachtet wird und der Tod die ihm aufgrund dieser Einstellung gebührende Würdigung erfährt"[7].

Krankenhausziel:

HEILUNG eines Organs,
funktionalorientiert zu sehen als:

KRANKENPFLEGE,
zur Wiederherstellung der optimalen Selbständigkeit:

FUNKTIONSPFLEGE.

Hospizziel:

FÜRSORGE des ganzen Menschen,
abgestimmt auf seine Bedürfnisse zu sehen als:

LINDERNDE PFLEGE =
PATIENTENZENTRIERTE
GANZHEITSPFLEGE.

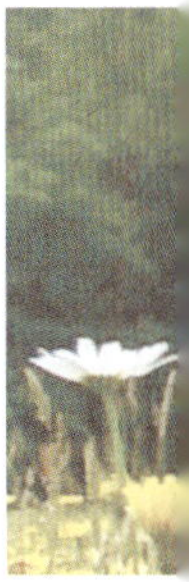

Cicely Saunders, Gründerin der modernen Hospizbewegung

Die neuzeitliche Entwicklung der Hospize ist im europäischen Raum auf die Dame Cicely Saunders (1918–2005) zurückzuführen. Als Ärztin, Sozialarbeiterin und Krankenschwester gründete sie 1967 das St.-Christopher's-Hospice. Ihr fachlicher Hintergrund spiegelt sich in einer Idee wider, die zum einen die körperlichen Aspekte berücksichtigt (palliative Medizin und palliative Pflege), wie auch die spirituelle und psychosoziale Begleitung, wie es sich im folgenden Zitat von Cicely Saunders ausdrückt:
„Es macht schutzbedürftige Menschen so verletzlich, dass sie glauben, sie wären eine Last für die anderen. Die Antwort ist eine bessere Betreuung der Sterbenden, um sie zu überzeugen, dass sie immer noch ein wichtiger Teil unserer Gesellschaft sind."
Bei der Betrachtung eines Hospizes spiegelt sich der Leiden lindernde Aspekt gleichberechtigt in allen vier Dimensionen der Hospizidee wider. Im Gegensatz zu der Idee von Cicely Saunders wurde die hospizliche Arbeit in Deutschland zweigeteilt, d. h. wir finden Hospize und Palliativstationen. Palliativstationen sind eingebettet in die Krankenhausstruktur. Als Beispiel sei hier die Palliativstation der Kölner Universitätsklinik genannt, die bis 1991 als Modellstation von der Deutschen Krebshilfe finanziell unterstützt wurde. Pater Zielinsky, der Jahre zuvor im St. Christopher's Hospice gearbeitet hatte und in seiner Dissertation „Sterbebegleitung unter medizinisch-ethischer Sicht" bearbeitete, war Wegbereiter dieser 5-Betten-Station und baute sie nach dem englischen Muster auf, um so die Diskussion um eine aktive Sterbehilfe aus der Welt zu schaffen. Denn „ein Mensch gibt ohne Grund sein Leben nicht auf. Die Aufgabe der Mitmenschen ist es, diesen Grund herauszufinden und zu versuchen, ihn zu beseitigen. Wenn ein Tumorpatient die Gewissheit hat, dass er nicht abgeschoben und alleine gelassen wird, möchte er diese letzte Phase seines Lebens noch bewusst erleben"[8].
Dieser Hintergrundgedanke von Zielinsky prägte die Palliativstation und gab der Schmerztherapie vor dem psychosozialen und spirituellen Aspekt den Vorrang. 1990 betrug die durchschnittliche Verweildauer auf Palliativstationen 27 Tage (2010: 7 Tage). Die Abrechnung erfolgt wie in jeder Klinik über die Krankenkasse. Zu diesem Punkt äußerte sich Zielinsky während eines Interviews am 26.1.1990 wie folgt: „Hospize führen gesundheitspolitisch dazu, dass sie ebenso wie die Altenheime nicht im gesetzlichen Krankenkassenbereich angesiedelt werden." Deshalb plädiert er für die Perspektive der palliativen Station.

Die Anfänge in Deutschland

Die ersten deutschen Hospize entstanden 1986 in Aachen (Haus Hörn) und in Recklinghausen. Exemplarisch stellen wir den Werdegang und die Verwirklichung des Hospizes Haus Hörn in Aachen vor. Seit 1967 existiert in Aachen das Alten- und Pflegeheim Haus Hörn unter der Trägerschaft der Oratorianer des Philipp Neri. Die Oratorianer sind ein Zusammenschluss von Weltpriestern, die sich neben der Seelsorge auch dem pädagogischen Auftrag widmen. Hospitäler und Armenhäuser wurden so zum Arbeitsgebiet des Ordens. Die heute rund 60 Häuser sind in verschiedenen Ländern anzutreffen. Ohne feste Regeln wird nach dem Grundsatz gearbeitet, dass das Arbeitsfeld den jeweiligen Bedürfnissen vor Ort angepasst sein muss. Unter dieser Voraussetzung entstand das Altenzentrum in Aachen. Nach Aussagen des Gründers Dr. Türks geschah es jedoch immer häufiger, dass auch nach Unterbringungsmöglichkeiten jüngerer Schwerkranker gesucht wurde. Nachdem Dr. Türks

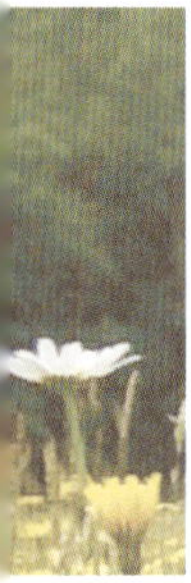

1978 während seiner krankenseelsorgerischen Ausbildung in Washington auf einer onkologischen Station mit der Hospizidee konfrontiert wurde, brachte er den ideellen Gedanken mit nach Aachen. Unter der sachkundigen Beratung durch das St. Christopher's Hospice in London entwickelte sich das Hospiz Haus Hörn. Zunächst schien es jedoch unüberwindliche Hürden zu geben. Zum einen, da es für ein Hospiz keine finanziellen Mittel gab und ebenso wenig eine gesetzliche Grundlage (siehe hierzu Aussage Pater Zielinsky zu Palliativstation). Des Weiteren lehnten die Aachener Bürger ein „Sterbeheim" ab und demonstrierten gegen den „häufigen Anblick von Leichenwagen" (Aussage nach einem Interview mit der Heimleitung Frau Louven 1989). Dr. Türks begegnete dem Punkt der Finanzierung mit der vorläufigen Namensänderung „Langzeitpflegeheim", die am Tag der Eröffnung in „Hospiz" umgewandelt wurde. Die Oratorianer gaben 3 Mio. DM zur Finanzierung, und über Landesmittel, Sonderfonds und Spielbankenfonds flossen 7 Mio. DM in das Projekt. Bauliche Konsequenzen ergaben sich aus den Besuchen im St. Christopher's Hospice. Das Haus verfügte damals über 53 Betten und war 1986 bezugsfertig. Ende der neunziger Jahre hat man entsprechend der Rahmenvereinbarung für stationäre Hospize (1997) die Größe auf 16 Betten reduziert. Die Fortbildung für die Mitarbeiter wurde in vier Schritten konzipiert:

Schritt 1: „Bewusstwerdung des Berufes"
Das heißt hier Besinnung auf die Krankenpflege im wörtlichen Sinne

Schritt 2: „Begegnung mit dem Tod"
Konfrontation mit dem Abschied nehmen in Form des „Loslassen-Könnens"

Schritt 3: „Das Hier und Jetzt sehen"
Begleitung des Patienten im gegenwärtigen Zustand auch im Sinne des bewussten Lebens

Schritt 4: „Direkte Umsetzung beim Patienten"
In der Form des aktiven Zuhörens und der Verbalisierung der emotionalen Erlebnisinhalte als Interpretation seiner gefühlsmäßigen Äußerungen

Unter Berücksichtigung dieser Schritte versorgte dem Ganzheitsaspekt folgend eine Pflegekraft ein Patientenzimmer.

Wenn wir die heutige Situation noch einmal im Rückblick betrachten, so können Ehrenamtliche und Hauptamtliche aufzeigen, wie viel sich an Hospizkultur und Palliativversorgung in Deutschland getan hat.

Entwicklung in Deutschland

Untersuchungsergebnisse des Diplom-Psychologen W. George von 1988, veröffentlicht in Psychomed, Sonderdruck Heft 10/89, S. 749, geben Zeugnis der damaligen Situation. Über 50 % der Mitarbeiter im Krankenhaus hielten die räumliche Situation für völlig unzureichend. 65 % klagten über mangelnde Berufsausbildung in Bezug auf die Sterbebegleitung; vermisst wurde hier im Besonderen eine praxisnahe Übung im situativen Umgang mit Sterbenskranken. In dieser Studie sprechen sich 75 % der Mitarbeitenden im Krankenhaus für mehr Offenheit gegenüber dem Patienten aus. Gar 72 % hielten das Sterben im Krankenhaus für menschenunwürdig und 28 % glaubten, bei mehr Zuwendung dem Patienten gegenüber weniger Anerkennung bei den eigenen Kollegen zu erhalten. Diese Zahlen sprechen für sich und zeigen in einem die Entwicklung, die die Bürgerbewegung Hospiz in über 20 Jahren genommen hat. Waren es ca. 10 000 ehrenamtliche befähigte Hospizhelfer 1999, so sind es 2010 ca. 100 000 Ehrenamtliche; einen ähnlichen Aufschwung erlebte die Entwicklung von Palliativstationen und Hospizen.

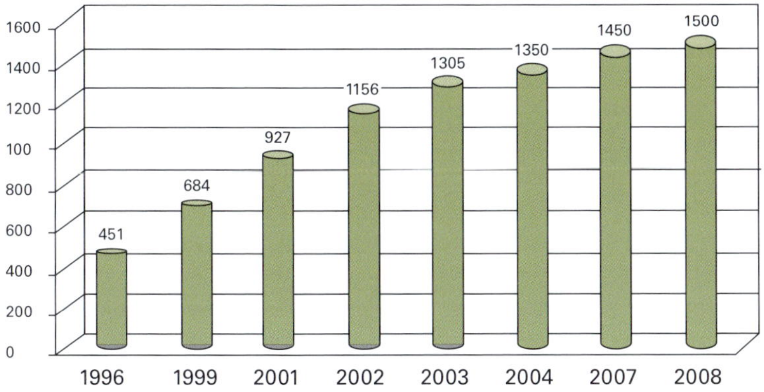

Entwicklung der ambulanten Hospiz- und Palliativdienste einschließlich der spezialisierten Dienste für Kinder

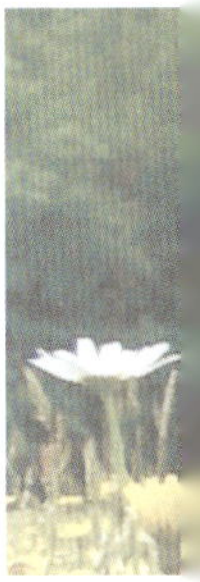

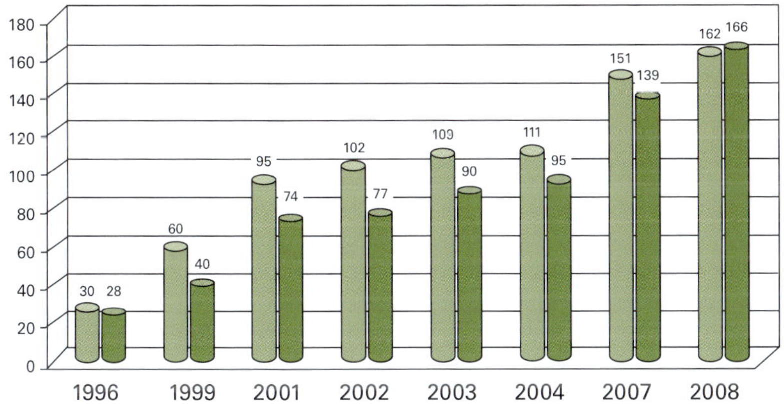

Entwicklung der stationären Hospize und Palliativstationen

einschließlich der spezialisierten Einrichtungen für Kinder

stationäre Hospize

Palliativstationen

Stand: 05/2008 Quelle: Wegweiser Hospiz und Palliativmedizin und DHPV Datenbank

Die Grundelemente der Hospizidee möchten wir an dieser Stelle noch einmal aufgreifen und darstellen.

Grundelemente der Hospizidee

Die psychosoziale Begleitung

die psychosoziale Begleitung

Die psychosoziale Begleitung umfasst die emotionale Unterstützung des sterbenden Menschen und seiner Angehörigen. Sie begleitet durch befähigte HospizhelferInnen. Diese Ehrenamtlichen der Hospizdienste werden entsprechend den vier Säulen der Hospizidee in über 100 Stunden fortgebildet und absolvieren zusätzlich ein Praktikum, entweder im Pflegeheim, Krankenhaus oder Hospiz. In der Regel sind die Ehrenamtlichen weiblich und suchen z. B. nach Abschluss der Familienphase ein soziales Betätigungsfeld, entweder aus Dankbarkeit dem Leben gegenüber oder aber aus einer Selbsterfahrung in Sterbeprozessen. Diese befähigten Ehrenamtlichen unterstützen die Betroffenen und die Nahestehenden nicht nur durch Gespräche, sondern auch durch die Begleitung unerledigter Dinge.

Die spirituelle Begleitung

die spirituelle Begleitung

Der Begriff der Spiritualität meint hier mehr als nur den Kulturkreis der Religion. Er bezieht sich auch auf die geistige Erfahrbarkeit, die sich an der Seins-Frage orientiert. Das Ziel der hospizlichen Bemühung, ein Leben in Würde bis zuletzt zu ermöglichen, orientiert sich an der jeweiligen Persönlichkeit des Sterbenskranken. Sie ist geprägt von einer extrin-

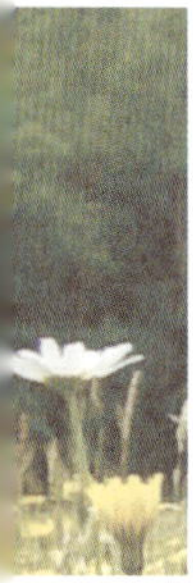

sischen Spiritualität, deren Kennzeichen die jeweilige Religiosität und das familiäre Umfeld sind, und einer intrinsischen Spiritualität, deren Geisteshaltung von innen kommt, d. h. neben den ritualisierten extrinsischen Faktoren (wie Gebet oder Gottesdienst) gibt es geistige Empfindungen, die von einer großen Ergriffenheit getragen sind, die in Abhängigkeit zur jeweiligen Person steht (z. B. die Ergriffenheit des Naturliebhabers beim Anblick einer blühenden Blume). Die spirituelle Begleitung ist somit durch die Fürsorge gegenüber dem Sterbenskranken in der Suche nach sich selbst gekennzeichnet (Selbstwert, Selbstbewusstsein), in der Begegnung mit sich (Lebensbilanz und Lebensbiografie) und im Sich-Finden. Das Sich-Finden meint hier die Suche nach einem sinnlich nicht erfassbaren, transzendenten, „göttlichen" Etwas, das eine Art spirituelles Pendant zum Aha-Erlebnis der Verstandesebene darstellt, also nicht analytisch beschrieben, sondern nur als evidente, d. h. unmittelbar einsichtige Erfahrung erlebt werden kann. Durch diese spirituelle Begleitung haben Sterbende die Möglichkeit, ihr Leben selbstbestimmt zu erfahren. Die Beantwortung der Sinnfrage ist dabei nicht der vordringlichste Aspekt. Zur Sterbebegleitung gehört ebenso die Begleitung der trauernden Angehörigen.

Palliative Medizin und palliative Pflege

palliative Medizin und palliative Pflege

Aus dem lebensbejahenden Grundsatz der Hospizkultur leitet sich die Aufgabe der palliativen Medizin und palliativen Pflege ab. Sie ist darauf ausgerichtet, Schmerzen und andere Symptome, die in der letzten Lebensphase auftreten können, zu behandeln und zu lindern, um die Lebensqualität sterbender Menschen zu verbessern. Den Wunsch zu erfüllen, den die meisten Menschen hegen, nämlich zuhause in der vertrauten Umgebung zu sterben, ist dabei vorrangiges Ziel. Daraus ergibt sich der Grundsatz „ambulant vor stationär", so dass Institutionen wie Hospize oder hospizlich geleitete Pflegeheime ergänzende Bestandteile der palliativen Arbeit sind. Hausärzte und Pflegekräfte können sich in Palliative Care in 160 Kursstunden qualifizieren.

Diese Arbeit im multidisziplinären Netzwerk und die andauernde Konfrontation mit Leid(en) und Mitleid(en) beruht auf einer lebensbejahenden Haltung von Toleranz, Mut zur Begegnung und Nächstenliebe – den Sterbenden und deren Nahestehenden gegenüber. Ziel aller hospizlichen Bemühungen ist es, ein Leben in Würde bis zuletzt und dauerhaft eine neue Sterbekultur möglich zu machen.

Die Säulen den Hospizidee

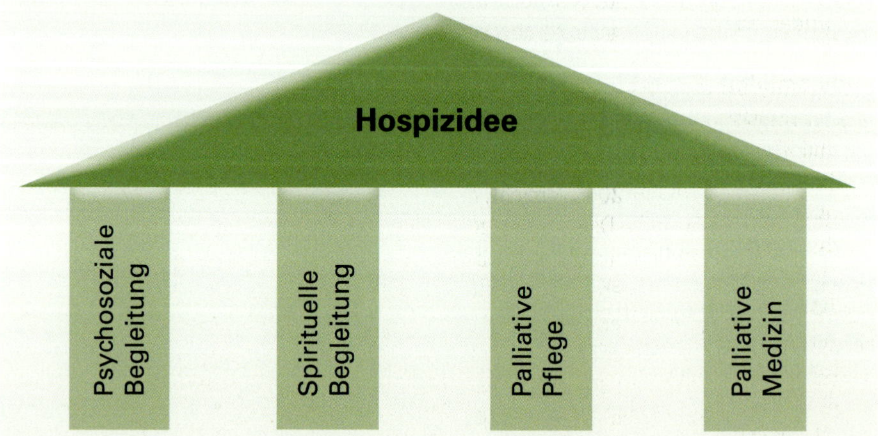

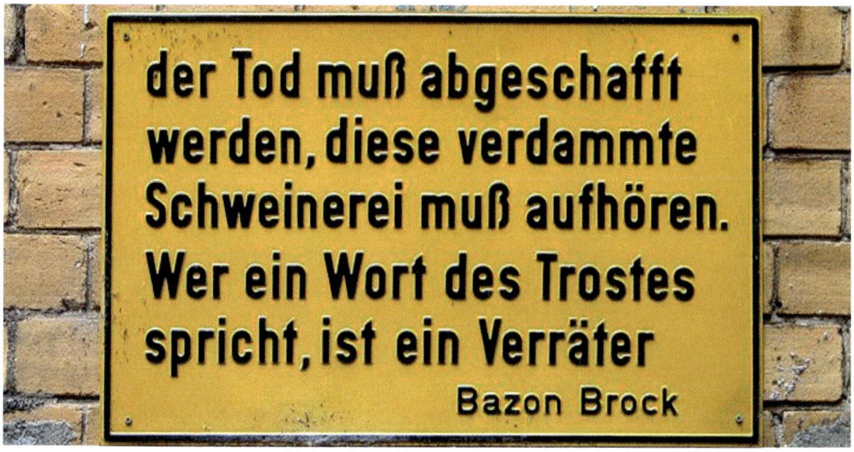
der Tod muß abgeschafft
werden, diese verdammte
Schweinerei muß aufhören.
Wer ein Wort des Trostes
spricht, ist ein Verräter
Bazon Brock

Schild des Künstlers Bazon Brock an den Hackeschen Höfen in Berlin 2006

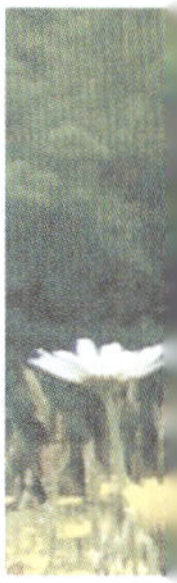

Heute, im Jahre 2010, ist der Tod nicht nur in den Medien präsent; wo die Hospizbewegung „in die Jahre gekommen“ ist, ist er auch längst enttabuisiert. Der Philosoph Thomas Macho spricht dabei von der „Sichtbarkeit des Todes“[9], und so manche Persönlichkeiten beschreiben öffentlich ihre letzte Lebensphase auf der Grundlage des kommenden, herannahenden Sterbens. Wird dem Sterben und dem Tod möglicherweise damit auch die ureigenste Intimität genommen?

Hieß es früher noch in den Todesanzeigen, der Tod sei „plötzlich und unerwartet“ eingetroffen, so gehen dem heute ein voraussehbarer längerer Sterbeprozess und Entscheidungen zu lebenserhaltenden oder lebensbegrenzenden Therapien voraus. Die hospiz zeitschrift beschrieb schon in ihrer ersten Ausgabe 1999 die Wirksamkeit der hospizlichen Grundhaltungen in konkreten Vernetzungen, verbunden mit der Vision der Hospizidee als Grundhaltung dem Anderen gegenüber. Die Wurzeln zum hospizbewegten Handeln waren schon früh verankert in Gesetzgebungen, die jedoch wenig Beachtung fanden. So beschrieb das Krankenhausgesetz von NRW in §3 Abs.1 schon in den 70er Jahren: „Die Patienten haben Anspruch auf eine menschenwürdige Behandlung, dies gilt in besonderem Maße für Sterbende.“ Erst die Ausführungen von Elisabeth Kübler-Ross zeigten der Gesellschaft auf, wo sich die Schwachstellen in Sterbesituationen befanden. Bis in die Anfänge der 90er Jahre fand in den Kliniken das Sterben noch immer hinter verschlossenen Türen statt, und die Sterbenden wurden in Pflegeheime abgeschoben.

Erfolgsmodell Hospiz?

„Dieses Erfolgsmodell Hospiz gilt es, auch durch den Bundesgesetzgeber, weiter zu optimieren und flächendeckend auszubauen“[10].

Der DHPV

Ein Teilziel wurde im Jahr 2000 erreicht, als die damalige BAG Hospiz (jetzt DHPV) alle Bundesländer unter ihrem Dach vereinigte. Damit gelang es, die Basisarbeit der vielen Ehren- und Hauptamtlichen auf Landesebene politisch zu beeinflussen. Ein Symposium der Hospizarbeit in Lenin im Februar 2000 gibt Zeugnis darüber, wie die einzelnen Länder und Landesarbeitsgemeinschaften ihr Wissen und ihre Haltung der Sterbebegleitung gegenüber veränderten. Ministerien der Länder, Krankenkassenvertreter, Wohlfahrtsverbände, das Bundesgesundheitsministerium sowie das Familienministerium zeigten großes Interesse, und durch den regen Austausch entstanden partizipative Entwicklungen, bei denen Kreativität und die Sicherung der qualifizierten ambulanten Hospizarbeit im Vordergrund standen. Die

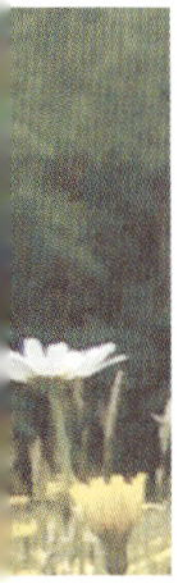

Tagung bewirkte eine Initialzündung, so dass die Gesundheitskonferenz der Länder und einzelne Vorschläge aus verschiedenen Bundesländern eine Eingabe an den Bundesrat bewirkten, um eine finanzielle Sicherung der hospiziellen ambulanten Arbeit voran zu treiben. Diese Tagung fand unter dem Titel „Die ambulante Hospizbewegung zieht Bilanz und zeigt Perspektiven“ statt.
Diese erste Fachtagung führte dazu, dass neben der vielfältigen politischen Arbeit alljährlich eine Fachtagung des DHPV e. V. durchgeführt wurde und noch wird.
Der DHPV macht in seiner Arbeit deutlich, dass Hospizarbeit Sterbebegleitung durch befähigte ehrenamtliche Hospizhelfer und -helferinnen ist. Sie stehen gemeinsam mit Medizinern, Pflegekräften und Sozialarbeitern sterbenskranken Menschen in ihrem letzten Lebensabschnitt zur Seite. Das Ehrenamt gehört somit bis heute zum Kern der Hospizarbeit. Diese Bürgerbewegung ist heute Grundlage bei Ambulanter Pflege, in Pflegeheimen, Palliativstationen, Krankenhäusern, stationären Hospizen und in Weiterbildungsmaßnahmen von Medizin und Pflege. Es geht dabei um die inhaltliche und politische Weiterentwicklung und Verbreitung des Hospizgedankens. Die frühere BAG Hospiz – heute DHPV e. V. – nimmt die nationalen und internationalen Vertretungsaufgaben für ihre Mitglieder gegenüber Politik, Behörden und Verbänden wahr (s. Abb.)

Die Ziele des DHPV e. V. liegen nicht nur auf politischer Ebene; sondern beinhalten ebenso die Themen:

- Forschung in allen hospizrelevanten Bereichen
- Aufbau des Netzwerks Hospiz durch Sicherstellung flächendeckender palliativmedizinischer, palliativpflegerischer und psychosozialer Maßnahmen
- Verbesserung der Lebensqualität sterbender Menschen und der Haltung der Gesellschaft, die Sterbenskranke lebensbejahend integriert
- Aus-, Weiter- und Fortbildung aller relevanten Berufsgruppen
- Unterstützung von Angehörigen sterbender Menschen in allen Bereichen
- Öffentlichkeitsarbeit zum Thema Hospiz und Palliativversorgung

Wie im unten beschriebenen Schaubild dargestellt, bildet die Bürgerbewegung auf der örtlichen Ebene das Fundament der jeweiligen Aktivitäten. Durch die Unterstützung der po-

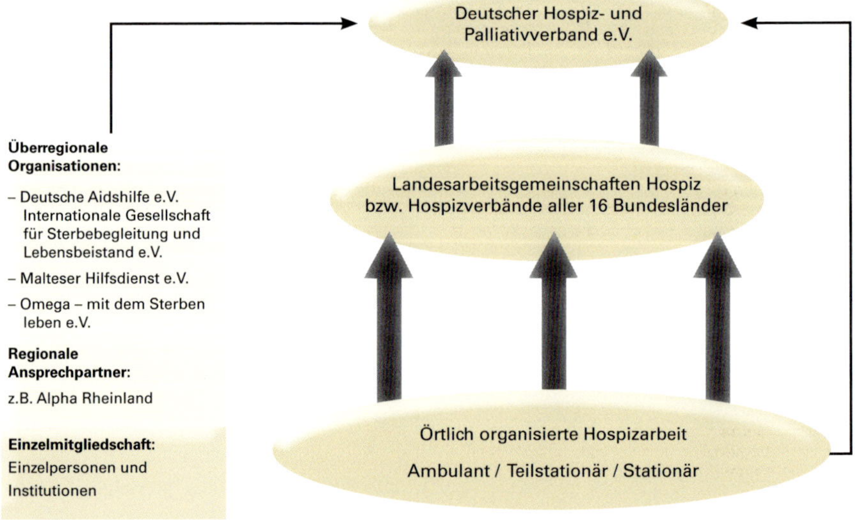

litischen Gremien auf örtlicher, Landes- und Bundesebene mündete das Tun in einen interfraktionellen Gesprächskreis, den Frau Prof. Däubler-Gmelin als Schirmherrin der damaligen BAG Hospiz 2002 begründete und bis heute unterstützt. Die Anerkennung der Bürgerbewegung Hospiz wurde 2003 markiert durch die Verleihung des Gustav-Heinemann-Bürgerpreises.

Anerkennung als Bürgerbewegung

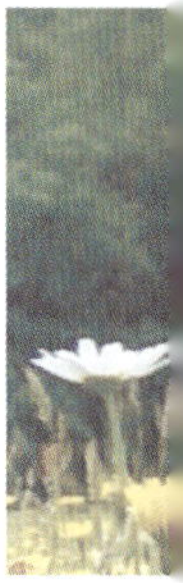

1. Zur Preisträgerin

Der Gustav-Heinemann-Bürgerpreis 2003 geht an Bundesarbeitsgemeinschaft HOSPIZ zur Förderung von ambulanten, teilstationären und stationären Hospizen und Palliativmedizin e.V.

Text der Verleihungsurkunde:

DER GUSTAV-HEINEMANN-BÜRGERPREIS 2003
wird an die
BUNDESARBEITSGEMEINSCHAFT HOSPIZ
zur Förderung von ambulanten, teilstationären und stationären Hospizen und Palliativmedizin e.V.
verliehen

Die Bundesarbeitsgemeinschaft Hospiz kümmert sich um die Nöte sterbender Menschen in körperlicher, psychischer, sozialer und spiritueller Hinsicht. Dem Engagement der Menschen in der Hospiz-Bewegung ist es zu verdanken, dass die Sterbenden nicht allein gelassen werden, sondern Fürsorge, Aufmerksamkeit, Zuwendung und Wahrhaftigkeit erfahren. Die ehrenamtlichen Mitarbeiter leisten Tag für Tag bei dieser schweren Aufgabe einen unverzichtbaren Beitrag.

Die Bundesarbeitsgemeinschaft wurde 1992 von engagierten Ehrenamtlichen und Vertretern bestehender örtlicher Hospizvereine und stationärer Hospize gegründet. Aus der Notwendigkeit heraus, dem Hospizgedanken eine größere Dynamik zu verleihen, die Hospizarbeit zu fördern und die vielfältigen Aktivitäten in diesem Bereich zu koordinieren und zusammenzufassen, wurde dieser Weg gewählt. Die Wahrnehmung nationaler und internationaler Vertretungsaufgaben für ihre Mitglieder gegenüber Politik, Behörden und Verbänden, die Fortbildungs- und Öffentlichkeitsarbeit sowie Forschung in allen hospizrelevanten Themenbereichen bilden den Schwerpunkt der Arbeit.

Die Hospizbewegung betrachtet das menschliche Leben von seinem Beginn bis zu seinem Tode als ein Ganzes. Sterben ist Leben - Leben vor dem Tod. Die Arbeit zielt vor allem auf Fürsorge und lindernde Hilfe, nicht auf lebensverlängernde Maßnahmen. Diese lebensbejahende Grundidee schließt aktive Sterbehilfe aus. Professionelle Unterstützung geschieht durch ein multidisziplinäres Hospizteam von Ärzten, Pflegekräften, Seelsorgern, Sozialarbeitern und Ehrenamtlichen.
Im Sinne von Gustav Heinemann leistet die Bundesarbeitsgemeinschaft Hospiz und ihre vielen Mitarbeiterinnen und Mitarbeiter, aber auch die Ehrenamtlichen in den verschiedensten Einrichtungen einen wertvollen und wichtigen Beitrag für unser Land und unsere Gesellschaft.
Dieser Einsatz für die Menschen ist nicht hoch genug zu bewerten. Er ist besonders zu loben und als nachahmenswert zu empfehlen.

Zum Dank für ihr hohes Engagement wird die Bundesarbeitsgemeinschaft Hospiz mit der Verleihung des Gustav-Heinemann-Bürgerpreises gewürdigt und geehrt. Die vielen haupt- und ehrenamtlichen Mitarbeiterinnen und Mitarbeiter sollen dadurch in ihrem Tun und Wirken unterstützt und bestärkt werden.

Berlin, den 16. Mai 2003

Gerhard Schröder
Vorsitzender der Sozialdemokratischen
Partei Deutschlands

Dr. Dieter Posser
Vorsitzender des Kuratoriums
Gustav-Heinemann-Bürgerpreis

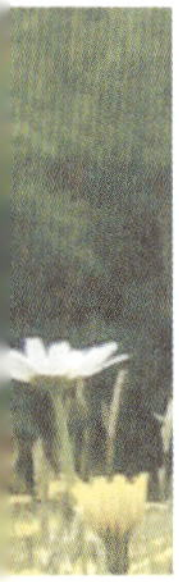

„Mit der Verleihung des Preises sollen Menschen ermutigt werden, die Forderung des Grundgesetzes nach Freiheit und Gerechtigkeit zu erfüllen und in ihrer Haltung und in ihren Handlungen mehr eigenverantwortliche Mitwirkung und Mitbestimmung mündiger Bürger in unserem Staat zu wagen." So ein Zitat aus der Satzung des Kuratoriums. Der Preis wird seit 1977 im Gedenken an Gustav W. Heinemann gestiftet und soll eine Ermutigung sein, bürgerschaftliches Engagement zu fördern. Die Laudatio hielt Bischof Prof. Dr. Wolfgang Huber, und die damalige Bundesministerin für Familie, Frauen und Jugend, Renate Schmidt, überreichte den Preis an die damalige BAG Hospiz.

Mit der Verleihung dieses Preises wurde im Besonderen die Bürgerbewegung Hospiz gewürdigt.
Die befähigten Ehrenamtlichen der Hospizbewegung in Deutschland legten den Grundstein für ein Wissen, welches im weiteren Verlauf von den unterschiedlichen Ebenen aufgegriffen wurde und, in wissenschaftlichen Projekten evaluiert, in neue Handlungs- und Tätigkeitsfelder hospizlicher Kultur einfließt (s. Grafik)

Siehe hierzu auch die Broschüre „Hospiz schafft Wissen", aus der Schriftenreihe des DHPV e.V.
In Zukunft werden die Ehrenamtlichen als Bestandteil des multidisziplinären Teams dafür Sorge tragen müssen, dass der kulturelle Aspekt im Sinne von Hospizkultur auch in der Palliativen Versorgung nicht verloren geht.

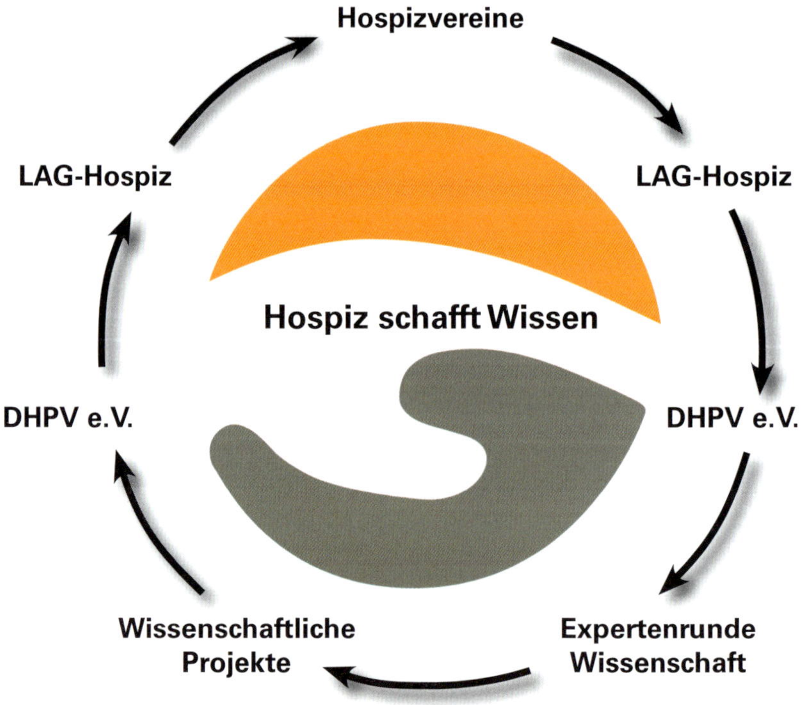

Literatur

1 Vgl. Meyers Taschenbuchlexikon. Mannheim 1988.

2 Vgl. Knaurs Herkunftswörterbuch. Etymologie und Geschichte von 10 000 interessanten Wörtern. München 1982.

3 Weiß, W.: Im Sterben nicht allein, Hospiz. Berlin 1999, S. 13–14.

4 Vgl. Seidler, E.: Geschichte der Medizin und der Krankenpflege. Stuttgart 1996, S. 61.

5 Stoddard, S.: Leben bis zuletzt. Die Hospizbewegung. München 1978, S. 57.

6 A.a.O., S. 61.

7 Vgl. Schlag u.a.: Mobile ambulante Nachbehandlung. Münchener Medizinische Wochenzeitschrift, 1988, S. 284.

8 Vgl. Zielinsky, H.: Reha 69, Rehabilitationseinrichtungen stellen sich vor. Eine Beilage der Zeitschrift – Der Medizinische Sachverständige.

9 Vgl. Macho, T. / Marek, K.: Die neue Sichtbarkeit des Todes. München 2007.

10 Vgl.: Allert u. a.: Erfolgsfaktoren für Hospize, Schriftenreihe der Bundesarbeitsgemeinschaft Hospiz e. V., Band VIII. Wuppertal 2005.

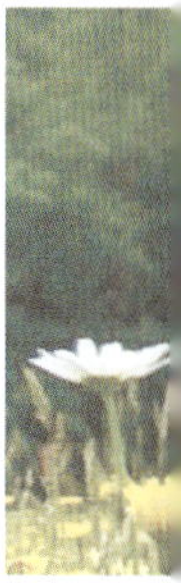

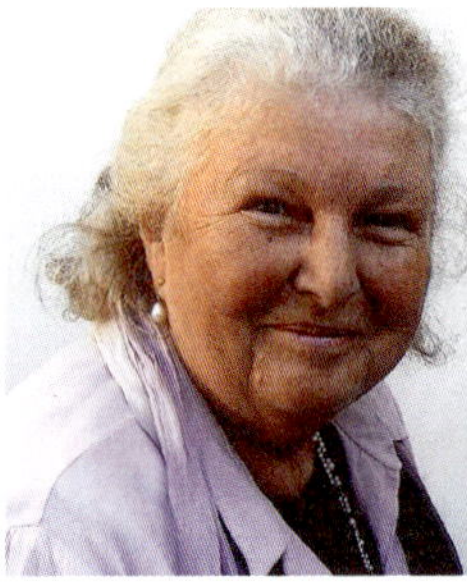

Dr. Gustava Everding

Ehrenvorsitzende des Christophorus Hospiz Vereins München

Dr. med. Gustava Everding, geb. 1940, Approbation Dr. med. 1967, über ehrenamtliche Mitarbeit in verschiedenen Einrichtungen wie Sozialdienst Katholischer Frauen, Lebenshilfe, Kommission zum Schutz des ungeborenen Lebens, Landesstiftung Mutter und Kind, Kuratorium Münchenstift zur Hospizarbeit gekommen; ab 1985 Hospiz-Aufbauphase ehrenamtlich in München bzw. bundesweit; ab 1988 zweite Vorsitzende des Christophorus Hospiz Vereins in München (CHV), 1991 erste Vorsitzende des CHV, der unter ihrer Leitung zum größten und mitgliederstärksten Hospizverein wurde. 1997 folgte der Aufbau der ersten Palliativstation mit 12 Betten an einem städt. Krankenhaus in Harlaching. 1999 Gründung der Christophorus Hospiz Akademie mit Förderung der Deutschen Krebshilfe, die 2004 in die Ludwig-Maximilians-Universität, Klinikum Großhadern eingegliedert wurde. Von 1994 bis 1997 war sie zweite Vorsitzende der BAG (heute DHPV) und trug wesentlich zur Etablierung des Hospiz-Logos bundesweit und zur Entwicklung der BAG zu einer Dachorganisation als Vertretung aller Hospizvereine und -einrichtungen bei. 1999–2001 war sie als CHV-Vorsitzende Mit-Gründungsmitglied der Bayerischen Stiftung Hospiz. Mitherausgeberin des Buches „Würdig leben bis zum letzten Augenblick".

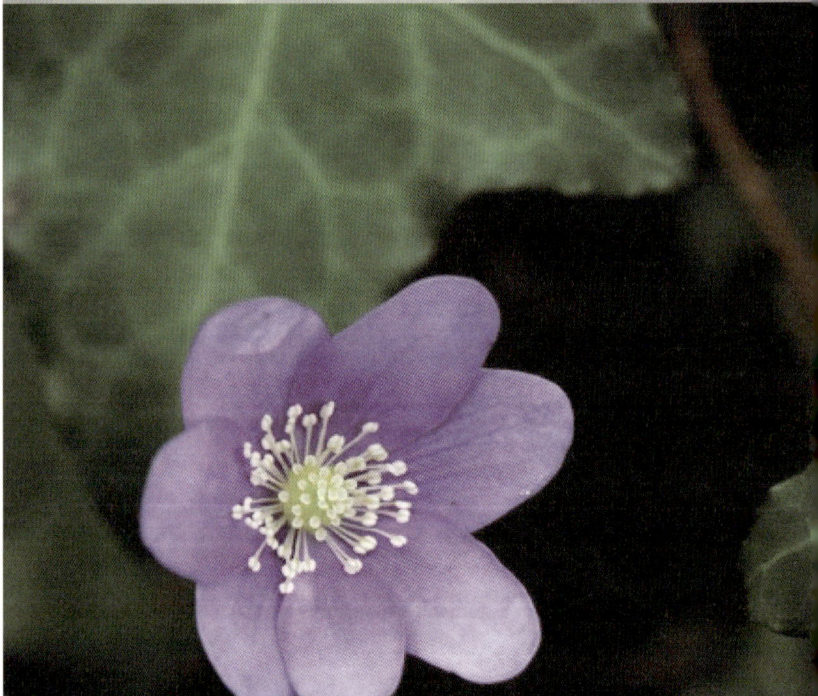

1.2 ...die Menschen teilhaben zu lassen, auch an dem, was außerhalb geschieht...

Interview Everding

Interview und Vita Frau Dr. Everding

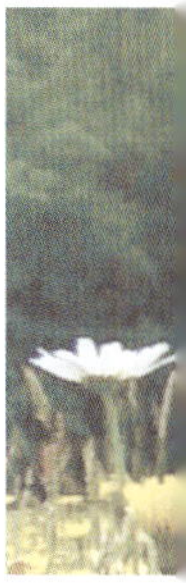

Frau Dr. Everding, Sie sind eine große Pionierin der Hospizbewegung, was ist für Sie, aus Ihrer eigenen Geschichte, das bestechende Element in der Hospizarbeit gewesen?

Für mich war dies die ganzheitliche Sicht des Menschen. Der Mensch, der nicht zum Kranken abgestempelt wird, sondern der Mensch, der am Ende seines Lebens einen Weg sucht, wie er den Übergang mit seinen Angehörigen, mit seiner Familie schaffen kann. Durch dieses Einbinden von Angehörigen erlebten auch viele das erste Mal, wie eine Palliativversorgung im Hospiz läuft. Sehr beeindruckend, das höre ich seit über 26 Jahren immer wieder. Dieses Miteinbeziehen der Angehörigen geht eben auch über ehrenamtliche Mitarbeiter.

Wichtig ist die ganzheitliche Sicht des Menschen

Wenn in unseren Wurzeln die Stärke der Hospizarbeit liegt, was sind dann für Sie die Wurzeln unserer Bürgerbewegung Hospiz?

Denken wir an die Zeit wo Gesellschaft und Verantwortliche im Gesundheitswesen noch nicht erkannt hatten, was in unserem Land für ein Mangel herrscht, weil eine leistungsbereite, eine überbereite Medizin Leben verlängerte, auch wenn man keinen Sinn mehr darin gesehen hat. Und es hat viele Jahre gedauert, bis dieses Bewusstsein, das in den Hospizen und in den ersten Hospizvereinen entstanden ist, auf die anderen Menschen, auf die Gesellschaft übergegriffen hat. Plötzlich ist man aufmerksam geworden, wie eine Bürgerbewegung nicht politisch, sondern von der Gesinnung der Menschen her lebt. Diese Wurzeln wollen wir und, so hoffe ich, werden wir nie verlieren.

Wann fand Ihr Zugang zur Ehrenamtsarbeit statt und was war Ihr „Schlüsselerlebnis", um den Schritt in die Hospizarbeit zu tun?

Ich sage immer, ich habe die ehrenamtliche Arbeit von meiner Mutter geerbt, die schon sehr früh – damals im katholischen Fürsorgeverein, dem heutigen Sozialdienst katholischer Frauen – in einer Vorstandsstelle arbeitete. Von klein auf konnte ich miterleben, was für ein Einsatz dort geleistet wird, und so konnte ich mich in meinem Leben dem Ehrenamt gar nicht entziehen. Es ging von einem Ehrenamt zum andern, erst auch, wie meine Mutter, beim Sozialdienst, dann folgte ich Frau Marianne Strauss (Ehefrau von Franz Josef Strauss) in die Kommission zum Schutz des ungeborenen Lebens. Nachdem ich meine Freundin kennengelernt hatte, die neben fünf gesunden zwei mongoloide Kinder hat, war bei der Lebenshilfe mein Ehrenamt angesagt. Als ich dann meinen zweiten Berufsweg mit 42 begann, trat das Hospiz auf mich zu. Mit der zweiten Hälfte des Lebens beginnt sich der Blick zu ändern. Dieser Blick war nun nicht mehr nach vorne, auf die Kinder und Geburt gerichtet, sondern ging hin zum Tod, zum Übergang. Und ich denke, dieses Schlüsselerlebnis hatte viele Wurzeln. Ich habe noch meinen Großvater zuhause aufgebahrt erlebt. Ich habe schon sehr früh im Krankenhaus erlebt, wenn die kleinste Assistentin geschickt wurde, wenn jemand so todkrank war und man nicht wusste, was man mit ihm machen sollte. Es gibt viele Quellen die in diesen Fluss mündeten. Ich habe mich dann auf die Hospizarbeit konzentriert.

Was verstanden Sie seinerzeit und was verstehen Sie heute unter der ehrenamtlichen Hospizarbeit?

Ich denke, mein Verständnis hat sich nur erweitert und nicht verändert. Damals waren diese ehrenamtlich tätigen Menschen sehr sehr notwendig, um in alle Gebiete vorzustoßen, wo eine Veränderung nötig war. Das fing in der politischen Arbeit an. Es ging weiter mit der Überzeugungsarbeit bei Ärzten, in den Krankenhäusern und bei Kollegen, damit endlich begriffen wurde, dass wir hier bei uns 10 Jahre hinter England oder Amerika im Bereich der Hospiz- und Palliativarbeit zurück waren. Für das Ehrenamt würde ich bei uns zwar wie im Englischen lieber das Wort „volunteers" haben, weil für mich das Wort Ehre etwas ist, das aus dem 19. Jahrhundert kommt. Die Hospizarbeit ist doch mehr ein sinnstiftender Dienst. Betrachten wir uns doch nur die Motive unserer Hospizhelfer. Diese Menschen beginnen damit, dass sie in ihrem Beruf keinen Sinn mehr finden und dann auf die Suche gehen. Sie erfahren in der Begleitung von Menschen und den Angehörigen eine Bereicherung ihres Lebens.

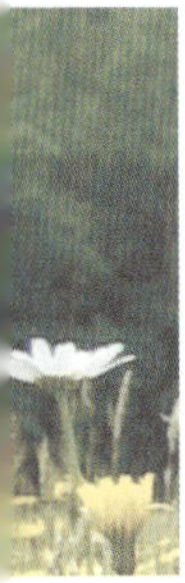

Die Begleitung von Menschen bereichert das Leben

Wo waren am Anfang dieser Bürgerbewegung Hospiz die Schwellen und Stolpersteine, mit denen Sie zu kämpfen hatten?

Zunächst musste mit Überzeugungsarbeit auch bei meinen Kollegen die Skepsis überwunden werden. Unser Wissen im medizinischen Bereich war einfach noch nicht so weit wie in den angelsächsischen Ländern. Dann die Überzeugungsarbeit in der Politik, es gab so viele Dinge, die ich alle jetzt gar nicht so aufzählen kann. Man musste immer wieder erinnern und wie ein „Stachel im Fleisch" sein und die Entscheidungsträger einfangen. Diesen für sie neuartigen Ideen, die jeder im Grunde richtig fand, begegnete man mit dem Hinweis: „Was wollen Sie denn eigentlich, wir haben so ein gutes Gesundheitssystem, bei uns stirbt doch keiner auf der Straße". So auch der Tenor bei den Verhandlungen mit den Krankenkassen, bis man durchgedrungen war oder bis man begriffen hatte, dass z. B. der beratende Dienst unserer Hospizschwestern, die heute Palliativpflegerische Fachkräfte heißen – man stolpert ja schon dauernd über diese neuen Ausdrücke – nicht täglich am Menschen eine Handlung verrichteten, sondern auch die Pflegeeinrichtung, die beteiligt ist.

Patienten sind keine Krebskranken, sondern Menschen

Welche Wertvorstellung hat sich das hospizliche Ehrenamt erarbeitet? Welche Eckpunkte würden Sie nennen, um diese Wertvorstellung im Ehrenamt zu begründen?

Ich denke schon, dass das christliche Menschenbild eine Wertvorstellung ist, die die Menschen mitbringen, die sie in ihrer Arbeit einsetzen. Wichtig ist auch der ganzheitliche Aspekt. Für uns sind die Patienten keine Krebskranken, sondern Menschen mit einer Krebskrankheit. Das ist es, was Cicely Saunders immer wieder betont hat. Den Menschen mit seiner ganzen Einstellung gilt es zu sehen, mit seinem Geist, seinem Gemüt, denn er ist ja mit allem krank geworden.

Welchen Beitrag hat die Hospizbewegung für ihre Ehrenamtlichen erbracht?

Ich denke, dass die Hospizvereine, und da insbesondere der Christophorus Hospizverein, sehr früh begriffen haben, dass man den Ehrenamtlichen eben auch eine Begleitung geben muss. Unsere Fortbildung ist ein Geschenk an sie selbst, um diese Arbeit weiter machen zu können. Damit ist auch eine Menschen- oder Charakterentwicklung verbunden. Sie können nicht mehrere Jahre lang diese Arbeit tun, ohne nicht selbst in ihrem Leben ihre Sinne auf dieses letzte Ende auszurichten. Wie sagte einmal ein Rechtsmediziner: „Gesundheit ist vorläufige Unsterblichkeit".

Wie hat sich die Wandlung der beiden großen Kirchen bezüglich der Hospizarbeit ausgewirkt? Denn wir haben ja beide noch in der Anfangszeit unserer Arbeit erlebt, dass die beiden großen Kirchen kein sonderliches Interesse an der Hospizarbeit hatten?

Sie hatten Sorge, dass es wieder einen neuen Ort des Abschiebens, des Sterbens geben würde. Das war ihr erster Einwand, und da war es ein großer Verdienst von Frau Dr. Elisabeth Albrecht, die es damals in der Bischofskonferenz wirklich geschafft hatte, auf diesen Geist in den Kirchen so einzuwirken, dass sie begriffen haben, dass dies eine seelsorgerische Arbeit ist, die sie doch mittragen sollten.

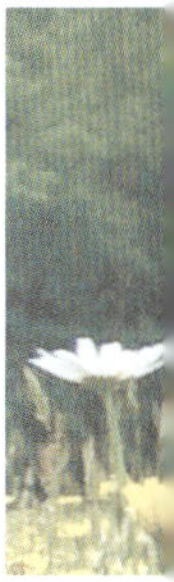

Wie haben Sie die Rolle der Politik wahrgenommen, die am Anfang genau so distanziert und zurückhaltend war? Und wie sehen Sie die Entwicklung, das Engagement der Politik in der Hospizarbeit?

Es hat immer wieder Persönlichkeiten gegeben, die auf diesem Weg weiterführend waren wie z. B. Herr Schmidbauer, der sich als erster mit wirklicher Sachkenntnis für uns im Deutschen Bundestag engagiert hatte. Genannt werden sollten auch Norbert Blüm und Horst Seehofer.

Wie hat nach Ihren Erfahrungen der gesellschaftliche Wandel durch die Ehrenamtsarbeit in der Hospizbewegung stattgefunden?

Ich denke, die Lebens-, Schmerz- und Leidensverlängerung, die durch unsere großartige Medizin möglich war, hat Bilder von Angst heraufbeschworen. Und dieses Angstgefühl hat uns gezeigt, dass man sein Leben so nicht zu Ende bringen kann. Hier erreichten uns Deutsche noch neue, bis dahin unbekannte Begriffe – Patientenverfügung und Betreuungsvollmacht, d. h. Selbstbestimmung darüber, „wie ich sterben möchte".

Frau Dr. Everding, in welchen Aufgabenfeldern war die Zusammenarbeit mit welchen Gruppen zu ordnen, zu entwickeln und bei welchen Gruppen, Institutionen war zum Schutz des Ehrenamtes eine Abgrenzung erforderlich?

Ich denke, ein wichtiger Partner war für uns sicher das Sozialministerium, das zunächst nicht wusste, wie es die Hospizleute einordnen sollte, aber dann im Laufe der Jahre sehr gut mitgewirkt hat. Was den zweiten Teil Ihrer Frage angeht: Es musste nicht alles geordnet werden, weil es zwischen den Ehrenamtlichen und den Hauptamtlichen mit der Zusammenarbeit klappte, wie ich bereits im Sozialdienst festgestellt hatte. Im Sozialdienst hat es eine lange Tradition, dass die Vorstände ehrenamtlich sind und die Mitarbeiter Festangestellte, die ergänzt werden durch Ehrenamtliche. Ich glaube, es hat auch geholfen, dass ich als Ärztin über gewisse Dinge gut Bescheid wusste oder mich informieren konnte, so dass ich mir das Wissen sowohl einer Ehrenämtlerin als auch einer hauptberuflich Tätigen angeeignet habe. Schwierig wurde es erst, als wir größere Organisationen und die Landesarbeitsgemeinschaften in die BAG, die Bundesarbeitsgemeinschaft Hospiz, aufgenommen hatten. Das Ziel war, jedem kleinen Hospizverein Informationsmöglichkeiten zu bieten. Sehr hilfreich waren schon sehr früh die Malteser mit ihrem Informationsheft HiT. Und es gab dann so einige Gruppen, über die man sehr ungern spricht. Große Schwierigkeiten haben uns auch die Menschen gemacht, die gedacht haben, sie könnten wie die Deutsche Hospizstiftung eine Dachorganisation für alle Hospize sein, ohne dass sie in der operativen Arbeit Erfahrung hatten. Das waren leider eher Stolpersteine.

Und wenn Sie heute auf Ihren langen und erfolgreichen Weg zurückblicken, was würden Sie anders bewerten oder wo und wie würden Sie anders vorgehen?

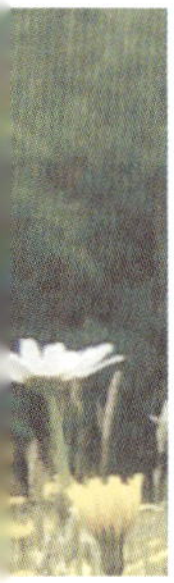

Da fällt mir ein Satz ein, den ich immer als Mutter sage: „Ich hab's zu jeder Zeit versucht, es so gut zu machen, wie ich konnte, habe aber auch immer versucht, weiter zu lernen". Ich war selbst in London und habe Cicely Saunders noch kennengelernt, und aus diesen Begegnungen konnte ich vor allem im Vorstand der Bundesarbeitsgemeinschaft immer wieder die Erfahrungen einbauen. Ich konnte das, was andere gemacht hatten, zusammentragen, um Curricula für die Schulung von Hauptamtlichen zu erstellen. Dies war der längste Weg. Ich würde sagen, dies war auch ein Stachel im Fleisch, weil von unserer Ausbildung als Mediziner so wenig davon zu hören war. Und diese ersten Versuche, die ich mit der Ausbildungsverordnung der Ärzte erlebte, bestätigen dies.

Vision Christophorus Akademie

Ein weiteres Beispiel ist das neue Betäubungsmittelgesetz. Ich hätte gerne den Zusatz Schmerzmittelgesetz eingebracht, weil für uns der Gebrauch von Morphin immer noch belastet mit den Schmerzmythen war, die besagen, dass man z. B. sein Bewusstsein verliert, wenn man Morphium nimmt. Es ging also um den offeneren Zugang zu Betäubungsmitteln, wo wir in Deutschland fast am Ende der europäischen Liste standen. Damit war der Plan für eine Akademie gereift. Eine Akademie wie die Mildred-Scheel-Akademie in Bonn wollten wir unbedingt auch in Bayern haben. Dies war nur mit großer finanzieller Hilfe oder eigentlich nur mit der finanziellen Hilfe der Krebsgesellschaft möglich. Mit viel Überzeugungsarbeit musste ich den Vorsitzenden der Krebsgesellschaft klarmachen, dass selbst mit aller Verbesserung und Forschung für Krebsmittel der Tod als solches am Ende jedes Lebens steht. Ich denke, all diese Aktivitäten haben zu dieser Akademie geführt, in der alle Berufe, die im Hospiz oder in der Palliativstation zusammenarbeiten, eine gute Ausbildung erhalten. Die Akademie, die in diesem Jahr ihr zehnjähriges Bestehen feiert, war eines meiner letzten großen Anliegen.

Welchen Rat, würden Sie den Ehrenamtlichen in der Hospizarbeit für die Zukunft geben?

Das ist schwierig, weil ich als ausgebildete Ratgeberin in der Psychotherapie keinen Rat gebe. Aber ich möchte doch sagen, schauen Sie, wie Sie auf Ihrem eigenen Weg immer der Mensch werden, der Sie eigentlich schon immer waren. Schöpfen Sie ihre ganzen Möglichkeiten aus, geben Sie weiter und nehmen Sie das an, was Ihnen von Ihrem Hospizverein an Hilfe angeboten wird. Wie wir früher sagten, Gott schütze mich vor den Erleuchteten. Es gibt immer noch Menschen, die ihre Aufgabe mit großer Begeisterung beginnen und nicht darauf achten, ob sie es auch wirklich aushalten. Also soviel Nähe wie möglich und soviel Distanz wie nötig.

Wie sollte die Hospizbewegung den Spagat zwischen Ehrenamt und den zunehmend stärker werdenden Professionellen meistern?

Wieder eine persönliche Antwort. Jeder hat seine Berechtigung. Wenn wir an die Anfänge denken, wussten wir, dass im angelsächsischen Bereich die ehrenamtliche Arbeit viel selbstverständlicher war als bei uns. Ich weiß nicht, ob man bei uns noch auf die Ehre wartet oder was das auch immer ist. Viel wichtiger ist es, dass wir uns immer wieder bemühen und wie bei allen Auseinandersetzungen die Menschen reden lassen, wir zuhören können und einen Kompromiss finden, der es beiden Seiten möglich macht, nebeneinander zu arbeiten.

Drängen nicht zurzeit die „Hauptamtlichen" durch die zunehmende Verrechtlichung und die bessere Kassenfinanzierung die „Ehrenamtlichen" an den Rand?

Ich denke, in einem gewachsenen Hospizverein wird sich das lösen lassen. Ich habe diesen Vorwurf oft gehört, auch von unseren Sozialministern: „Ja wollen Sie denn das Sterben professionalisieren?“ Ich konnte dem mit gutem Grund widersprechen, denn was heißt professionalisieren? Jeder Mensch hat diese Fähigkeit, einem anderen beizustehen, sonst würden wir nicht unsere Lieben verheiraten, Kinder bekommen und unsere Eltern pflegen. Die Fähigkeit, sich dem anderen zuzuwenden, ist da, also da muss nichts professionalisiert werden. Vergessen wir aber nicht, dass es Menschen gibt, die in ihrer Profession etwas leisten können, was ein Ehrenamtlicher nicht leisten kann.

Die Fähigkeit, sich dem anderen zuzuwenden, muss nicht professionalisiert werden

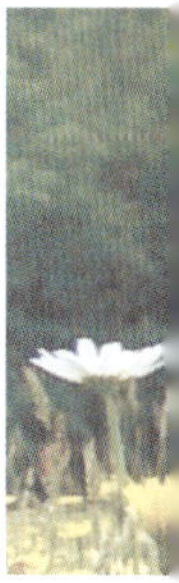

Frau Dr. Everding, meine letzte Frage: Sehen Sie die Gefahr, dass sich die Ehrenamtsbewegung von der Hospizidee auf andere gesellschaftliche Aufgaben verlagert, weil sie sich nicht oder nicht mehr entsprechend einbringen oder verwirklichen kann?

Diese Angst habe ich nicht. Ich denke, dass Menschen, die sich diese Aufgabe gegeben haben, nicht mehr loslassen können. Wenn Sie das Leben anschauen, ist es doch das Wichtigste, das normale Leben in diese Krankenstuben zu bringen, die Menschen teilhaben zu lassen, auch an dem, was außerhalb geschieht.

Das Interview führte
Horst Schmidbauer

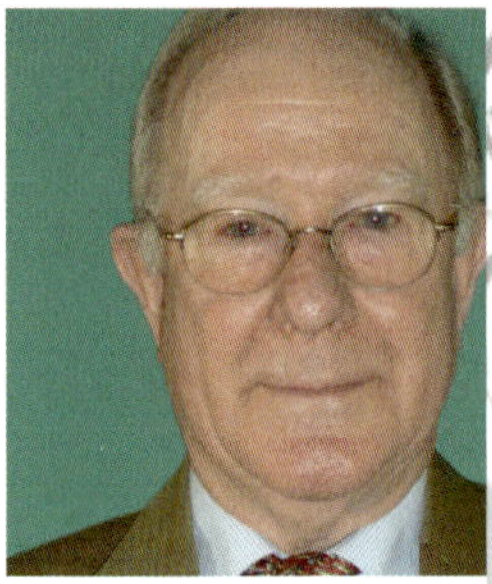

Joseph von Radowitz

Botschafter der BAG Hospiz e.V.

Joseph von Radowitz, geb. am 11.6.1935 in Insterburg/Ostpreußen, gehört zweifellos zu den Pionieren der Hospizbewegung der 90er Jahre. Er lässt sich in kein Schema einordnen und ist einer von diesen Quereinsteigern, die vielleicht gerade deshalb so unverzichtbar für die Bürgerbewegung Hospiz geworden sind. Als Joseph von Radowitz schließlich 1993 in der Malteser Hospizarbeit landete, hatte er bereits ein angefülltes Berufsleben, u.a. als Militärattaché in Rom und Führungspositionen in Washington und Oslo, hinter sich. Losgelöst von Loyalitäten zu den prädestinierten Gesundheitsberufen konnte er entideologisierend und verbindend wirken. Selten findet man bei einem Menschen in solcher Weise Humor, Lebensfreude, die Fähigkeit zur Menschenliebe und -führung und Sprachgewandtheit, gepaart mit einer unstillbaren Neugier und der Fähigkeit, auch Einzelheiten nach vielen Jahren noch rezitieren zu können.

Dass er von 1993–2003 maßgeblich den Aufbau der hospizlichen Arbeit der Malteser und der damaligen Bundesarbeitsgemeinschaft Hospiz mitgeprägt hat, verdankte er der Fähigkeit, sich in Sachverhalte hineindenken, klar formulieren und andere dabei in ihrer eigenen Fachlichkeit stärken zu können. Sein geschultes diplomatisches Geschick half ihm, innerhalb der Malteser ehrenamtliche Sozialdienste, wie z.B. Hospizdienste und Besuchs- und Begleitungsdienste, hoffähig zu machen. Damit wurde eine Weitung einer damals weithin männlich geprägten Hilfsorganisation (vorwiegend Rettungsdienst, Katastrophenschutz und Breitenausbildung) eingeleitet. In der BAG Hospiz waren es die politischen Verbindungen des Wahlbonners, die die ersten parlamentarischen Abende auf den Weg brachten. In seinen 9 Jahren Vorstandsarbeit begleiteten ihn die starken Geburtswehen in der Neuordnung der BAG Hospiz im Zusammenspiel mit den neu gegründeten Landesarbeitsgemeinschaften ebenso wie die steten Grundsatzauseinandersetzungen mit den großen Wohlfahrtsverbänden.

Heute ist Joseph von Radowitz ehrenamtlich u.a. aktiv bei der Organisation der Romwallfahrten mit Behinderten, nimmt regelmäßig an den Lourdes-Krankenwallfahrten des Malteserordens teil und unterstützt zwei Malteser Hospiz-Fördervereine durch seine Mitarbeit in den Vorständen und Beiräten. Der Ruhestand eines Vaters von drei Söhnen und mittlerweile einiger Enkel ist weiterhin geprägt durch die tief im christlichen Glauben verwurzelte Motivation, seine Kraft in den Dienst des Gemeinwohls zu stellen. In diesem ist er heute wie zu Beginn seiner Zeit in der Hospizbewegung Beispiel für die Bedeutung jedes Einzelnen, um an einer verbesserten Lebenskultur für Menschen in Not, im Besonderen schwerkranken, sterbenden und trauernden Menschen mitzuwirken. Er ist auch ein Beispiel für diejenigen der Generation 55+, die sich nach „getaner Arbeit" gegen den Trend nicht ins Private zurückziehen, sondern sich mit ihren Erfahrungen der Gesellschaft weiterhin zur Verfügung stellen.

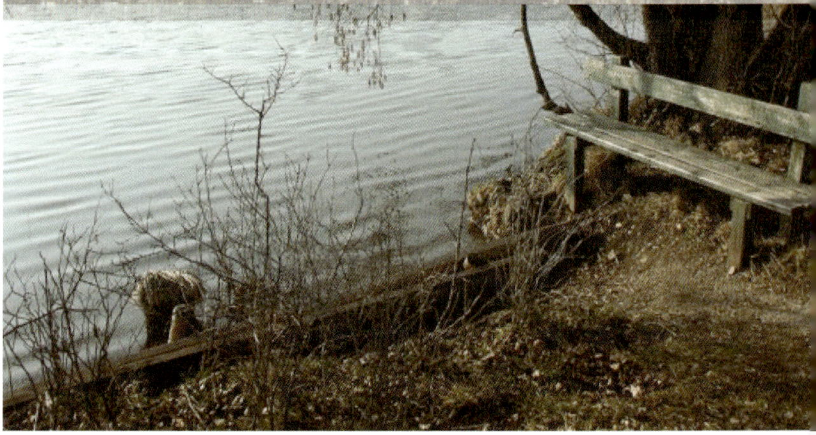

1.3 Das Lebensende therapieren?

Interview von Radowitz

Interview und Vita Herr von Radowitz

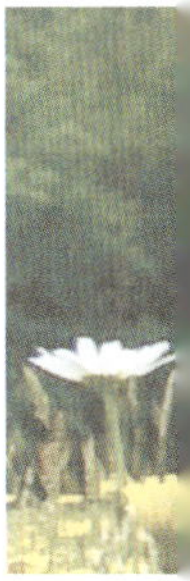

Herr von Radowitz, Sie haben die Hospizarbeit in der Aufbauphase der BAG Hospiz maßgeblich mitgestaltet und als „Botschafter“ erfolgreich gewirkt.

Ja, ich erinnere mich gerne daran, wie wir gerade in Ihrem Büro, aber auch bei anderen Abgeordneten, oft auch zusammen mit Monika Müller, unser Anliegen vortragen konnten. Es ging damals um eine Gesetzesinitiative zur Finanzierung stationärer Hospize. Ich habe auf Ihren Rat hin die Parlamentarischen Abende der BAG Hospiz mit den zuständigen Abgeordneten des Bundestages organisiert.
Was mich besonders beeindruckt hat: An einem dieser Abende kamen die Vertreter aller Fraktionen und Ausschüsse zu einer übereinstimmenden Feststellung: Alle Parteien unterstützen das Anliegen und Ziel der Hospizbewegung und bejahten eine rasche gesetzliche Regelung..
Da ich als Vorstandsmitglied der BAG Hospiz in Bonn am nächsten an den politischen Gremien dran war, konnte ich dazu beitragen, unsere Anliegen in Einzelgesprächen in den Bundestag und die Ministerien zu übermitteln.
Als Botschafter bezeichnet zu werden, ist eine hohe Ehre, man bezeichnet das sonst ja als Lobbyarbeit.

Der § 39a des SGB V war ein schöner Erfolg

Den größten Verdienst hat sich hier Pfarrer Heinrich Pera erworben. Seine sehr gewinnende Art hat auch Gesundheitsminister Horst Seehofer überzeugt. Bei dem entscheidenden Gespräch Ende 1996 sagte dieser: „Sie haben mit ihrem Vortrag bei mir einen Schalter im Kopf umgelegt“. Kurze Zeit später wurde der § 39a des SGB V Gesetz. Damit erschien zum ersten Mal das Wort Hospiz in einem deutschen Gesetz. Das war schon ein schöner Erfolg, der die prekäre Lage der ersten stationären Hospize entscheidend verbesserte und der Ausgangspunkt für die weitere Entwicklung der ambulanten Dienste wurde.

Wenn Sie heute rückblickend diese Aufbauphase betrachten, was fand oder was finden Sie gut und was war aus Ihrer Sicht weniger gut gelungen?

Wenn ich die Zeit von 1995 bis zu meinem Ausscheiden aus dem Vorstand 2003 betrachte, dann kann ich sagen: Gut war es, dass trotz vieler Widerstände und Streitgespräche, die sich gegen Ende der 90er Jahre bei dem Zusammenschluss der Landesarbeitsgemeinschaften und der Bundesarbeitsgemeinschaft Hospiz ergaben, die Aufbauarbeit erfolgreich fortgesetzt werden konnte. Es ist durch die von uns erreichten gesetzlichen Regelungen und in Zusammenarbeit mit den Gesetzlichen Krankenkassen, den Wohlfahrtsverbänden und den Kostenträgern gelungen, eine Hospiz-Struktur zu schaffen, die von den wenigen Diensten zu einem sehr breiten und in den alten Bundesländern fast flächendeckenden Angebot an ambulanten und stationären Hospiz- und Palliativdiensten geführt hat.

Die Entwicklung war wirklich rasant. Gut war sicher auch die Verbesserung der Zusammenarbeit mit der Palliativmedizin. In den 90er Jahren habe ich da auch andere Dinge erlebt: Beim Kongress der European Assoziation Palliative Care in Barcelona und bei anderen Treffen wurde man als Vertreter der Hospizbewegung fast ein wenig belächelt:

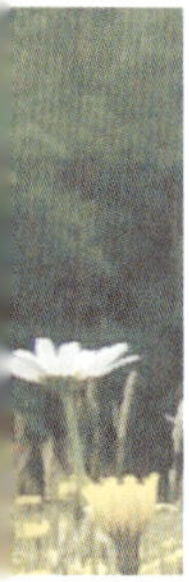

Palliativmedizin und Ehrenamt müssen stärker zusammenarbeiten

„Das sind die mit offenen Herzen, helfenden Händen und wenig medizinischem Verstand".

Leider ist es nicht voll gelungen, das eigentliche Anliegen der Dienste für die sterbenden Menschen, nämlich Zuwendung, psychosoziale Begleitung und all das, was nicht finanziert wird, stärker in das Blickfeld der Öffentlichkeit zu bringen.

Die Folge davon war die Abnahme des Spendenaufkommens, das lebensnotwendig besonders für die ambulanten Dienste ist.

Dies ist eine negative Entwicklung, die am Ende meiner aktiven Zeit sich noch nicht so deutlich abzeichnete. Wir sollten ein noch stärkeres Zusammenwirken der Palliativmedizin und der ehrenamtlichen Arbeit an der Basis erreichen. Da ist sicher noch sehr viel zu tun, auch in der Öffentlichkeit, um die ehrenamtliche Arbeit mehr in den Vordergrund zu stellen.

Nun sind wir beim Stichwort Ehrenamt: Welchen Stellenwert hatte das Ehrenamt in Ihrer aktiven Zeit? Wie würden Sie heute und für die Zukunft das ehrenamtliche Engagement beurteilen?

Das Ehrenamt wird zunehmend zum Lückenbüßer

Die Hospizbewegung ist ja nun wirklich als eine ehrenamtliche Bürgerbewegung geboren worden, von daher war der Stellenwert des Ehrenamts schon sehr früh sehr hoch angesehen. Ich erinnere mich aber an Tagungen, z. B. Ludwigshafen und andere, wo schon Anfang der 90er Jahre die Frage Hauptamt / Ehrenamt und deren scheinbare Unvereinbarkeit ein großes Thema war. Man dachte, die Ehrenamtlichen verkörpern Menschlichkeit, Zuwendung und soziales Engagement, während die Hauptamtlichen ihre Menschlichkeit „am Garderobenhaken abgegeben haben". Dies war sicher eine Überzeichnung. Aber ich kann mich gut erinnern, dass wir im Malteserbereich Diözesangeschäftsführer hatten, die sich weigerten, Hauptamtliche einzustellen, mit der Begründung: „Wir sind im Malteser Hilfsdienst – einer ehrenamtliche Organisation – und unsere Koordinatoren müssen die Arbeit ehrenamtlich machen. Wir wollen keine Hauptamtlichen als Leiter oder Koordinatoren eines ambulanten Hospizdienstes haben."

Heute höre ich dies anders. Ich habe den Eindruck, dass jetzt das Ehrenamt mehr und mehr in den Hintergrund und in die Rolle des Lückenbüßers gedrängt wird, weil SAPV, Qualitätsmanagement und Professionalität so in den Vordergrund geraten. Ich höre auch, dass die Bereitschaft, Kurse zur Vorbereitung der Ehrenamtlichen anzubieten, abnimmt. Ich habe im Bereich Köln zwei Dienste im Sinn, in denen ich noch tätig bin – und dort sind die Zahlen und die Bereitschaft von ehrenamtlichen Helfern, solche Kurse zu machen und in die ehrenamtliche Begleitung einzusteigen, von der Tendenz her eher abnehmend. Genauso sinkt die Bereitschaft, sich auch finanziell zu engagieren und zu spenden.

Glauben Sie, dass in der Weiterentwicklung der Hospizziele ein Arbeiten der Ehrenamtlichen mit den Professionellen auf gleicher Augenhöhe möglich wäre?

Ja, ich denke, dass dies möglich ist. An vielen Beispielen kann man erkennen, wie hervorragend das Zusammenwirken im Team zwischen Fachkräften und Ehrenamtlichen funktioniert. Das setzt aber eine noch stärkere Bereitschaft der Hauptamtlichen, der Ärzte, Pflegekräfte und auch anderer Verantwortlicher für die Weiterentwicklung von Strukturen voraus.

Wenn es jetzt aber Überlegungen geben soll, die Leitung stationärer Hospize Ärzten zu überlassen, dann frage ich mich, wo da die Notwendigkeit besteht, denn austherapierte Patienten bedürfen der Schmerzmedizin, sie müssen richtig eingestellt sein, „therapiert" werden muss das Lebensende.

Meine Hoffnung ruht auf der zunehmenden Entwicklung von Hospiz- und Palliativ-Netzwerken, in denen die unterschiedlichen ambulanten und stationären Einrichtungen vertrauensvoll zusammenarbeiten, sich gegenseitig ergänzen und unterstützen, ohne sich in Kompetenzgerangel zu verlieren. Dabei werden selbstbewusste Ehrenamtliche die „Augenhöhe" der Beziehungen mitbestimmen.

Das Interview führte
Horst Schmidbauer

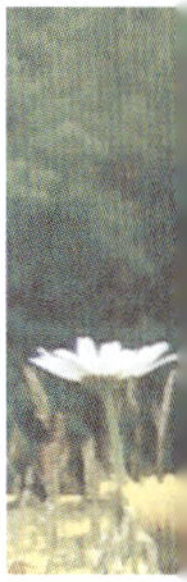

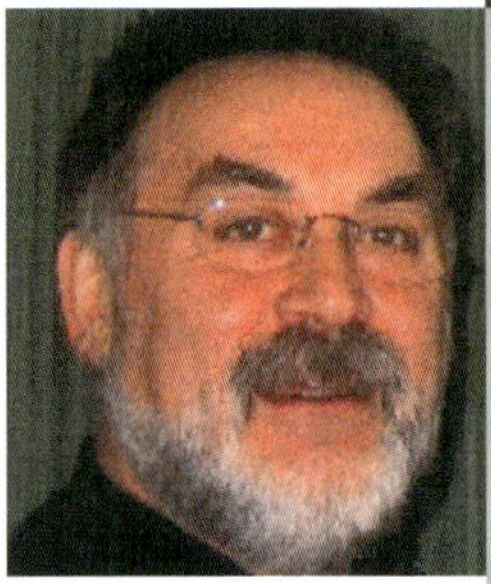

Norbert Schmelter

Gründungsmitglied der BAG Hospiz e.V.

Norbert Schmelter, geb. am 23.5.1951 in Verl, NRW, hat die Hospizbewegung in Deutschland von Beginn an begleitet.
Sowohl im ehrenamtlichen als auch im hauptamtlichen Kontext. Als Geschäftsführer der Pflege „Lebensnah" hat er die Ideen der hospiziellen Gestaltung in den stationären und ambulanten Pflegebereich integriert. Im folgenden Interview gibt er Antworten zu gesellschaftspolitischen und eigenen Interessen der Hospizbewegung.

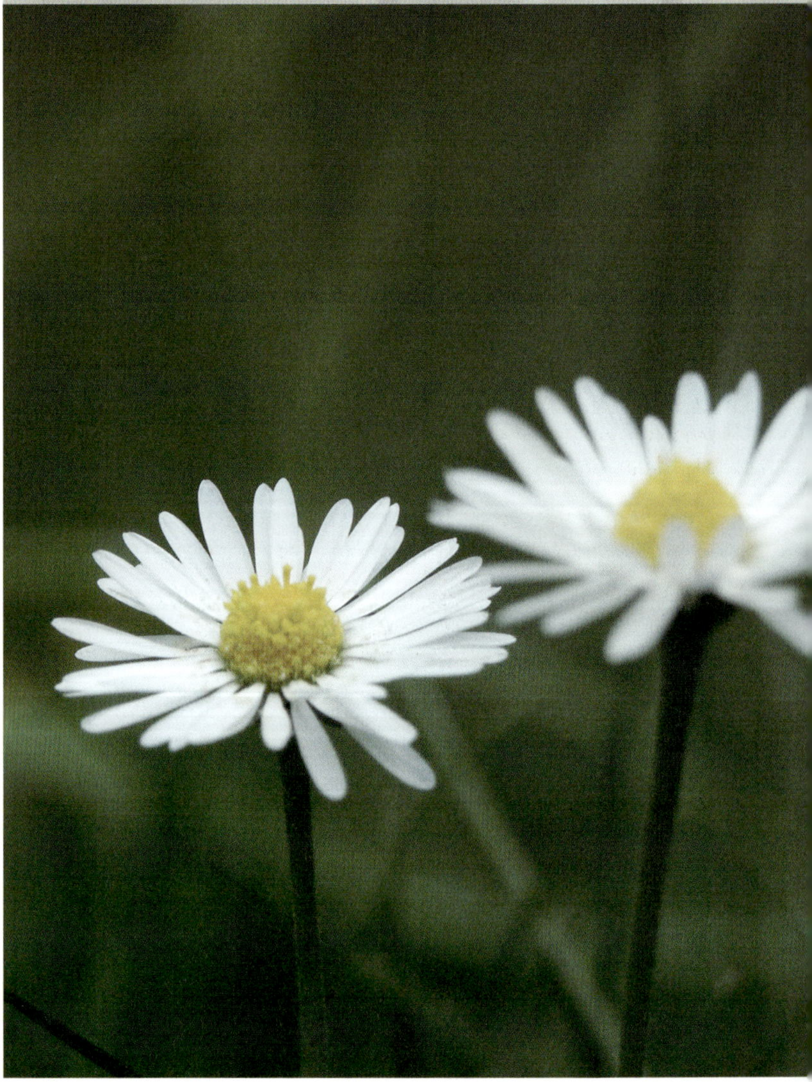

1.4 Hin zum bürgerschaftlichen Tun

Interview Schmelter

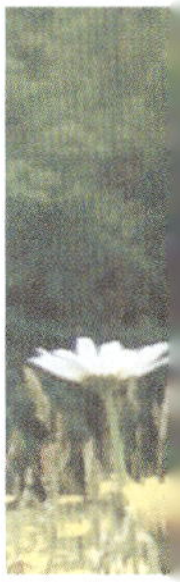

Interview und Vita Herr Schmelter

Sie haben die Anfänge der damaligen Bundesarbeitsgemeinschaft Hospiz (heute DHPV e. V.) als Gründungsmitglied begleitet. Wie sind Sie zur Hospizarbeit gekommen?

Im Jahr 1981 habe ich im Rahmen einer Zusatzqualifikation zum Fachkrankenpfleger für Gemeindepflege erstmalig die Hospizidee kennengelernt. Bei einer Exkursion in London wuchs mein Verständnis der Hospizarbeit. 1987 habe ich im Rahmen einer Veranstaltung Dr. Becker von der IGSL (Internationale Gesellschaft für Sterben und Lebensbegleitung) in Freiburg kennengelernt. Daraus resultierte eine Mitgliedschaft in der IGSL. Im Besonderen hat mich die eigene Betroffenheit durch den Tod meines Vaters (1974) wachgerüttelt, da ich den Umgang mit dem Leichnam meines Vaters im Krankenhaus als wenig rühmlich erfahren habe. So wurde das eigene Erleben, gepaart mit der beruflichen Identifikation, Wegbereiter meiner hospizlichen Motivation.

In den Jahren der gemeinsamen politischen Arbeit für die Hospizidee habe ich Sie immer als einen Menschen mit klaren Positionen kennengelernt. Was sind für Sie die größten Erfolge der Hospizbewegung?

Weg von der Institutionalisierung hin zur Bürgerschaftlichkeit

Die größten Erfolge der Hospizbewegung sehe ich in der Finanzierung stationärer Hospizarbeit und in der qualifizierten ehrenamtlichen Mitarbeit in der ambulanten Arbeit. Ein weiterer Erfolg ist die prozesshafte Entwicklung von Haltung und Werten des menschlichen Lebens. Dadurch bedingt hat die Hospizarbeit dazu beigetragen, dass eine Veränderung in vielen Bereichen stattgefunden hat, wie z. B. Medizin, Pflege, Seelsorge, psychosoziale Belange, Trauer und weiteren Fachdisziplinen. Diese Entwicklung führte weiter zu Veränderungen bis hin in die kleinzelligen politischen Strukturen der Nachbarschaft, Stadtteile, Kommunen, Städte und Regionen.

Das Ehrenamt bildet eine zentrale Rolle in den vernetzenden Aufgaben. Wo sehen Sie das Ehrenamt, wie wichtig ist es, was braucht Ihres Erachtens das Ehrenamt?

Beim Thema ehrenamtliches Engagement fühle ich mich Prof. Dr. Dr. Dörner nahe. Sein Postulat zum Thema bürgerschaftliches Engagement teile ich vorbehaltlos, wenn er beschreibt, dass die „sogenannten" Profis weiterhin lernen müssen, sich zu öffnen, weg von institutioneller Prägung hin zum bürgerschaftlichen lebensweltorientiertem Tun.

Wo sehen Sie die zukünftigen Aufgaben in der Politik?

Politische Unterstützung muss stadtteilorientierter stattfinden, so dass sich das Gemeinwesen an der jeweiligen Lebensform orientieren kann.

Wo sehen Sie die zukünftigen Aufgaben an der Basis?

Hinterfragt die Profis!

Menschen an der Basis – und hier meine ich jeden Bürger – müssen den Mut haben, ständig den Profi zu hinterfragen. So könnte eine Frage lauten: Wie viel Medizin verträgt der Mensch? Zeitgeschenke sollten erfolgen, um gemeinwesenorientierte Aufgaben erfüllen zu können. Die Basis sollte einen Beitrag leisten, um nachbarschaftliche Wohn- und Lebensformen zu gestalten. Wir alle müssen eine Abkehr herbeiführen, eine Abkehr von der schnellen Hilfe, wie sie heute forciert wird durch Suchtmittel (Medikamente, Alkohol,

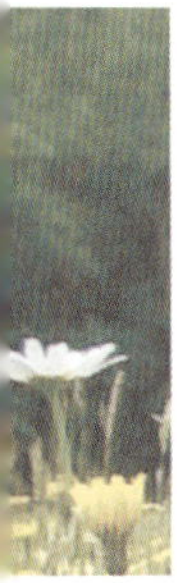

illegale Drogen). Der Tendenz zur Vereinsamung, Isolation und sozialen Verwahrlosung gilt es entgegenzuwirken. Wir brauchen sinnstiftende Aufgaben.

Als Geschäftsführer haben Sie hier in Rendsburg die Pflege Lebensnah aufgebaut. Wie viel Ehrenamtliche arbeiten hier und was sind die Aufgaben der Ehrenamtlichen?

Hier in Rendsburg arbeiten 80 bis 100 Ehrenamtliche. Für mich bedeutet das Ehrenamt gleichzeitig auch eine Übernahme von Verantwortung den Mitmenschen gegenüber, es gibt mir Freiheit und Sinnerfüllung. So sehe ich auch meine Mitwirkung in der hospizlichen, ehrenamtlichen Vielfalt, die da wären: Basare initiieren, Öffentlichkeitsarbeit, Besuchsdienst bei Patienten in der Häuslichkeit, in der Tagespflege, Kurzzeitpflege und im stationären Hospiz, Telefondienst im Hospiz, ehrenamtliche Netzwerkarbeit sowie das Einbringen niedrigschwelliger Angebote für Menschen mit Demenz und auch in Hausgemeinschaften. Zusätzlich die Etablierung eines Fördervereins und die dazu gehörige ehrenamtliche Arbeit.

Herr Schmelter, ich danke Ihnen für Ihre Ausführungen und wünsche Ihnen weiterhin sinnstiftende Erfolge in Ihrer hospizbewegten Arbeit.

Das Interview führte
Gerda Graf

Sir Charlie Chaplin an seinem 70. Geburtstag

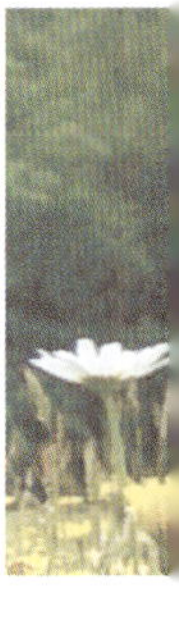

So wie die Hospizbewegung ihre Wurzeln braucht, um in Bewegung zu bleiben, so braucht auch das Ehrenamt die Verwurzelung in sich. Die Zeilen von Sir Charlie Chaplin (aus seiner Rede an seinem 70. Geburtstag) sollen Sie zum Nachdenken einladen.

Als ich mich selbst zu lieben begann,
habe ich verstanden,
dass ich immer und bei jeder Gelegenheit, zur richtigen Zeit am richtigen Ort bin
und dass alles, was geschieht, richtig ist – von da an konnte ich ruhig sein.
Heute weiß ich: Das nennt man ‚VERTRAUEN'.
Als ich mich selbst zu lieben begann,
konnte ich erkennen, dass emotionaler Schmerz und Leid nur Warnung für mich sind,
gegen meine eigene Wahrheit zu leben.
Heute weiß ich, das nennt man ‚AUTENTHISCH-SEIN'.
Als ich mich selbst zu lieben begann,
habe ich aufgehört, mich nach einem anderen Leben zu sehnen
und konnte sehen, dass alles um mich herum eine Aufforderung zum Wachsen war.
Heute weiß ich, das nennt man ‚REIFE'.
Als ich mich selbst zu lieben begann,
habe ich aufgehört, mich meiner freien Zeit zu berauben
und ich habe aufgehört, weiter grandiose Projekte für die Zukunft zu entwerfen.
Heute mache ich nur das, was mir Spaß und Freude bereitet,
was ich liebe und mein Herz zum Lachen bringt,
auf meine eigene Art und Weise und in meinem Tempo.
Heute weiß ich, das nennt man ‚EHRLICHKEIT'.
Als ich mich selbst zu lieben begann,
habe ich mich von allem befreit, was nicht gesund für mich war,
von Speisen, Menschen, Dingen, Situationen und von Allem,
das mich immer wieder hinunterzog, weg von mir selbst.
Anfangs nannte ich das ‚GESUNDEN EGOISMUS',
ABER HEUTE WEISS ICH, DAS ist ‚SELBSTLIEBE'.
Als ich mich selbst zu lieben begann,
habe ich aufgehört, immer Recht haben zu wollen,
so habe ich mich weniger geirrt.
Heute habe ich erkannt, das nennt man ‚DEMUT'.
Als ich mich selbst zu lieben begann,
habe ich mich geweigert, weiter in der Vergangenheit zu leben
und mich um meine Zukunft zu sorgen.
Jetzt lebe ich nur mehr in diesem Augenblick, wo ALLES Stattfindet.
So lebe ich heute jeden Tag und nenne es ‚BEWUSSTHEIT'.
Als ich mich selbst zu lieben begann,
da erkannte ich, dass mich mein Denken armselig und krank machen kann,
als ich jedoch meine Herzenskräfte anforderte, bekam der Verstand einen wichtigen Partner.
Diese Verbindung nenne ich heute ‚HERZENSWEISHEIT'.

Wir brauchen uns nicht weiter vor Auseinandersetzungen, Konflikten und Problemen mit uns selbst und anderen zu fürchten,
denn sogar Sterne knallen manchmal aufeinander und es entstehen neue Welten.
Heute weiß ich, DAS IST DAS LEBEN!

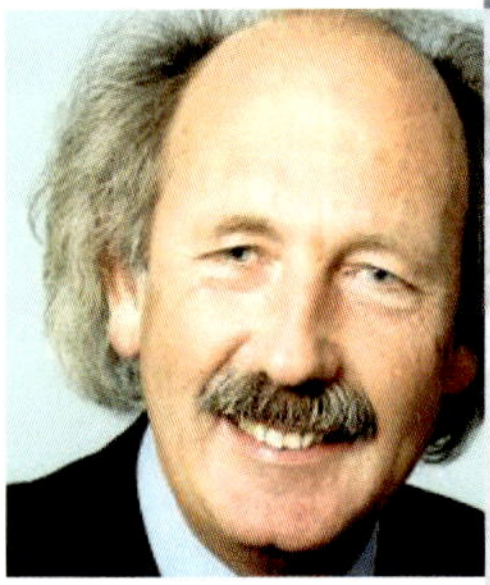

Horst Schmidbauer

Parlamentarischer Begleiter

Horst Schmidbauer, geb. 1940 in Nürnberg, Industriekaufmann, über 30 Jahre auch in leitender Position in einem amerikanischen Mineralölkonzern tätig. Von 1972 bis 1990 ehrenamtlicher Stadtrat in Nürnberg mit dem Schwerpunkt als Sprecher für die Sozial- und Gesundheitspolitik. Ab 1990 Mitglied des Deutschen Bundestags, auch mit den Schwerpunkten Gesundheitspolitik, Arbeitsmarkt- und Sozialpolitik. 1993/94 Obmann im Untersuchungsausschuss für den zweitgrößten Pharmaskandal in Deutschland, in dem durch Blutprodukte Personen mit HIV infiziert wurden. Danach Mitglied und Vorsitzender des Stiftungsrats, einer Stiftung die für die Opfer und Ihre Familien zu sorgen hat. Nach seinem Ausscheiden aus dem Bundestag wurde er in den Vorstand berufen, dem er weiter angehört. 1998 bildete sich zusätzlich der Schwerpunkt für Menschen mit Behinderung heraus.

Er wurde Mitglied des Koalitionsausschusses für Menschen mit Behinderung und hat aktiv an der Entwicklung und Durchsetzung des SGB IX gearbeitet. Daraus entwickelte sich sein Engagement in der LEBENSHILFE. Seit 2001 ist er Vorstandsvorsitzender in Nürnberg. 2002 Schaffung einer eigenen Stiftung. Ein weiterer Schwerpunkt seiner Parlamentsaktivitäten führte zu einem weiteren arbeitsintensiven Ehrenamt. 2002 war er Gründungsmitglied der damaligen Bundesarbeitsgemeinschaft Hospiz, des heutigen DHPV. Als erstes MdB brachte er das Thema Hospiz in den Bundestag ein mit dem Erfolg, dass die Hospizarbeit in zwei Stufen im SGB V verankert wurde. Seit 2006 ist er geschäftsführender Vorstand des Deutscher Hospiz- und PalliativVerband e.V. Er hat eine Stiftung ins Leben gerufen, die das Ehrenamt im DHPV unterstützt.

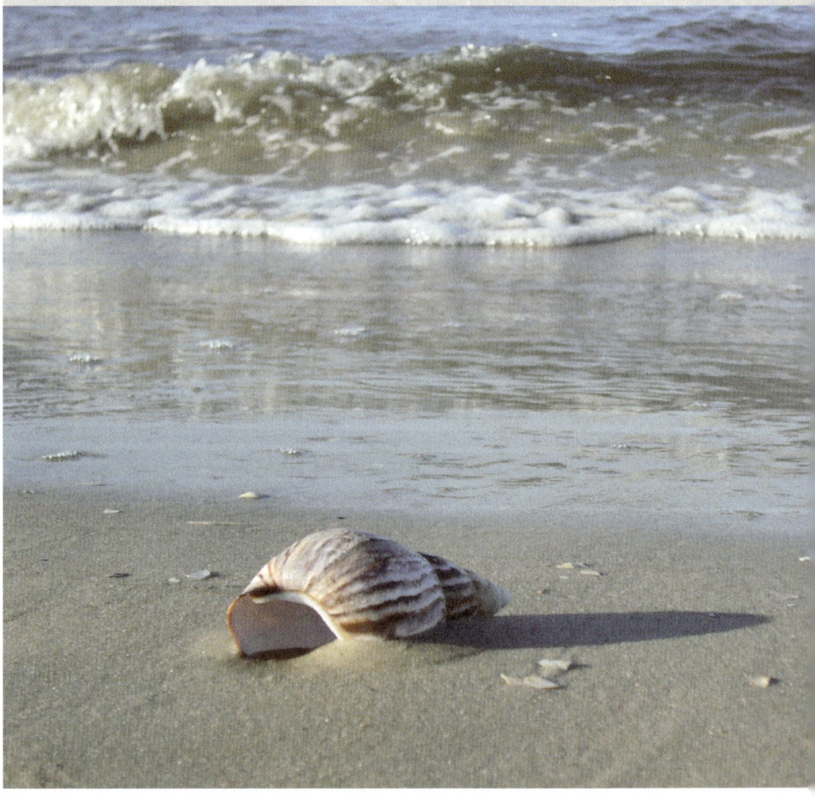

1.5 Den Weg in die Öffentlichkeit ebnen

Erinnerungen an die Parlamentarische Begleitung

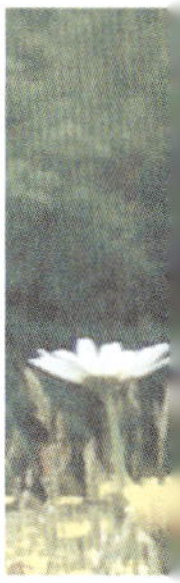

Erste Begegnung mit der Hospizidee

Meine erste Begegnung mit der Hospizidee war ein Vorbereitungstreffen zur Bildung der Bundesarbeitsgemeinschaft in Köln Ende 1991. Das Interesse der Politik an der Hospizarbeit war damals marginal. Obwohl alle Fraktionen des Bundestags nach Köln eingeladen waren, war ich der einzige, der sein Wochenende der Hospizarbeit widmen wollte. Was ich damals nicht wusste, war, dass noch sehr viele Hospiz-Wochenenden folgen sollten.
Die Ziele, das große Vorhaben, aber auch die handelnden Persönlichkeiten wie Pfarrer Pera faszinierten mich damals schon sehr. Also war in Köln mein Entschluss gereift, mich der Aufgabe zu verschreiben. Der nächste Schritt war dann die persönliche Mitgliedschaft in der neu gegründeten Bundesarbeitsgemeinschaft Hospiz, bestätigt unter dem 22.9.1992 von Heinrich Pera als ehrenamtlichem Geschäftsführer.
Bei der Gründungsveranstaltung in Halle durfte ich natürlich nicht fehlen. Zwei große Aufgaben zeichneten sich beim Aufbau der Hospizbewegung ab:

1. Die Hospizidee war in Deutschland noch weitgehend unbekannt. Die beiden großen Kirchen hatten ein distanziertes Verhältnis zu den Hospizzielen, obwohl gerade viele Menschen aus dem kirchlichen Bereich von Anfang an den größten Anteil an der Aufbauarbeit hatten. Die Idee musste also vorangebracht werden.
2. Die zweite große Herausforderung war die organisatorische Aufgabe. Mit keiner D-Mark in der Hand, ohne hauptamtliche Unterstützung, musste eine Bewegung in Deutschland aufgebaut werden.

Der große Lichtblick: Von Beginn an gab es eine große Zahl von hochmotivierten und sehr engagierten Ehrenamtlichen.
Bei der ersten Herausforderung, die Hospizidee voranzubringen, konnte ich gut helfen. Zwei große Projekte wurden erfolgreich angegangen. Im Jahr 1993 brachte ich die erste sogenannte „Parlamentarische Anfrage" für die SPD-Fraktion in den Deutschen Bundestag ein. Dadurch beschäftigte sich das Parlament das erste Mal in seiner Geschichte mit der Hospizaufgabe. An den Antworten der Regierung von damals kann man erkennen, welche unvorstellbare, großartige Entwicklung die Hospizbewegung in Deutschland bis heute genommen hat.
Damit war auch der Weg in die Öffentlichkeit, hin zu den Medien geebnet. Auch für mich blieb der Lohn nicht aus. Als Anerkennung für diese Aktivität erhielt ich die Möglichkeit für eine Hospitation im legendären St. Christopher´s Hospice in London. Die 1996 dort gewonnenen Eindrücke haben meine Haltung, meine Ziele in der Hospizarbeit bis heute geprägt.

Impulse aus dem Ausland

Die erste große Tat nach London war dann die Realisierung der Fachkonferenz „Sterben als Teil des Lebens – Humane Sterbebegleitung als gesellschaftliche Herausforderung" der Friedrich-Ebert-Stiftung am 30.10.1996 in Bonn. Durch die Übernahme der Kosten durch die Stiftung war es möglich, die Spitzenleute aus London und aus Kanada, die für ein staatliches System der Hospizarbeit stehen, zu gewinnen. Der dritte Part kam aus Holland, weil zu diesem Zeitpunkt das Thema Sterbehilfe auf Deutschland überzuschwappen drohte. Kein Wunder, dass die Veranstaltung mit über 300 Teilnehmern überfüllt war.
Für mich war wichtig, dass wir in Deutschland bei der Entwicklung der Hospizbewegung das Rad nicht neu erfinden mussten, sondern vom Wissen und den Erfahrungen in anderen Ländern profitieren konnten. Letztendlich dienten solche Aktivitäten aber auch dem Ziel, in der Entwicklung schneller aufzuholen. Aus London hatte ich die Erwartungshaltung

der Hospiz-Verantwortlichen mitgebracht. Diese erhofften sich einen Durchbruch für die Hospizbewegung in Deutschland, denn dann hätten wir in Europa einen großen Schritt in Richtung Mitmenschlichkeit getan.

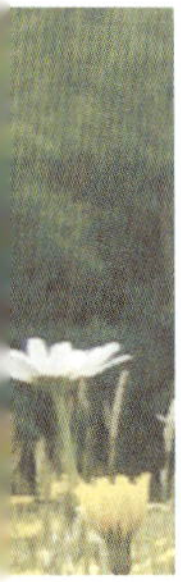

Sehr rasch merkten wir, dass wir, anders als in Großbritannien, die hospizliche Arbeit nicht mit einem derart hohen Spendenaufkommen von 40-60% finanzieren konnten. Die gesellschaftliche Entwicklung verlief in den beiden Ländern doch sehr unterschiedlich.
Das große Problem bestand darin, dass im Sozialgesetzbuch V kein Platz für eine Kassenfinanzierung der Hospizarbeit war. Die Vorgespräche im Gesundheitsministerium mit dem cerantwortlichen Herrn Holzbach zeigten, dass wir auf Granit bissen.
Also war sehr schnell klar, dass wir eine politische Lösung brauchten. Da zeichnete sich bei Minister Seehofer und der CDU/CSU Fraktion ein Gesinnungswandel ab.
Der Hintergrund war klar. Durch die Gefahr, dass sich auch in Deutschland der Ruf nach einer staatlich geregelten Sterbehilfe entwickeln könnte, haben die beiden großen Kirchen ihre Haltung zur Hospizarbeit verändert. Plötzlich war die Hospizarbeit die Alternative zur Sterbehilfe. Der Politik wurde nun auch von den beiden großen Kirchen signalisiert, dass die Hospizarbeit zu fördern und zu finanzieren sei, und die beiden großen Wohlfahrtsverbände bauten ihre neuen „Geschäftsfelder" Hospiz auf.
1997 erfolgt dann der Einstieg in die Finanzierung durch die Krankenkassen, zunächst für die stationären Hospizeinrichtungen. Damals konnte ich durchsetzen, dass die 10% Regelung aufgenommen wird. Mein Trauma war die Pflegeversicherung. Im Gesetzgebungsverfahren hatten die Wohlfahrtsverbände noch lautstark verkündet, dass die Gefahr einer privaten Konkurrenz nicht im Ansatz gegeben sei. Wir mussten aber erleben, dass sich schon nach kurzer Zeit die „Privaten" breit machten und Geld verdienten. Um einer solchen Entwicklung im Hospizbereich vorzubauen, kam dann die von mir erarbeitete 10% Regelung für die Stationären Hospize durch.

In der Zwischenzeit war in Bonn, später in Berlin, mein Büro ein Stützpunkt für die Hospizarbeit im politischen Bereich gewesen, wobei die parteipolitische Frage nie eine Rolle gespielt hatte. Es war die Vorfeldarbeit für parlamentarische Aktivitäten, die dann in Berlin ab 2003, zusammen mit Prof. Dr. Herta Däubler-Gmelin, in den interfraktionellen Arbeitskreis Hospiz mündeten.
Dieser interfraktionelle Arbeitskreis Hospiz fand mit der Arbeit der Enquete-Kommission „Recht und Ethik der modernen Medizin" einen stärkeren Zulauf. Der Grund dafür war, dass in der Kommission dem Thema Hospiz ein eigener Schwerpunkt, mit Empfehlungen an Regierung und Parlament, gewidmet werden sollte.

Trotz aller Erfolge blieb das leidige Thema der Unterfinanzierung der BAG. Weder in Halle noch später mit Frau Graf in Aachen und in Niederzier konnte eine ausreichende hauptamtliche Struktur finanziert werden. So erfolgreich auch der Einstieg bei der Finanzierung der Hospizarbeit war, so wenig konnten wir eine institutionelle Förderung der Bundesarbeit durchsetzen.
2001 erreichten wir den nächsten großen Erfolg. Mit der Förderung der ambulanten Arbeit, durch die Aufnahme in Abs. 2 des §39a SGB V, erzielten wir den großen Durchbruch. Damit konnten wir das Herzstück der Hospizarbeit, die ambulante Arbeit und das Ehrenamt, auf

Erste gesetzliche Regelungen

eine sichere finanzielle Basis stellen. Im Oktober 2001 fanden die Beratung und die Anhörung zum Pflegeleistungsergänzungsgesetz statt. Die SPD-Bundestagsfraktion hatte in der Koalition durchgesetzt, dass die Krankenkassen in Zukunft die ambulanten Hospizdienste fördern, die ehrenamtliche Sterbebegleitung erbringen. Ab dem 01.01.2002 war

dann die finanzielle Absicherung der gesamten Hospizarbeit geregelt. Dies war das größte „Geschenk“ für die 10-Jahresfeier der BAG Hospiz, das ich überbringen konnte.
Das Interessante daran war, dass dieser Schritt nur durch die aktive Unterstützung von zwei Persönlichkeiten aus zwei großen Krankenkassen möglich gewesen war. Die Politik, besser gesagt das Bundesministerium, hatte sich zunächst dagegen gesperrt mit der Begründung, die Krankenkassen würden nicht mitziehen. Durch die Vor- und Zuarbeit der Kassenfachleute konnte der Vorbehalt im Ministerium ausgeräumt werden.

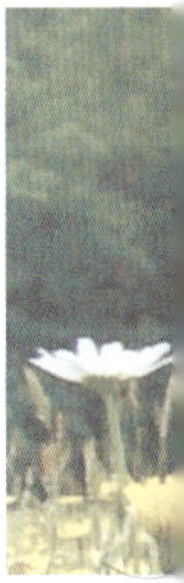

Noch vor meinem Ausscheiden aus dem Bundestag 2005 waren es organisationsinterne Aktivitäten, die ich dann noch im Vollzug, schon als Mitglied des Vorstands, weiter begleiten konnte.
Dazu zählen die Namensänderung und die Verlegung des Sitzes nach Berlin, wo ich die Anliegen von Frau Graf in meiner Beratungsfunktion unterstützen konnte. Bei der Namensänderung war meine Intention nicht so sehr die Hervorhebung des Begriffs „Palliativ“. Für mich war wichtig, dass die unverbindliche Struktur „Arbeitsgemeinschaft“ durch „Verband“ ersetzt wird, um erfolgreicher und klarer die Vertretung der Hospizarbeit in Berlin wahrnehmen zu können. Genauso wichtig war es mir, den Begriff „Deutscher …“ in den neuen Namen aufzunehmen.

Von der BAG zum DHPV

Eine weitere Aktivität galt den Finanzen. In der größten Not der BAG habe ich in der Mitgliederversammlung in Würzburg zwei Anträge eingebracht. Der erste betraf eine Kollekte bei allen Einrichtungen, die der BAG immerhin eine beachtliche Summe einbrachten. Der zweite Antrag war die Aufforderung an den Vorstand, eine eigene Stiftung zu gründen, um mittel- und langfristig die Bundesarbeit finanzieren zu können. Ein Thema, das jetzt 2009 in meiner Funktion als Stellvertretender Vorsitzender abgeschlossen werden konnte.

Durch meine vielfältigen, sehr gepflegten und langjährigen Kontakte konnte ich 2008, noch mehr 2009, die Gesetzgebungsverfahren mitprägen. Ein neues Erlebnisfeld tat sich auf, in dem ich nun selbst als „Lobbyist“ der Hospizbewegung erfolgreich arbeite. Es ist ein gutes Gefühl, wenn man sein Können und Wissen aus zwei Bereichen für ein Ziel einbringen kann.

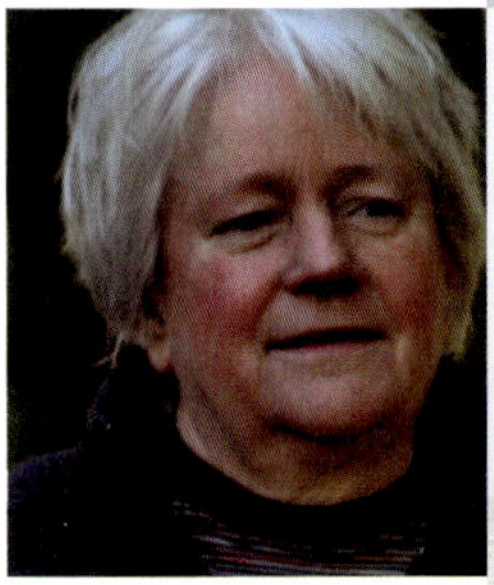

Prof. Dr. Marie-Luise Bödiker,
Forscherin auf dem Gebiet

Forschungsschwerpunkt: Umgang mit Verlusterfahrung (Sterben, Tod und Trauer). In den 70er Jahren durch Sterbe- u. Trauerbegleitung zur Hospizarbeit gekommen. In den 90er Jahren lag der Schwerpunkt auf Supervision, Aus- und Fortbildung sowie Trauergruppenarbeit. Sie möchte die ehrenamtlichen MitarbeiterInnen dazu ermutigen, sich aktiv an der Entwicklung und Gestaltung von Hospizen und palliativen Einrichtungen in Deutschland zu beteiligen. Es ist ihr ein Anliegen, den Selbstwert, das Selbstverständnis und das Selbstbewusstsein der Ehrenamtlichen zu stärken.

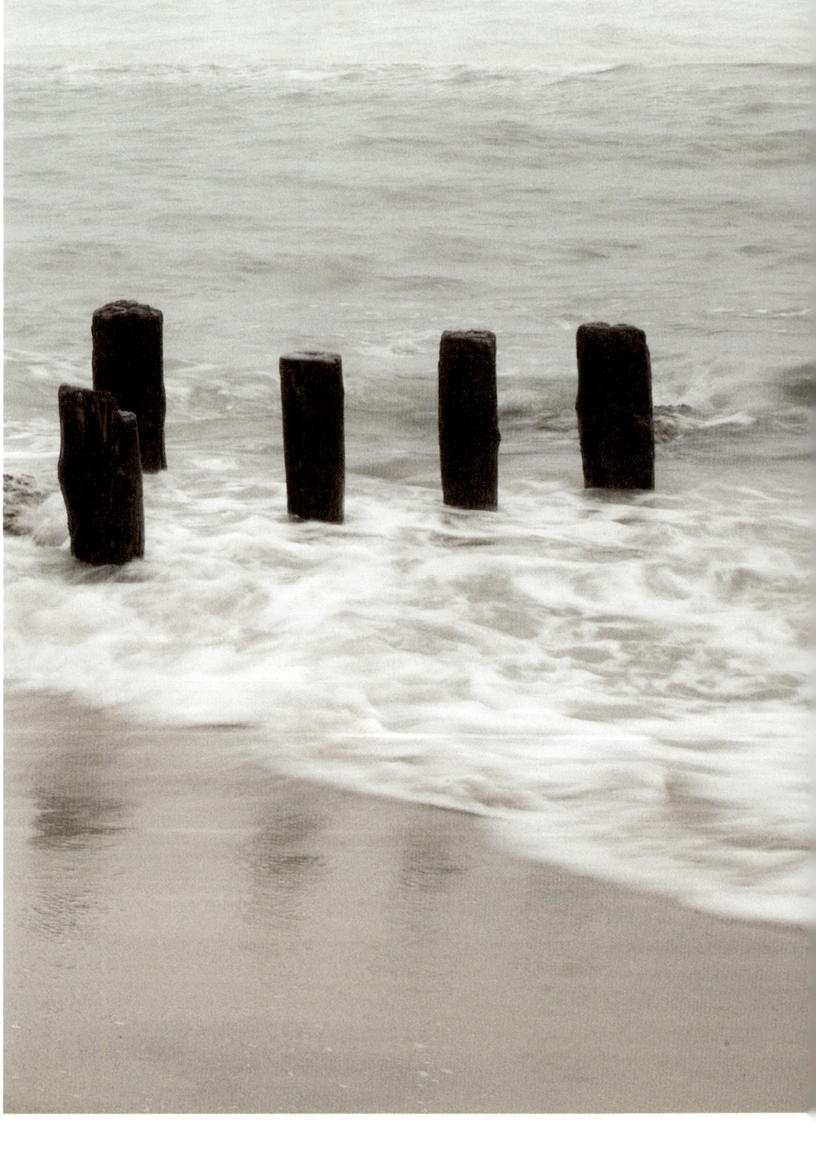

1.6 Entwicklung stützend begleiten

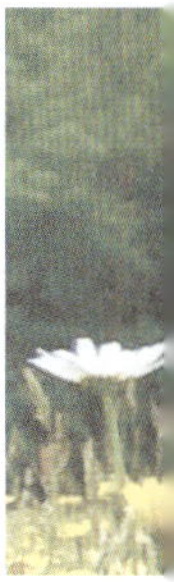

Stoßseufzer einer alten, im Hospizdienst ergrauten, ehrenamtlichen Mitarbeiterin[1]

An der Hospizbasis ist es unruhig. Es gibt Spannungen. Unzufriedenheit, Unmut, ja Ärger breitet sich aus. Viele HospizmitarbeiterInnen fühlen sich und die Ziele, für die sie einmal angetreten sind, schlecht vertreten, eingespannt für bestimmte Interessengruppen.
Seitdem es Geld gibt – so hört frau landauf, landab – geht es mit der Hospizarbeit bergab. Der Wind ist rauer geworden.
Palliative Vertreter registrieren eine mindestens unterschwellige Animosität von Seiten der HospizmitarbeiterInnen und empfinden diese zunehmend als „lästig".
Auf der anderen Seite gibt es die Ehrenamtlichen, die das „sich Breitmachen" sowie die Ignoranz gegenüber hospizlichen Haltungen verunsichert; sie beklagen sich und natürlich sind sie auch empört und verletzt über den Versuch ihrer Abwertung und Marginalisierung innerhalb der Hospizbewegung.
Ein Blick auf die Lage:

Die derzeitige Lage

1 Die Situation sterbender Menschen und ihrer Angehörigen hat sich verbessert. Das hat zweifelsohne mit einer veränderten Einstellung gegenüber dem Umgang mit Sterben und Tod – aber auch mit Geld zu tun. Geld weckt jedoch Begehrlichkeiten und Konkurrenz.
2 Es hat auch mit Ansehen und Achtung gegenüber gesellschaftlichem Engagement und dem Ansehen bestimmter Berufsgruppen zu tun. Und die Arbeit von Ehrenamtlichen (im Hospiz) hat in der Bevölkerung ein hohes Ansehen, höher als das der Ärzte und PflegerInnen – ob berechtigt, sei dahingestellt.
3 Die Umstrukturierung der BAG zum DHPV hat Veränderungen bezüglich der Ziele und Schwerpunkte gebracht, die sicher nicht von allen bis zur letzten Konsequenz bedacht wurden, z. B. die Betonung der politischen und der palliativen Schiene. Pflegebedürftigkeit am Lebensende bedeutet nicht unbedingt Palliativversorgung. Palliativmedizin und -pflege brauchen sehr großzügig geschätzt ca. 5 % der sterbenden Menschen.

Somit ist die Schnittmenge zwischen Palliativ- und Hospizversorgung relativ gering.[2] Wenn wir aber Raumvolumen, Sprechzeiten und Zeichenzahl betrachten, kann man / frau sich des Gefühls nicht erwehren, dass es hier nicht um 5 % sondern um 95 % geht.
Offensichtlich haben sich Schwerpunkte verändert. Werte kommen ins Wanken, die betoniert schienen, und die herablassende Sicht, dass die Alten den neuen Zeiten nicht gewachsen sind und keine ausreichende Professionalität besitzen, um diese Entwicklung stützend zu begleiten, ist wenig geeignet, Wogen zu glätten.

Auf Seiten der HospizmitarbeiterInnen wird zu Recht beklagt, dass über sie in der Regel nur von anderen geschrieben oder gesprochen wird, sie selbst praktisch aber keine Stimme haben.

Hospizarbeit zwischen Anspruch und Wirklichkeit

Darum jetzt auch stellvertretend diese Stoßseufzer – in Ausschnitten:

- „Ach, könnte das schön sein..."
- Wenn Palliativmediziner ihre Themen in „berufsständischen Kreisen" diskutierten und fortentwickelten.
- Wenn manche Ärzte ihre Rollendiffusion – bedingt durch Mehrfachbesetzung (Palliativmediziner, LAG- und / oder Hospiz-Vorsitz, niedergelassener Arzt... alles in einer Person) nicht zu Lasten der Hospizbewegung ausleben würden. Was gut für Palliativ-Ärzte ist, ist

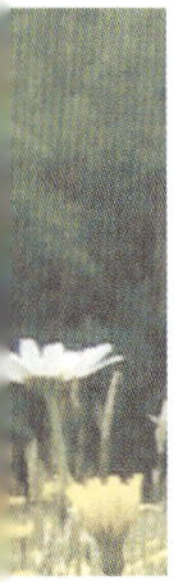

noch lange nicht gut für sterbende Menschen und auch nicht unbedingt für ein Hospiz/eine Hospizgruppe.

- Wenn Ärzte und Pflegende sich als Dienstleister medizinischer Heil- und Pflegeberufe sehen könnten, diese Rollen auch leben würden entsprechend den Erwartungen sterbender Menschen und betroffener Angehöriger.
- Wenn Hauptamtliche die Werte Partizipation und Transparenz in der Begleitung sterbender Menschen nicht nur kennen, sondern auch leben würden.
- Wenn Sterbende in Ruhe sterben dürften und Pflegende akzeptieren könnten, dass sie sich nicht an sterbenden Menschen „abzuarbeiten" brauchen, da diese weniger Pflege benötigen und auch wollen, aber versorgungsfreie Räume bräuchten, um nach innen wachsen zu können.
- Wenn Sterbende und Angehörige nicht mit der Haltung konfrontiert würden, sie sollten sich den Medizinern überlassen, das gehöre zum Loslassen und das wiederum zum guten Sterben – compliance hat nun wirklich nichts mit „gutem Sterben" zu tun.
- Wenn Palliativpflege und andere sich nicht so sehr für die Qualifikation der ehrenamtlichen Hospiz-MitarbeiterInnen und Qualität der Hospiz-Arbeit interessieren würden (denn Palliativmedizin und Palliativpflege umfassen nur einen kleinen Teil von Hospizarbeit). Wir sind sehr wohl fähig und auch willens, das selbst zu tun, in der Hoffnung, dass sich die palliativen Ausbildungen wenigstens mit den Mindeststandards hospizlicher Werte auseinandersetzen, bevor sie „unser Pferd reiten".
- Wenn hauptamtliche MitarbeiterInnen dafür Sorge tragen könnten, dass mit den sterbenden Menschen und ihren Angehörigen gesprochen wird und nicht über sie.
- Wenn Themen wie „Balance zwischen Selbstbestimmung und Fürsorge am Ende des Lebens" nicht den Geruch von Reokkupation alter hierarchischer Strukturen an sich hätten.
- Wenn Dokumentation, Qualitätssicherung und Qualitätskontrolle nicht wichtiger angesehen würden als die Betreuung von Bewohnern und Angehörigen.Im Übrigen ist die Diskussion über die Qualität der Reinheit eines Kühlschrankes im Gemeinschaftsraum für sterbende Menschen und Angehörige ein Thema, das sie – wenn überhaupt – nur peripher berührt.
- Wenn sogenannte Professionelle auf Veranstaltungen nicht dadurch zu erkennen sind, dass sie essen, stricken, Handys als Ohrwärmer benutzen und als Punktesammler zwei Tage oder mindestens zwei Stunden früher abreisen, während die ehrenamtlichen Selbstzahler mit Helfersyndrom palliativen Spezialvorträgen hingebungsvoll bis zum Ende lauschen.
- Wenn bezahlte Palliativvertreter begreifen, dass hospizlich arbeitende Ehrenamtler Hauptamtliche nicht ersetzen wollen, aber auch keine unbezahlten oder 400-Jobber (im Nachtdienst) sind.
- Wenn Leitungen begreifen, dass Ehrenamtler nicht unter ihnen und auch nicht in ihrem Auftrag tätig werden (wollen), und dass sich damit „Dienstpläne für Ehrenamtliche" erübrigen.
- Wenn an entsprechender Stelle begriffen wird, dass ehrenamtliche MitarbeiterInnnen keine niedrigschwelligen Angebote benötigen. Sie sind in der Regel fitter und motivierter als die meisten bezahlten Mitarbeiter.
- Wenn in stationären Hospizen und in der SAPV mehr hospizlich/palliativ ausgebildete (oder besser ausgebildete) Pflegekräfte arbeiten. Übrigens: Die Ehrenamtlichen haben, bevor sie hospizlich tätig werden, eine Qualifizierung (Befähigung) von mehr als 100 Stunden plus Praktikum hinter sich!
- Wenn sich auch stationäre Hospize wieder zur Anwaltschaft von Sterbenden bekennen und sich z.B. gegen unsinnige Verordnungen des Heimgesetzes stellen (Messung des BMI, hartgekochte Eier, Lagern und Ganzkörperwäsche auch gegen den Wunsch von sterbenden Menschen, Krankengymnastik noch bis zur letzten Minute...).
- Wenn palliativ Arbeitende Institutionalisierung, Ökonomisierung, Medikalisierung und damit ihre Krankenhausmentalität aufgäben zugunsten von hospizlichen Haltungen, nämlich: „Regie führt der Sterbende" und „Ermöglichen anstatt zu Regeln". Früher („als alles besser war") waren Alkohol, Sex, Rauchen, Drogen in Hospizen auf Wunsch selbstverständlich

– heute dürfen z. T. nicht einmal mehr Kerzen angezündet werden. Richtschnur sollte sein: fast alles, was zu Hause möglich ist, geht auch im Hospiz, und nicht: im Hospiz geht etwas mehr als im Krankenhaus.

- Wenn Sterbende und trauernde Angehörige nicht als „lohnendes Missionsfeld" von Theologen angesehen werden.
- Wenn Ehrenamtliche von den Palliativen mehr Unterstützung für ihre Anliegen einfordern würden.
- Wenn nicht 80 000 Hospizmitglieder ihr Helfersyndrom für die Belange von Palliative-Care ausleben müssten, sondern sich innerhalb des Hospizbereiches als Multiplikatoren andere Aufgabenfelder suchen könnten.
- Wenn Ehrenamtliche begreifen würden, dass sie weder für die Krankenpflege noch als „grüne Damen" ausgebildet sind, und dass Boden- und Blumenpflege, Spülmaschinenausräumen, Essen zubereiten und Essenreichen wenig mit Hospizarbeit im eigentlichen Sinne zu tun haben, genauso wenig wie nächtliche Sitzwachen.
- Wenn ehrenamtliche Mitarbeiter das Selbstbewusstsein und das Selbstverständnis der 90er Jahre wiedergewinnen, um den sich im Hospizbereich tummelnden Trittbrettfahrern die Stirn zu bieten.
- Wenn die vielen ehrenamtlichen MitarbeiterInnen im angemessenen Verhältnis in den Gremien des DHPV und entsprechend hochrangigen Positionen vertreten wären.
- Wenn Ehrenamtler sich Gedanken darüber machen würden, wann, wo und unter welchen Bedingungen eine Zusammenarbeit mit Institutionen und / oder Einzelpersonen abzulehnen ist.
- Wenn ambulante Hospize nicht als palliativ-medizinisch-pflegerische Arbeitsbeschaffungsmöglichkeit angesehen würden.
- Wenn Hospizler ihre Kongresse / Seminare / Fortbildungen wieder für sich und ihre Themen beanspruchen könnten
- Wenn die LAGs sich nicht als Rammböcke für die Interessen und Belange des DGP zu Lasten seiner Mitglieder verausgaben.
- Wenn wir zu einer sauberen Sprachfindung zurückkommen könnten, z. B. heißt es: sterbender Mensch anstatt Patient im Finalstadium, toter Mensch anstatt ausgegliederter Patient, bezahlte MA vs. unbezahlte / Ehrenamtliche anstatt Professionelle. vs. Ehrenamtliche.

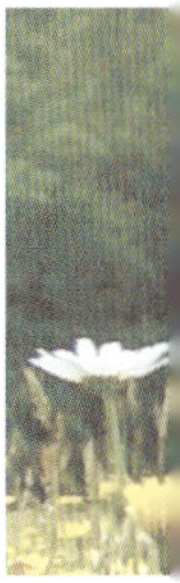

Anmerkungen

1 Dieser Artikel pauschaliert, fokussiert. Er will das auch und findet somit sicher nicht die Billigung aller, vielleicht provoziert er zu einer ehrlichen (nicht Pseudo-) Diskussion.

2 Wenn auch nicht wenige Palliativexperten den Standpunkt vertreten, dass – wenn erst einmal Geld fließt – der Bedarf schon geschaffen werden kann.

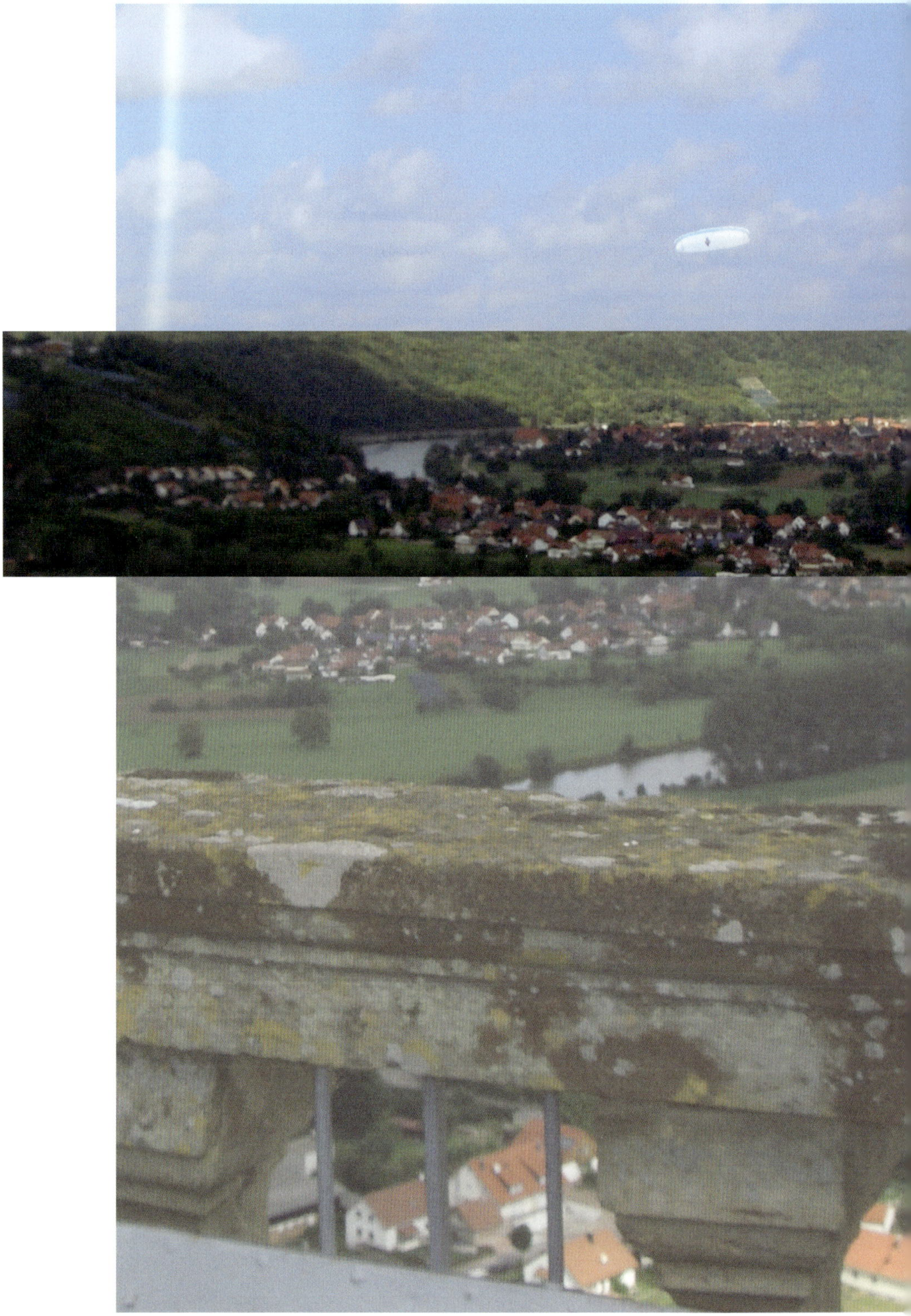

Kapitel II

Ehrenamtliche: Zugpferd oder Paradiesvogel?

In diesem Kapitel stehen die Ehrenamtlichen im Mittelpunkt:
Welche Werte haben sie geschaffen?
Welche Ziele haben sie bzw. hatten sie?
Welche Aufgaben sehen sie für sich in der veränderten Hospizlandschaft?
Aber auch, wie werden sie von außen gesehen, insbesondere auch von den Profiteuren der Bewegung: die Betroffenen und Beteiligten und insbesondere, was erwarten die Hauptamtlichen (die bezahlt Tätigen) wie Pflegende und Ärzte von ihnen?
Sie haben die Bewegung gegründet und entwickelt und sie sind verantwortlich für die Hospizbewegung, so wie sie jetzt ist, und sie müssen auch entscheiden, wie und wohin sie sich entwickeln soll – aktiv oder auch passiv. Eine Auseinandersetzung mit Rollen und Werten ist gefragt – wenn sie nicht benutzt werden wollen für Ziele und Zwecke von Trittbrettfahrern.

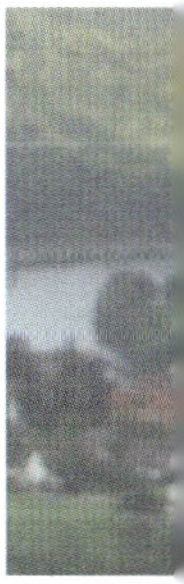

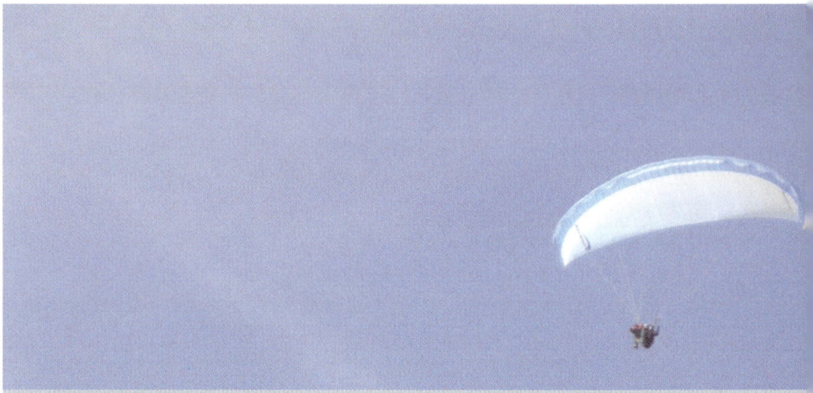

N. Nolden,
Zentrum für Palliativmedizin, UNIKLINIK KÖLN,

M. Averkamp,
OMEGA und DHPV, Lingen,

U. Estor, C. Storz, K. Wauschkuhn,
Zentrum für Palliativmedizin, Malteser Krankenhaus Bonn/Rhein-Sieg,

B. Feldhammer,
entwicklung & beratung, Düren,

I. Kunz,
OMEGA, Bocholt,

G. Graf,
Wohnanlage Sophienhof gGmbH, Niederzier,

M. Müller,
ALPA Rheinland, Bonn

2.1 Viel Amt und wenig Ehre

Dieses Plakat wurde von N. Nolden, Zentrum für Palliativmedizin, UNIKLINIK KÖLN, M. Averkamp, OMEGA und DHPV, Lingen, U. Estor, C. Storz, K. Wauschkuhn, Zentrum für Palliativmedizin, Malteser Krankenhaus Bonn / Rhein-Sieg, B. Feldhammer, entwicklung & beratung, Düren, I. Kunz, OMEGA, Bocholt, G. Graf, Wohnanlage Sophienhof gGmbH, Niederzier, M. Müller, ALPA Rheinland, Bonn gemeinsam erarbeitet für den DGP-Kongress 2008.
Auf folgender Doppelseite sind Plakatinhalte wiedergegeben.

Deutsche Gesellschaft für Palliativmedizin

Viel Amt und wenig Ehre

N. Nolden[1], M. Averkamp[2], U. Estor[3], B. Feldhammer[4], I. Kunz[5], C. Storz[3], K. Wauschkuhn[3], G. Graf[6], M. Müller[7]
[1] Zentrum für Palliativmedizin, UNIKLINIK KÖLN, [2] OMEGA und DHPV, Lingen,
[3] Zentrum für Palliativmedizin, Malteser Krankenhaus Bonn/Rhein-Sieg,
[4] entwicklung & beratung, Düren, [5] OMEGA, Bocholt
[6] Wohnanlage Sophienhof gGmbH, Niederzier, [7] ALPA Rheinland, Bonn

Deutscher Hospiz- und PalliativVerband e.V.

Hintergrund

Im zentralen Wertekanon von Hospizarbeit und Palliativmedizin wird der ehrenamtlichen Hilfe und Unterstützung als konstituierendem Merkmal eine herausragende Rolle zugeschrieben und besondere Bedeutung beigemessen. Es ging in der Vergangenheit weniger um einen Kosten dämpfenden Lösungsansatz für die Herausforderungen im Umgang mit sterbenden Menschen als um den Gedanken, dass ehrenamtliche Mitarbeit ein Zeichen für die Sicherung einer gesamtgesellschaftlich zu leistenden Aufgabe ist. Es gibt nach Schätzungen deutschlandweit derzeit 80.000 Ehrenamtliche, die sehr unterschiedlich organisiert sind. Während es in vielen Regionen bereits ausreichend Angebote mit hohen Qualitätskriterien gibt, werden an anderen Orten immer noch wenig bis keine ehrenamtlichen Mitarbeiter (EA) eingesetzt. In manchen Bereichen stehen ehrenamtliche Helfer in einer Art Arbeitsverhältnis und haben einen Ersatzkräftestatus in restriktiver werdenden Kontextbedingungen erhalten. Es gibt Erfahrungen, die zeigen, dass affektive Nähe und reflexive Distanz im Ehrenamt nicht immer selbstverständlich ausreichend ausbalanciert sind.
Der jüngst entstandene gemeinsame (DHPV und DGP) Arbeitskreis „Ehrenamt" hat sich gegründet, um die Identität des Ehrenamts in der hospizlichen und palliativen Arbeit zu beschreiben und umzusetzen.

Mythen und Fakten

- EA sitzen nur am Bett
- EA leben „kleiner Prinz": Man sieht nur mit dem Herzen gut.
- Es handelt sich um alte, reiche und gelangweilte Damen.
- Sie arbeiten frei und unverbindlich und nehmen sich zu wichtig.
- Sie verhalten sich aufopfernd und selbstlos.
- Diese Tätigkeit füllen nur Frauen aus.
- Sie stehen immer im Weg herum.

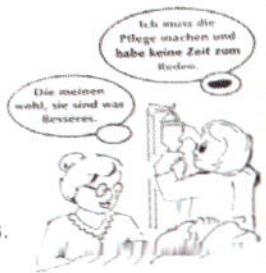

W. Graf

- EA bieten lebenspraktische Hilfen an: vom einfachen „Da- Sein" zu konkreter, zupackender Unterstützung bei der Gestaltung des Lebensalltags im ambulanten und stationären Bereich.
- EA begleiten mit Kopf, Herz und Hand.
- EA rekrutiert sich aus vielfältigen sozialen Hintergründen und Altersstufen.
- EA haben feste Rahmenbedingungen und sind Teil eines Teams.
- EA erhalten Befähigung und professionelle Begleitung.
- Die Anzahl der Männer im Bereich des hospizlichen EA steigt.
- EA erhalten klar umschriebene Aufgabenfelder und füllen diese selbstständig aus

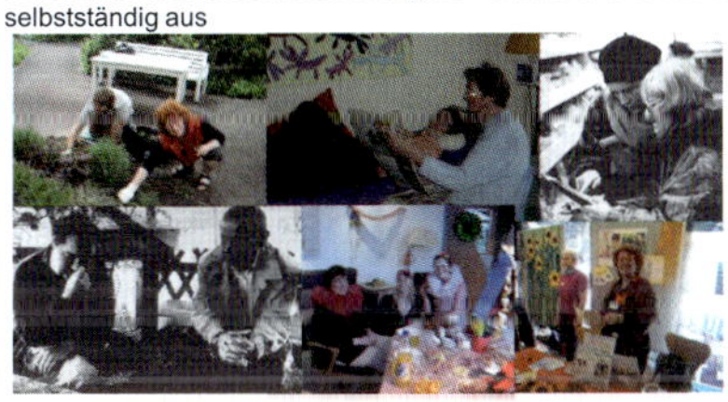

Begleitungsaufgaben

Unterstützung für den Sterbenden	Unterstützung für die Angehörigen	Schützendes, sozialanwaltschaftliches Handeln	Unterstützung des Sterbenden beim Zugang zur Sinnklärung	Hilfe bei der Organisation der "letzten Dinge" für den Sterbenden	Hilfe bei der Organisation der "letzten Dinge" für die Angehörigen
Emotionale Unterstützung geben	Emotionale Unterstützung geben	Wunsch und Wollen des Sterbenden unterstützen	Zugang zur bzw. Rückgewinnung der Spiritualität ermöglichen	Bei der Wahl der Versorgung Unterstützung leisten	Bei der Gestaltung des formalen Rahmens in der unmittelbaren Sterbesituation helfen
Praktische Hilfe und Unterstützung leisten	Praktische Hilfe und [illegible]	Den Sterbenden [illegible] unterstützen	Biographisches Arbeiten fördern	Beim Ordnen der persönlichen Hinterlassenschaft helfen	Bei der Gestaltung des atmosphärischen Rahmens in der unmittelbaren Sterbesituation helfen und emotional unterstützen
Brückenfunktion bei gestörten Verbindungen [illegible]	Verbindungen zur "Außenwelt" aufrecht [illegible]	Die Angehörigen gegenüber [illegible] unterstützen	Bei der Auseinandersetzung mit Schuld- und Schamgefühlen [illegible] leisten	Hinweise geben, die [illegible] Aussprache zu nutzen	Bei der Gestaltung des formalen Rahmens nach dem Tod des Patienten helfen
Zugang zur "Außenwelt" ermöglichen	Es ermöglichen, "draußen" sein zu können; Freiraum für Dinge des Alltags geben	Die Angehörigen bei schwierigen Entscheidungssituationen unterstützen		Über Patientenverfügungen und Vorsorgevollmachten informieren	Bei der Gestaltung des atmosphärischen Rahmens nach dem Tod der Patienten helfen und emotional unterstützen
Kreatives Handeln fördern	Selbstbewusstsein stärken	Den Sterbenden und die Angehörigen beim Einfordern von [illegible] unterstützen		Beratungshilfen zu Regelungen bei der Bestattung [illegible]	
Normalität im Alltag aufrecht erhalten	Bei der Lösung von Pflegeproblemen behilflich sein				

Abbildung: Prof. Dr. M. Wissert, D. Pepelka (2003): Dokumentation der Sterbebegleitung Durch ehrenamtliche MitarbeiterInnen der ambulanten Hospizdienste, FH Ravensburg-Weingarten

Qualitätsanforderungen

- Persönliche Anforderungen
  u.a. Bereitschaft zur Auseinandersetzung mit den Themen Krankheit, Sterben, Tod sowie Teamfähigkeit
- Strukturelle Anforderungen
  professionelle Ehrenamtskoordination
  + Qualifizierter Befähigungskurs und Fortbildungen
  + Professionelle kontinuierliche Begleitung der Ehrenamtlichen
- Dokumentation

Fazit und Ausblick

Die gesetzliche Verankerung des EA in das Gesundheitswesen (39a SGBV) ist ein wesentlicher Schritt in der Implementierung des Ehrenamts.
Darüber hinaus ist für eine flächendeckende Versorgung eine Unterstützung auf kommunaler, Landes- und Bundesebene unverzichtbar:
- Hilfestellung beim Aufbau, finanzielle Absicherung der Personal-, Weiterbildungs-und Supervisionskosten für Hospizdienste
- Anerkennung der ehrenamtlichen Hospizvereine als gleichberechtigter Partner im örtlichen und regionalen Versorgungssystem
- selbstverständliche Integration des Ehrenamts in gesundheits- und sozialpolitische Veränderungen, v.a. in die Erarbeitung von Rahmenvereinbarungen und Gesetzesvorlagen oder –veränderungen.

Im Hinblick auf die Umsetzung der SAPV §37b SGBV gilt es in Zukunft für eine gute örtliche Vernetzung und Kooperation, an einem gemeinsamen Selbstverständnis von Haupt- und Ehrenamt kontinuierlich weiter zu wirken und dies voranzutreiben.
Die Identität des Ehrenamts hat sich den veränderten Rahmenbedingungen entsprechend entwickelt. Beim Aufbau einer flächendeckenden optimalen Versorgung der Patienten und ihrer Angehörigen in Deutschland stellt sie eine nicht mehr wegzudenkende Dimension dar.

Quelle: Prof. Dr. M. Wissert, D. Pepelka, 2003, Dokumentation der Sterbebegleitung durch ehrenamtliche Mitarbeiterinnen der ambulanten Hospizdienste, FH Ravensburg-Weingarten

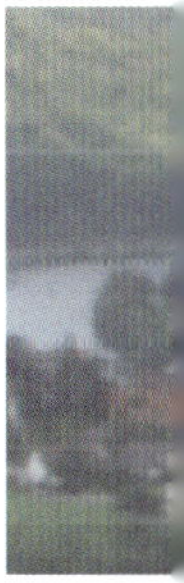

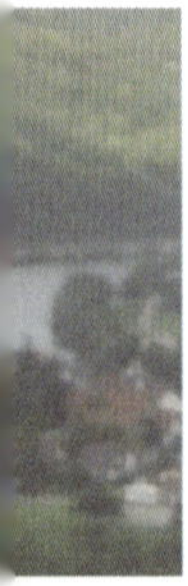

Hintergrund

Im zentralen Wertekanon von Hospizarbeit und Pallativmedizin wird der ehrenamtlichen Hilfe und Unterstützung als konstituierendem Merkmal eine herausragende Rolle zugeschrieben und besondere Bedeutung beigemessen. Es ging in der Vergangenheit weniger um einen kostendämpfenden Lösungsansatz für die Herausforderungen im Umgang mit sterbenden Menschen als um den Gedanken, dass ehrenamtliche Mitarbeit ein Zeichen für die Sicherung einer gesamtgesellschaftlich zu leistenden Aufgabe ist. Es gibt nach Schätzungen deutschlandweit derzeit 80 000 Ehrenamtliche, die sehr unterschiedlich organisiert sind. Während es in vielen Regionen bereits ausreichend Angebote mit hohen Qualitätskriterien gibt, werden an anderen Orten immer noch wenig bis keine ehrenamtlichen Mitarbeiter (EA) eingesetzt. In manchen Bereichen stehen ehrenamtliche Helfer in einer Art Arbeitsverhältnis und haben einen Ersatzkräftestatus in restriktiver werdenden Kontextbedingungen erhalten. Es gibt Erfahrungen, die zeigen, dass affektive Nähe und reflexive Distanz im Ehrenamt nicht immer selbstverständlich ausreichend ausbalanciert sind. Der jüngst entstandene gemeinsame (DHPV und DGP) Arbeitskreis „Ehrenamt" hat sich gegründet, um die Identität des Ehrenamts in der hospizlichen und palliativen Arbeit zu beschreiben und umzusetzen.

Mythen... →	...und Fakten
EA sitzen nur am Bett	EA bieten lebenspraktische Hilfen an: vom einfachen „Da-Sein" zu konkreter, zupackender Unterstützung bei der Gestaltung des Lebensalltags im ambulanten und stationären Bereich.
EA leben „kleiner Prinz": Man sieht nur mit dem Herzen gut.	EA begleiten mit Kopf, Herz und Hand.
Es handelt sich um alte, reiche und gelangweilte Damen.	EA rekrutieren sich aus vielfältigen sozialen Hintergründen und Altersstufen.
Sie arbeiten frei und unverbindlich und nehmen sich zu wichtig.	EA haben feste Rahmenbedingungen und sind Teil eines Teams.
Sie verhalten sich aufopfernd und selbstlos.	EA erhalten Befähigung und professionelle Begleitung.
Diese Tätigkeit füllen nur Frauen aus.	Die Anzahl der Männer im Bereich des hospizlichen Ehrenamtes steigt.
Sie stehen immer im Weg herum.	EA erhalten klar umschriebene Aufgabenfelder und füllen diese selbstständig aus.

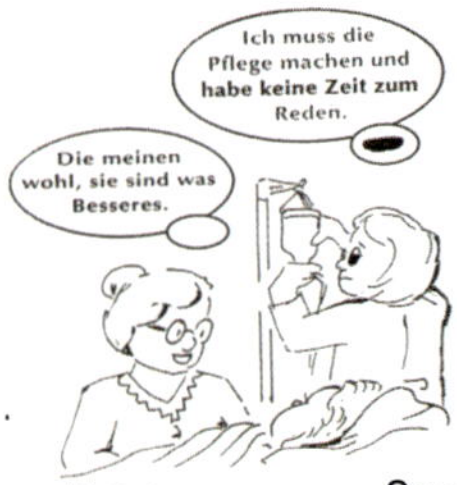
Ich muss die Pflege machen und habe keine Zeit zum Reden.
Die meinen wohl, sie sind was Besseres.

W. Graf

Qualitätsanforderungen

- Persönliche Anforderungen
  Bereitschaft zur Auseinandersetzung mit den Themen
  Krankheit, Sterben, Tod sowie Teamfähigkeit
- Strukturelle Anforderungen

Professionelle Ehrenamtskoordination
Qualifizierter Befähigungskurs und Fortbildungen
Professionelle kontinuierliche Begleitung der Ehrenamtlichen

- Dokumentation

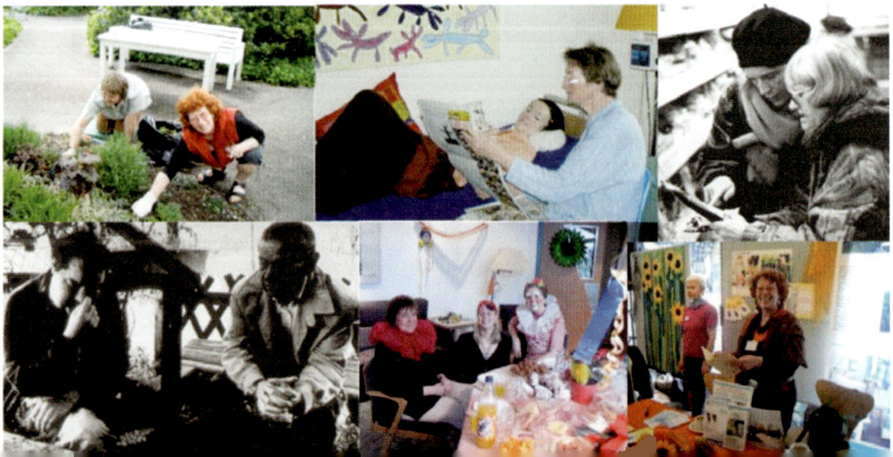

Unterstützung für den Sterbenden	Unterstützung für die Angehörigen	Schützendes, sozialanwaltschaftliches Handeln	Unterstützung des Sterbenden beim Zugang zur Sinnklärung	Hilfe bei der Organisation der "letzten Dinge" für den Sterbenden	Hilfe bei der Organisation der "letzten Dinge" für die Angehörigen
Emotionale Unterstützung geben		Wunsch und Wollen des Sterbenden unterstützen	Zugang zur bzw. Rückgewinnung der Spiritualität ermöglichen	Bei der Wahl der Versorgung Unterstützung leisten	Bei der Gestaltung des formalen Rahmens in der unmittelbaren Sterbesituation helfen
Praktische Hilfe und Unterstützung leisten		Den Sterbenden gegenüber Anderen unterstützen	Biographisches Arbeiten fördern	Beim Ordnen der persönlichen Hinterlassenschaft helfen	Bei der Gestaltung des atmosphärischen Rahmens in der unmittelbaren Sterbesituation helfen und emotional unterstützen
Brückenfunktion bei gestörten Verbindungen wahrnehmen	Verbindungen zur „Außenwelt" aufrecht erhalten	Die Angehörigen gegenüber Anderen unterstützen	Bei der Auseinandersetzung mit Schuld- und Schamgefühlen Unterstützung leisten	Hinweise geben, die Zeit zur letzten Aussprache zu nutzen	Bei der Gestaltung des formalen Rahmens nach dem Tod des Patienten helfen
Zugang zur „Außenwelt" ermöglichen	Es ermöglichen, "draußen" sein zu können; Freiraum für Dinge des Alltags geben	Die Angehörigen bei schwierigen Entscheidungssituationen unterstützen		Über Patienten-verfügungen und Vorsorgevollmachten informieren	Bei der Gestaltung des atmosphärischen Rahmens nach dem Tod des Patienten helfenund emotional unterstützen
Kreatives Handeln fördern	Selbstbewusstsein stärken	Den Sterbenden und die Angehörigen beim Einfordern von Rechten unterstützen		Beratungshilfen zu Regelungen bei der Bestattung geben	
Normalität im Alltagaufrecht erhalten	Bei der Lösung von Pflegeproblemen behilflich sein				

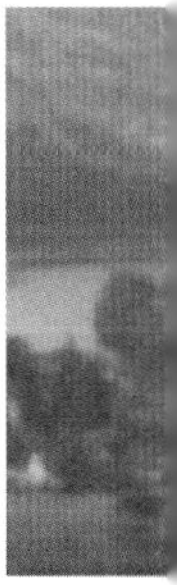

Begleitungsaufgaben der Ehrenamtlichen

Fazit und Ausblick

Zusammenfassung

Die gesetzliche Verankerung des Ehrenamtes im Gesundheitswesen (§39a SGB V) ist ein wesentlicher Schritt in der Implementierung des Ehrenamts. Darüber hinaus ist für eine flächendeckende Versorgung eine Unterstützung auf kommunaler, Landes- und Bundesebene unverzichtbar.

- Hilfestellung beim Aufbau, finanzielle Absicherung der Personal-, Weiterbildungs- und Supervisionskosten für Hospizdienste.
- Anerkennung der ehrenamtlichen Hospizvereine als gleichberechtigter Partner im örtlichen und regionalen Versorgungssystem.
- Selbstverständliche Integration des Ehrenamts in gesundheits- und sozialpolitische Veränderungen, v. a. in die Erarbeitung von Rahmenvereinbarungen und Gesetzesvorlagen oder -veränderungen.

Im Hinblick auf die Umsetzung der SAPV §37b SGB V gilt es in Zukunft für eine gute örtliche Vernetzung und Kooperation, an einem gemeinsamen Selbstverständnis von Haupt- und Ehrenamt kontinuierlich weiterzuwirken und dies voranzutreiben. Die Identität des Ehrenamts hat sich den veränderten Rahmenbedingungen entsprechend entwickelt. Beim Aufbau einer flächendeckenden optimalen Versorgung der Patienten und ihrer Angehörigen in Deutschland stellt sie eine nicht mehr wegzudenkende Dimension dar.

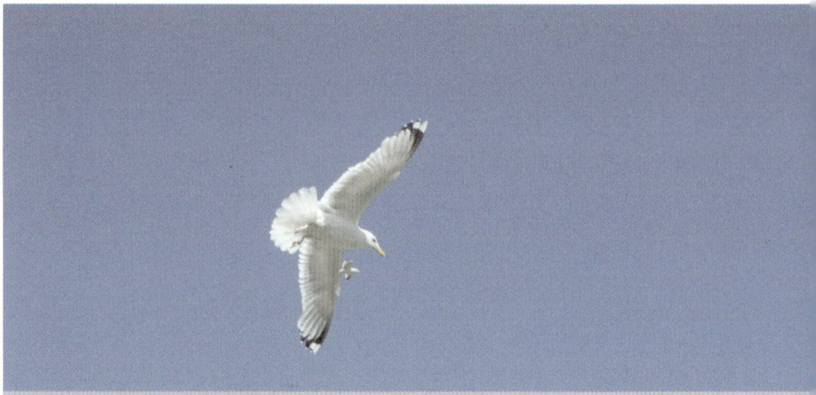

Prof. Dr. Marie-Luise Bödiker

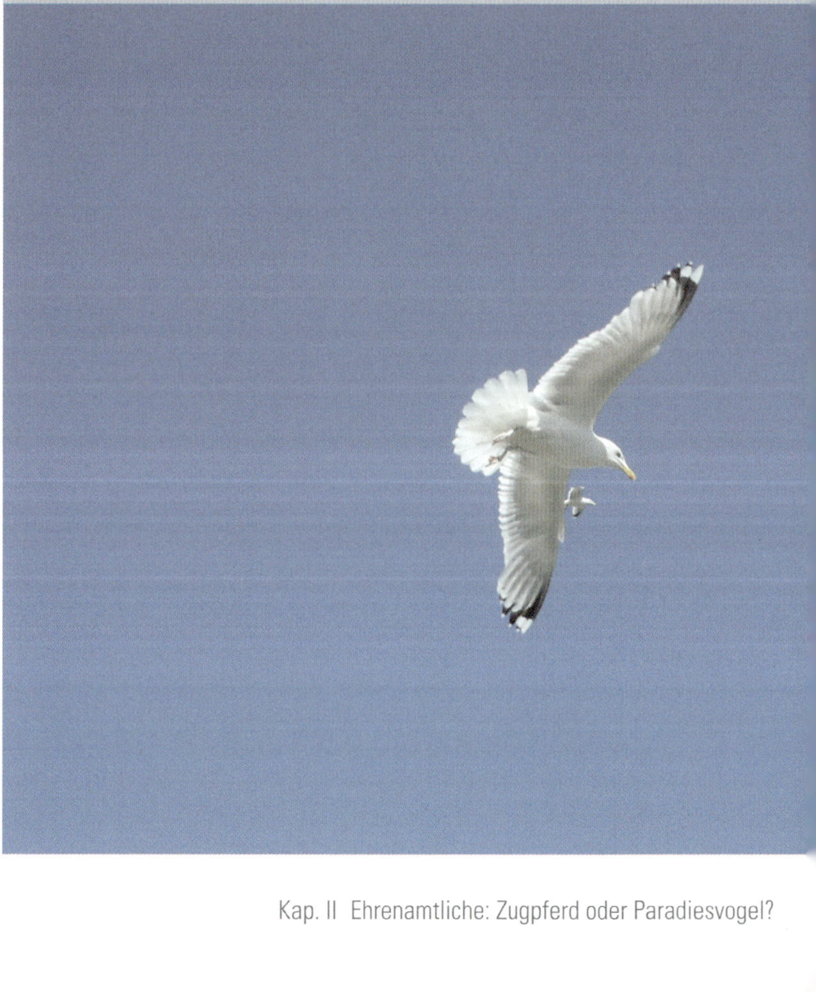

2.2. Zugpferd oder Paradiesvogel? Grundsätzliches zum Thema Ehrenamt

Definition:

Unter EHRENAMT, Freiwilligenarbeit, bürgerschaftlichem Engagement verstehe ich jede selbstgewählte, unbezahlte Tätigkeit für eine Idee, eine Einrichtung, eine Gruppe von Personen; unabhängig davon, ob diese Tätigkeit in sozialen, politischen, ökologischen, sportlichen oder anderen Bereichen angesiedelt ist.[1]

Definition Ehrenamt

Ehrenamtliche in der Hospizbewegung sind im Gegensatz z. B. von Hauptamtlichen, Ärzten und Pflege frei von wirtschaftlichem Interesse. Das bedeutet u. a., dass ihre Wahrnehmung in Bezug auf Wünsche und Bedürfnisse der betroffenen Gruppen der sterbenden Menschen und ihrer Angehörigen offener ist. Sie müssen mit ihrem Ehrenamt nicht machen, nicht leisten, mit ihren Aufgaben kein Geld verdienen.

Welche Bedeutung ehrenamtliche Hospizarbeit hat, zeigen Zahlen. Danach sollen sich ca. 90 000 der Deutschen freiwillig und unentgeltlich engagieren, und die Zahl der Ehrenamtlichen in der Hospizbewegung steigt (noch). Die Zahl der Sterbebegleitungen soll 2007 über 19 000 betragen haben, wobei nur ca. 60 % der Hospize bei der Umfrage erfasst wurden.

Das ist viel. Zählt man die Ehrenamtler aus anderen Bereichen hinzu, sind es über 25 Millionen in Deutschland (31 %).

Ein Blick über die Grenzen zeigt allerdings, dass wir im Vergleich zu unseren europäischen Nachbarn durchaus als Entwicklungsland betrachtet werden können:

An der Spitze des bürgerlichen Engagement finden sich die Niederlande mit 38 %, Schweden mit 36 %, Großbritannien mit 34 % Ehrenamtlichkeit.

Hier tauchen natürlich Fragen auf wie:

- Sind Deutsche selbstsüchtiger?
- Seltener wird die Frage gestellt:

Gibt es Gründe, die der ehrenamtlichen Arbeit in Deutschland im Wege stehen?

Das Ehrenamt besteht hier seit ca. 150 Jahren. Wilhelm Busch hat sich schon sehr früh literarisch-kritisch mit ihm auseinandergesetzt.

Nach dem Motto:

Willst du froh und glücklich leben,
lass kein Ehrenamt dir geben...
ohne Amt lebst du so friedlich
und so ruhig und gemütlich
du sparst Kraft und Geld und Zeit
wirst geachtet weit und breit...

Ehrenamt: Wozu?

Und es ist bekannt, dass viele Größen, neben Wilhelm Busch u. a. auch Tschaikowsky, Ehrenämter rundweg ablehnten...

Beim genauen Hinsehen kann man feststellen, dass freiwilliges Engagement für Mitmenschen oder die Gesellschaft immer dann zustande kommt, wenn

1. entweder Menschen sich mit einem Problem konfrontiert sehen, um das sich weder Staat, Kirche oder andere Institutionen im erforderlichen Maße kümmern – dies ist Ehrenamt „von unten", also durch Menschen mit Anspruch und Selbstwertgefühl – oder
2. wenn Staat / Gesellschaft freiwillige Arbeit und den Dienst am Nächsten als erstrebenswertes Lebensziel vorgeben und dieses dann ideologisch, materiell und erzieherisch fördern – also Ehrenamt „von oben".

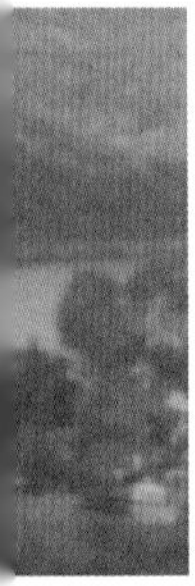

In Deutschland generell und speziell bei der Hospizarbeit haben wir es mit Freiwilligenarbeit von unten zu tun – der Anstoß der Hospiz-Bewegung ging nicht von Institutionen aus. Nennenswertes Engagement der Kirchen, der Berufsverbände, auch der Krankenhäuser begann erst zu Beginn der 90er Jahre, als die Bewegung schon gut unterwegs war.
Die Leistungen der Ehrenamtlichen dagegen sind beachtlich. Begleitung sterbender Menschen, die nicht allein sein möchten in ihren letzten Stunden, die Forderungen und Durchsetzung von Schmerz- und Symptomkontrolle, der Aufbau ambulanter Hospizstationen, so dass Menschen zuhause in ihrer gewohnten Umgebung sterben konnten, auch die Initiierung eines Netzwerkes von stationären Hospizen in ganz Deutschland, die Stärkung der Selbstbestimmung/der Autonomie von sterbenden Menschen z. B. durch die Patientenverfügung, die 2009 durch die Verabschiedung des Gesetzes über die Patientenverfügung durchgesetzt wurde, die Integration des Hospizwesens in das Gesundheitswesen und damit auch eine Teilfinanzierung der stationären und ambulanten Einrichtungen untermauern die Kraft und die Leistungsfähigkeit dieser Bewegung.
Die Entwicklung der Ehrenamtlichkeit von unten läuft immer nach dem folgenden grob vereinfachten Muster ab – unabhängig davon, ob es sich dabei um eine kurz-, mittel-, oder langfristige Entwicklung handelt wie z. B. Armenfürsorge, Selbsthilfegruppen, Umweltschutz oder auch die Hospizbewegung

1. INNOVATIVE PHASE

Menschen erkennen ein ungelöstes gesellschaftliches, soziales, ökologisches Problem. Sie engagieren sich.
Sie werden Vorstreiter einer neuen Bewegung und gründen Vereine. Dabei werden sie belächelt, kritisiert oder für Wichtigtuer gehalten.

Wie sagte doch Busch:

> Selbst der Ruf geht dir verloren
> Wirst beschmutzt vor Tür und Toren
> Und es macht ihn oberfaul
> Jedes ungewaschne Maul

Sie schaffen aber eine Öffentlichkeit, eine Lobby, stellen politische Forderungen. Sie werden für den Staat interessant und/oder gefährlich.
Diese Phase hat die Hospizbewegung schon lange hinter sich gelassen. Sie ist bekannt, wird politisch wahrgenommen.

2. KONSOLIDIERUNGSPHASE

Staat, Politik, Institutionen nehmen sich des Themas verantwortlich an und nutzen es für ihre eigene Lobby.
Geld und Strukturen werden bereitgestellt, auf deren Verteilung der Staat und Institutionen Einfluss nehmen, bzw. behalten wollen.
Es werden Menschen für die Tätigkeit ausgebildet und bezahlt, auch Ehrenamtliche werden geschult für ihre Tätigkeiten und „geehrt" für ihre Leistungen (Ehrennadel, Bundesverdienstkreuz) und besonders auf neue Leistungen hin verpflichtet (Durchsetzung von Interessen der Palliativmedizin, ein mehr an Freizeit zu opfern...)

Wieder Busch:

> Wie viel Mühe, Sorgen, Plagen
> Wie viel Ärger musst du tragen.
> Gibst viel Kraft aus, opferst Zeit
> Und der Lohn? Undankbarkeit

Die Hospizbewegung hat auch diese zweite Phase hinter sich gebracht, und befindet sich zurzeit in der:

3. REGRESSIONSPHASE

Hier entstehen Spannungsfelder z. B. zwischen Hospiz und Palliativ, zwischen Haupt- und Ehrenamt, zwischen ambulant und stationär. Die Ehrenamtlichen werden zu „Helfern“ der Professionellen „degradiert“.
Sie geben ungewollt die Expertenrolle ab, werden in Nischen abgedrängt, sie fühlen sich als Lückenbüßer, ausgenutzt, ihre Ideen verraten, und die Hauptamtlichen fühlen sich von ihnen bedroht.
Vorschriften, Regelungen, Vorgaben erschweren die Arbeit (Protokolle, Leistungsnachweise, Qualitätskontrollen, Haftungsrecht, Versicherungen...) und machen die Arbeit für Ehrenamtliche unattraktiv.
Der Zweck des Engagements, das gesellschaftliche / politische Ziel ist erreicht – oder zumindest in Sicht. Routine überwiegt im Vergleich zu Kreativität und Spontaneität.
Das Engagement wird geringer – das Klagen über einen Mangel an Einsatz größer und die Ehrenamtlichen setzen sich ab, suchen sich neue Aufgabenfelder, oder ziehen sich zurück ins Private (die Abnahme von Freiwilligenarbeit in den großen Wohlfahrtsorganisationen scheint dies zu bestätigen.)

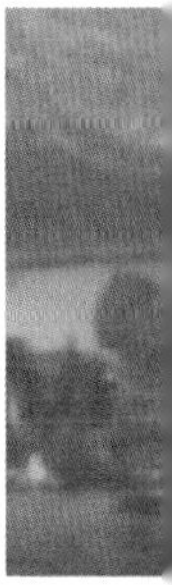

Es erinnert an Busch:

Ohne Amt lebst du so friedlich
und so ruhig und gemütlich
du sparst Kraft und Geld und Zeit
wirst geachtet weit und breit
Drum so rat ich dir im Treuen
willst du Mann und Kind erfreuen
soll dein Kopf dir nicht mehr brummen
lass das Amt doch andr'en Dummen

Heute engagieren sich die Menschen in Deutschland eher projektbezogen und zeitlich befristet. Wichtig fürs Ehrenamt ist also die richtige Sache, zur rechten Zeit am rechten Ort. Und Busch sagt noch etwas anderes: Ehrenamt scheint auch zu seiner Zeit schon vornehmlich eine Sache von Frauen gewesen zu sein – wie bei Hospiz auch. Ehrenamtliche Hospizarbeit kann nicht ein ganzes Leben andauern.
Auch in der Hospizbewegung gibt es Mitarbeiterschwund, der einerseits durch persönliche Situationen bedingt ist – eine veränderte berufliche Situation, Umzug, veränderte familiäre Konstellationen beispielsweise, aber auch durch Sättigung und Unzufriedenheit mit den Bedingungen. Dieser Abgang von Ehrenamtlichen wird Gott sei Dank durch Neuzugänge mehr als ausgeglichen – noch! Aber die Hospize beklagen auch schon ein anwachsendes Missverhältnis zwischen aktiven und passiven Mitgliedern. Da nach den vorliegenden Forschungsergebnissen die Spanne der Zugehörigkeit zu einem bestimmten Ehrenamt zwischen 1 und 7 Jahren liegt, muss die Bewegung sich auch in Zukunft darauf einrichten, regelmäßig Hospizhelfer zu befähigen, wenn noch Ehrenamt in diesem Bereich gewollt wird.

Das Ideal von einem ehrenamtlichen Mitarbeiter in der Hospizarbeit versucht sich natürlich an die Grundprinzipien zu halten bzw. sich dahin zu entwickeln. Wie aber werden die ehrenamtlichen Mitarbeiter von außen gesehen?

Fremdbild

Fremdbild des Ehrenamtes

Menschen, die hospizliche Grundwerte stützen und die dazugehörigen Regeln beachten, müssen aus bestimmtem Holz geschnitzt sein – jedenfalls in der Augen anderer Menschen.

Es könnte interessant sein, sich einige Fremdbilder über das Ehrenamt in der Hospizarbeit anzusehen:

- Da ist zum einen das Bild der TRÄGER, die glauben und verkünden, dass Hospizmitarbeiter sich auszeichnen sollten durch Zartheit, Sanftheit, Demut, Wärme, Mitleid, Liebe, Geborgenheit gebend, Behutsamkeit und Demut; aber sie gleichzeitig auch als Mitstreiter von Professionellen sehen, die ihnen bei einer schwierigen Aufgabe zur Seite stehen.
  Sie gehen davon aus, dass Sterben in einem bestimmten Rahmen abläuft, bzw. ablaufen sollte, dass Hilfe, Arbeit, Leistung quantifizierbar und qualifizierbar ist, und dass es schon gut geht, wenn Frauen es nur gut genug machen – denn das frau es macht, ist für sie keine Frage, wenn sie nur von Männern ausreichend angeleitet wird.
- BERUFSFREMDE glauben und verkünden, dass Menschen die Sterbebegleitung machen, morbide sein müssten – immer nur über Sterben, Tod und Trauer zu sprechen, kann ja nicht gesund sein.
  Ihnen sei gesagt, dass Sterbende nicht eindimensional sind und leben; sie beziehen ihre Identität in der Regel nicht nur aus dem Abschied vom Leben. Sie sind auch Mann / Frau, Vater / Mutter, Sohn / Tochter, mit beruflicher und politischer Orientierung, mit bestimmten Hobbys, Vorlieben beim Essen, mit liebenswürdigen Seiten und schlechten Angewohnheiten. Untersuchungen haben gezeigt, dass die Ehrenamtlichen mit einem hohen Zufriedenheitsgrad in der Hospizbewegung diejenigen sind, die ein zweites Hobby intensiv pflegen, überdurchschnittlich gut integriert sind und sich auch vorstellen können, dieses Ehrenamt in einem gewissen Zeitraum gegen ein anderes einzutauschen.

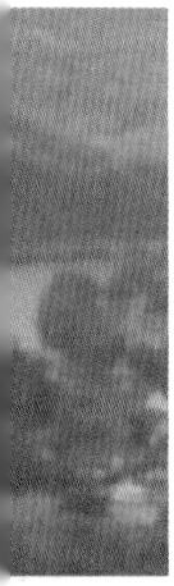

- Andere, eher BERUFSNAHE sehen in ihnen Eiferer, bestenfalls Idealisten, Menschen, die unausgelastet sind, die ein Helfersyndrom haben, denen es aber an Professionalität mangelt. Ihnen sei gesagt, dass sich selbstverständlich viele nicht engagieren würden, wenn sie nicht die Zeit, Kraft und Lust hätten. Ihnen sei aber auch gesagt, dass sie bitte ihre Probleme nicht auf Ehrenamtliche projizieren sollten, und dass viele aus dieser kritisierenden Gruppe sich des ehrenamtlichen Helfersystems erstaunlich häufig bedient haben und bedienen, vielleicht aber in Zukunft nicht mehr davon profitieren werden, wenn nämlich die freiwillige Arbeit in Deutschland weiter zurückgehen wird, und es sei ihnen auch gesagt, dass sie ihr Bild vom Ehrenamt überprüfen sollten, da es doch reichlich antiquiert erscheint.
- Die BETROFFENEN und BETEILIGTEN selbst haben in der Regel kaum Zeit, sich ein festes Vorurteil zu verschaffen, dafür sind sie zu dicht am Problem, mit sich selbst beschäftigt und hilfebedürftig, und vorher haben sie sich über Hospiz selten Gedanken gemacht. Aber auch entwickeln Glaubenssätze, z. B. dass sie
  - Sterbende „rübersprechen" könnten,
  - wenn sie umsonst arbeiten, doch öfter kommen sollten,
  - Fensterputzen eine sinnvolle und handfeste Aufgabe bei der Sterbebegleitung sein kann oder
  - dass Sterbebegleitung sich erschöpft in Duftkerzen anzünden, Rosenkranz beten, Vorlesen oder mit dem Sterbenden über den Sinn des Lebens parlieren, u. a. m.

  Ihnen sei gesagt, dass es mindestens noch 379 weitere Möglichkeiten gibt, etwas für Sterbende und deren Angehörigen zu tun. Und dass das Tun und Lassen aufgrund einer vertraglichen Absprache geschieht; die vornehmste Aufgabe ist jedoch das Da-Sein für die Betroffenen und nicht das Ersatz-Tun für Betreuer.
- Zum Schluss möchte ich auf die HAUPTAMTLICHEN (die Professionellen wie Pflege, Ärzte) und ihre Beziehung zu den Ehrenamtlichen eingehen.

Dieses Verhältnis wird in der Ehrenamtsforschung immer wieder problematisiert, positiv umgedeutet oder verschämt ausgelassen.

Aus der Untersuchung von Baldas[2] möchte ich vier Punkte aufgreifen:

1. nur 50 % der Hauptamtlichen sehen die Zusammenarbeit mit den Ehrenamtlichen positiv

2. die Bewertung dabei sieht folgendermaßen aus:
   70 % sehen sie als wichtige Ergänzung hauptberuflicher Tätigkeit
   69 % sehen in der Tätigkeit eine Helferfunktion
   25 % sehen sie als gleichberechtigte Partner
   3 % sehen in Ehrenamtlichen professionelle Helfer
3. auf die Frage „können Ehrenamtliche ihrer Aufgabe gerecht werden"?, antworteten:
   44 % mit ja
   56 % haben daran Zweifel
   und letztlich
4. 20 % der Profis befürchten, dass ein Teil der Hauptamtlichen in Zukunft durch Ehrenamtliche ersetzt werden könnten.[3]

Ich persönlich habe sehr kompetente Hauptberufliche in diesem Arbeitsfeld kennen und schätzen gelernt – aber auch andere – wie es sicher umgekehrt ja auch der Fall ist. Während die Ehrenamtlichen in der Regel wenig Berührungsängste gegenüber Profis haben, zeichnen sich umgekehrt die Profis dadurch aus, dass sie Ehrenamtlichen gegenüber verunsichert sind.

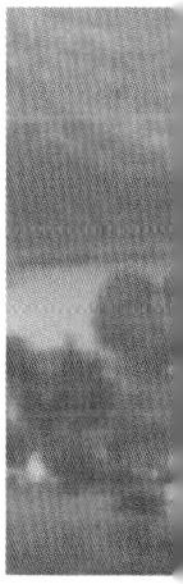

Warum?

Dafür gibt es sicher mehrere Gründe:
Selbst auf die Gefahr hin, mich unbeliebt zu machen, werde ich einige benennen:

a) Eifersucht

Eifersucht

- Ehrenamtliche machen in der Sterbebegleitung häufig die Dinge, die nicht „notwendig" sind, die nicht zu den Grundbedürfnissen gehören, aber die Betroffenen und Beteiligten psychisch stark entlasten. Dafür sind diese dankbar. Die Arbeit der Profis gilt als bezahlte Dienstleistung – sie wird als selbstverständlich angesehen. Das kränkt und schmerzt und das hört sich dann so an: „Ihr kommt, wenn die Arbeit getan ist, sitzt am Bett und haltet Händchen, und seid die Lieben, während wir..."

b) Konkurrenz und Kontrolle

Konkurrenz und Kontrolle

- Sie haben auch Berührungsängste, weil Ehrenamtliche eben keine Laien sind. Da kommt Konkurrenzdruck auf.[4]
- Sie sind häufig besser auf das Sterben und den Tod vorbereitet, haben weniger Ängste und Vorurteile, schätzen Situationen oftmals richtig ein, sie sind Experten im positiven Sinne. Sie sind gut geschult, haben mindestens 100 Stunden[5] Ausbildung / Befähigung mit einem zusätzlichem Praktikum. Sie treffen nicht selten auf Hauptamtliche, die weniger wissen als sie.
- Sie haben häufig Wissen über Schmerztherapien, Betreuungsbedarf, mehr Infos über Homecare und Hilfsquellen und manchmal auch über Krankheitsverläufe, als Mediziner und Pflegepersonal. Das sehen Profis nicht immer gern.
- Sie haben gelernt, im Angesicht von Sterben und Tod auszuhalten; etwas, das viele Krankenschwestern und Ärzte noch nicht können. Auch in stationären Hospizen und Palliativeinrichtungen gibt es Pflegepersonal, das sich in der Toilette einschließt, wenn es ans Sterben geht, weil sie es nicht ertragen können. Es gibt Ärzte, auch Palliativärzte, die, wenn es ans Sterben geht, fluchtartig das Haus bzw. die Wohnung verlassen, denn wie lange können Arzt bzw. Pflege am Sterbebett sitzen ohne den Zwang des „Tun müssens"?

Ehrenamtliche „kennen" die Sterbenden besser. Sie haben sich länger und intensiver mit ihnen und ihren Angehörigen beschäftigt. Sie kennen Wünsche, Bedürfnisse und Ängste

der Betroffenen genauer, wissen auch mehr aus der Biografie – kurz, sie haben eher eine ganzheitliche Sicht auf Betroffene und Beteiligte als Pflege und Arzt. Sie haben aber auch eine eher ressourcenorientierte Sicht auf die Gesamtsituation – etwas, das Pflege und Arzt noch zu lernen haben.
Diese erleben dann Ehrenamtliche als Vorwurf, als Kontrollinstanz, als Herausforderung, die ihnen ein schlechtes Gewissen macht.

Und da ist drittens die Sache

c) **mit dem Selbstwertgefühl, dem Selbstbewusstsein**

verändertes Selbstbewusstsein

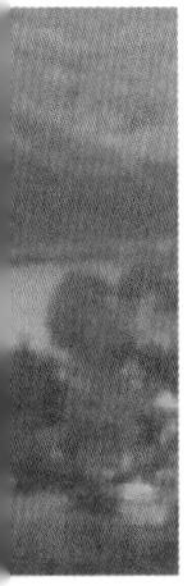

Zu Beginn der Bewegung hatten viele Ehrenamtliche das Bedürfnis, Profis in deren Arbeit zu bestärken – ihnen immer wieder nachdrücklich zu versichern, dass sie keine Konkurrenz sind, dass sie ihnen keine Arbeit wegnehmen wollen – sie haben zu ihnen aufgesehen – manchmal!
Heute, mit einem veränderten Selbstbewusstsein, sehen sie einiges anders.
Sie wissen, was sie wert sind – auch wenn sie sich nicht immer wertgeschätzt fühlen – sie kennen ihre Aufgaben und wissen, wo und wie sie sich von den Berufsbildern der Hauptamtlichen unterscheiden.
Sie können sich abgrenzen – sie kennen ihre Kompetenzen – nicht alle, aber die meisten.

- Ehrenamt wird z. Z. in der Gesellschaft aufgewertet, von der Politik hofiert, während die Berufe im medizinischen Bereich eine Abwertung erfahren haben oder die darin Tätigen es zumindest so erleben.
  Ehrenamtliche machen ihre Arbeit nicht als Broterwerb,
  - sie haben in der Regel eine adäquate Ausbildung für ihren Job,
  - sie sind nicht ausgebrannt,
  - sie erfahren in der Regel mehr Unterstützung durch Supervision und Fort- und Weiterbildung
  - sie werden anerkannt in der Öffentlichkeit und fühlen sich geschätzt von den Betroffenen,
  - sie müssen nicht in dem Sinne „leisten".
  - Sie können sich Auszeiten nehmen oder aussteigen bzw. umsteigen ohne dass sie dadurch (wirtschaftliche) Nachteile erfahren.

Von daher können dann auch die Abgrenzungsversuche Hauptamtlicher verstanden werden, Ehrenamtlichen z. B. Aufgaben zuzuteilen – ihren Einsatz zu planen, sie als Dienstleister für bestimmte Arbeiten einzusetzen, um sich selbst damit aufzuwerten und abzugrenzen: Blumen-, Bodenpflege und Küchenarbeiten, Zeitungen zusammenlegen....
Ehrenamtliche haben aber in der Regel kein Bedürfnis nach Unterforderung – die meisten erleben das in ihrem Privatleben ohnehin häufig, aber sie wollen auch nicht überfordert oder gar missbraucht werden.
Sie wollen gleichberechtigte PartnerInnen sein, als Experten ihres Gebietes mit Hauptamtlichen auf Augenhöhe und anerkannt.
Wenn sie PROFIS fragen würden, wie sie Ehrenamtler einschätzen, bekämen sie sicher ein Bild, das im Groben den BREMER STADTMUSIKANTEN ähnelt:
Sie sehen den ESEL, DAS LASTTIER, dem man alles zumuten kann, nach dem Motto: auf dich bauen wir, du bist eine Säule, wichtig für uns, wie sähe unsere Teeküche ohne dich aus, was würde aus unseren Blumen, der Atmosphäre im Haus / auf der Station, unseren Sitzwachen und dem Nachtdienst insbesondere an Wochenenden, Festtagen und zu Ferienzeiten – wenn wir dich nicht hätten, – allzeit bereit, gut zu gebrauchen, aber nicht besonders geachtet – „die Reservearmee" – aber auch unangenehm, weil man denken könnte, dass sie billiger sind als Hauptamtliche und eigentlich einen Teil von diesen ersetzen könnten.

Da ist der HUND, von dem Hauptamtliche fürchten, dass er sie aus ihrem Revier verbeißt, oder als Wachhund die Arbeit kontrolliert, der sich als Ombudsmann / frau für Betroffene aufspielt.
Die KATZE, die die Profis umschmeichelt, um MILCH = ZUWENDUNG zu bekommen, sich ansonsten aber relativ anspruchslos gebärdet, sie ist immer da und hütet das Haus – und wer hat nicht gern ein Haustier?
Ihr Nachteil ist, sie schleicht herum, kommt in alle Ecken, kann auch im Dunkeln sehen, und wenn sie gegen den Strich gebürstet wird, dann faucht sie und zeigt ihre Krallen
Und zum Schluss der HAHN, der obenauf steht, sein Gefieder putzt, kräht, glaubt, den Überblick zu haben, weil er „das Wetter ansagen" kann, von jedem wichtig genommen wird und natürlich meint, alles wäre auf seinem Mist gewachsen.

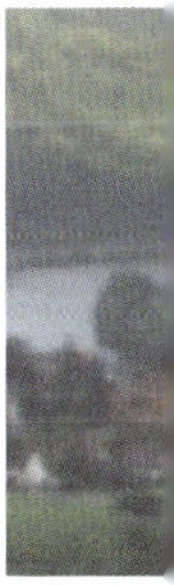

Selbstbild

Wer sind sie – die Ehrenamtlichen?

Selbstbild der EA

In der Regel sind es Frauen jenseits der 50 Jahre, die aus zwei unterschiedlichen Gründen die Fortbildung zum befähigten Hospizhelfer erwägen. Zum einen, weil es Sterbe- und Trauererlebnisse gibt, die noch nicht vollkommen abgeschlossen, bzw. verarbeitet wurden, oder sie stellen sich dem Thema aus einem Dankbarkeitsakt dem Leben gegenüber, da, wo Familienphasen abgeschlossen wurden und rückblickend ein gutes Gelingen festgestellt wird (siehe hierzu auch „Hospiz schafft Wissen" zu den Ergebnissen „Wer leistet ambulante Hospizarbeit").

Ost – West:

1 Im Osten gab es eine andere Tradition:
Es gab Ehrenamt während der Dienstzeit, aber mehr noch freiwillig erzwungenes gesellschaftliches Engagement war dort die Regel.
Feierabendbrigaden nannte man das, und das war nicht immer freiwillig.

2 Hat das Engagement in der Freiwilligenarbeit auch etwas mit beruflicher Tätigkeit zu tun; Arbeitslose engagieren sich eher selten im Ehrenamt, was ja auch verständlich ist – arbeiten soll ich, aber bezahlte Arbeit habt ihr nicht für mich.

Welche Berufsgruppen sind vertreten:

Warum engagieren sie sich?

- □ Sind sie Menschen mit einem überdimensionalen Helfersyndrom?
- □ Menschen, die mit ihrer Freizeit nichts anzufangen wissen,
- □ oder mit ihrer Zeit nach der Berentung oder Pensionierung?
- □ Menschen, die einen Kick an der Grenze suchen?
- □ die kirchlich verbunden sind?
- □ oder bessere Menschen?

Folgende 5 Motivgruppen sind vertreten:

Motivgruppen

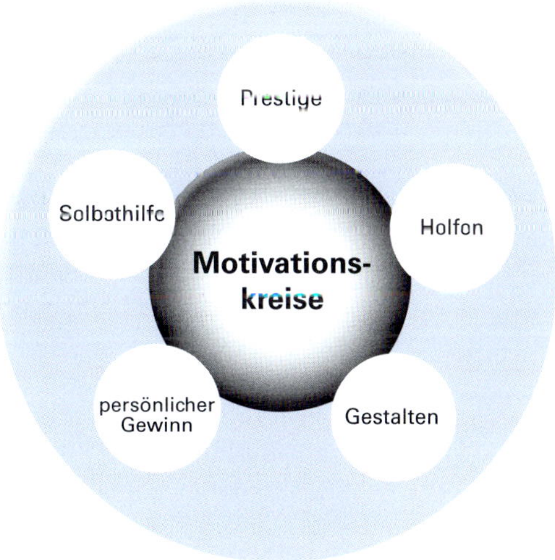

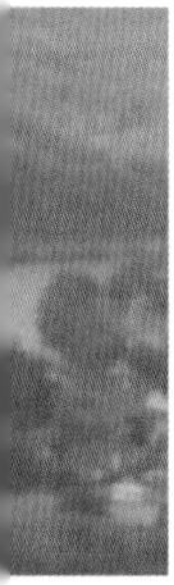

Helfen

1. Motivkreis Helfen
   Jemand engagiert sich in der Freiwilligenarbeit um Menschen in Not zu helfen, um etwas Nützliches zu tun, weil es als wichtig angesehen wird, denen zu helfen, die durch das soziale Netz fallen, sie möchten etwas tun.
   - Sie wollen Ärmel aufkrempeln und machen, anstatt zu lamentieren oder diskutieren.
   - Sie wollen die Welt für Sterbende und ihre Angehörigen etwas erträglicher machen.

Gestalten

2. Motivkreis Gestaltungswille
   Hier liegt der Schwerpunkt auf Veränderung – des Blickwinkels.
   Das Erleben beim Sterben einer nahestehenden Person hat den Anstoß zum Engagement gegeben, oder auch die Auseinandersetzung mit einer gegenwärtigen oder zukünftig zu erwartenden Lebenssituation wie die schwere Erkrankung einer lieben Person.
   - Die Welt verändern, verbessern, und zwar nach eigenen Ideen und Vorstellungen.
   - Es macht Spaß, seine eigenen Fähigkeiten einzubringen und Probleme mit anderen zu lösen – auf alle Fälle anders als nach dem bekannten Strickmuster.

Persönlicher Gewinn

3. Motivkreis Persönlicher Gewinn
   Um Zuneigung von den Betroffenen, Anerkennung von den Angehörigen zu erhalten, aktiv zu bleiben, um aus dem Haus zu kommen, um eigene Kenntnisse zu vertiefen oder zu erweitern, neue Leute in einem verbindlicheren Rahmen kennenzulernen, Hobbys zu pflegen, Spaß und Freude in der Zusammenarbeit mit anderen zu haben.

Therapieersatz

4. Motivkreis Therapieersatz / Selbsthilfe
- Mit aktivem Tun kann man / frau sich auch in aktuellen Lebenskrisen helfen.
- Depressiven Phasen, Einsamkeit bzw. Isolierung entgegenwirken, eine negative Erfahrung aufarbeiten, korrigieren, im Kontakt mit dem Verlust bleiben, die eigene Trauer konservieren, eigene Trauer bearbeiten, in Fortbildung und Supervision eigene Verlusterfahrung reflektieren, sich von ihr verabschieden, etwas Sinnvolles tun, um sich in der „Kunst der ars moriendi einzuüben", sterben lernen, sich verabschieden lernen in kleinen Schritten[6] u. a. m.
  - Anstatt zu Seminaren, zur Therapie oder VHS geht frau zum Ehrenamt.

Der fünfte und letzte Faktor ist

Prestige

5. Motivkreis Prestigewert
- um Anerkennung von außen zu erhalten, um in die Medien zu kommen, vielleicht auch um eine Ehrennadel zu erhalten und sie tragen zu dürfen, um das Hospiz in der Öffentlichkeit zu repräsentieren, denn es ist natürlich spektakulärer, im Hospiz mitzuarbeiten, als Besuchsdienst im Krankenhaus zu machen.

Auffallend ist jedoch, dass der kirchliche Hintergrund bzw. die religiösen Motive von Ehrenamtlichen eher eine untergeordnete Rolle spielen, und das ist auch verständlich. In Deutschland leben wir in einer multikulturellen Gesellschaft, und Hospiz begleitet auch viele Menschen aus anderen Kulturkreisen, die häufig vorher auch noch dezidiert anfragen, welche Rolle die kirchliche Orientierung des Trägers bei der Begleitung spielt.
Im Hospiz wird versucht, jedem die Möglichkeit zu geben, mit Unterstützung einen ethischen und spirituellen Standort zu erarbeiten, aber als wesentliches Motiv der Ehrenamtlichen für ihre Mitarbeit findet sich das selten.

Zusammengefasst:
Es geht beim Ehrenamt eher weniger um Motive wie Pflichtgefühl oder Familientradition – wie auch beim Hospiz – und bei den meisten auch nicht um Ehre, sondern um Freiwilligkeit, um persönliche Befriedigung und die Erfüllung eigener Ziele – wobei bei den Einzelnen eher ein Motivationsbündel als ein einzelnes Motiv festzustellen ist. Das heißt, diejenigen, die in der Hospizarbeit tätig sind, haben mehrere Anstöße und Motive, dies zu tun.

Aus welchen Gründen sie auch immer zu diesem Ehrenamt gekommen sind, sie empfinden sich natürlich als Lasttiere (nach einer Umfrage). Lasttiere, die aber auch selbstbewusst sind nach dem Motto „wenn wir nicht wären“ und, wie eine der großen Untersuchungen meinte, z.T. bis hin zur Selbstüberschätzung – aber da wären wir dann schon beim Paradiesvogel.

Vom Geben und Nehmen im Ehrenamt

Was bringen sie ein – Was brauchen sie?

Menschen verändern sich im Laufe ihres Lebens – und die Gesellschaft ändert sich ebenfalls. Manchmal aber hat frau das Gefühl, der Blick auf Freiwillige, auf Ehrenamtliche geht bei Außenstehenden noch von alten Vorstellungen aus, damit wenigsten ein klein bisschen Heimat in den großen Verbänden erhalten bleibt.
Dabei hat längst ein Paradigmenwechsel stattgefunden.
Ehrenamt hat herzlich wenig mit „Ehre“ zu tun, auch wenig mit „Amt“ und / oder VerPflichtung.
Wir haben es beim Ehrenamt nicht mehr mit den stillen, uneigennützigen, lammfrommen HelferInnen zu tun, sondern mit selbstbewussten Menschen, die sich im freiwilligen Engagement auch selbst verwirklichen wollen, und die das auch äußern – vielleicht ist die heutige Generation der HelferInnen in diesem Punkt auch ehrlicher mit sich und anderen.
D.h. heute wird gefragt: Kann ich meine Neigungen, meine Fähigkeiten im Ehrenamt leben? Bringt die Arbeit Erfolg und Ansehen? Kann ich dort Menschen kennenlernen, in Gruppen arbeiten?

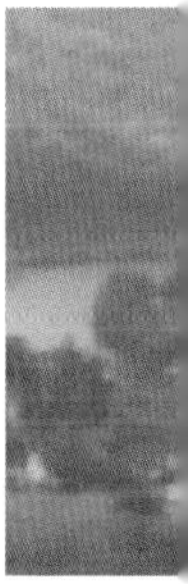

Was bringen Ehrenamtliche ein:

Da ist zum einen die Zeit, aber auch materielle und ideelle Werte, Know-How aus Erfahrung und Wissen, und natürlich auch persönliche Kompetenzen.
Die Hospizmitarbeiter bringen zeitlich ca. 4–6 Stunden in der Woche inkl. Fort- und Weiterbildung über das Jahr verteilt in ihr Ehrenamt ein – das haben auch die vorliegenden Untersuchungen ziemlich übereinstimmend festgestellt.

Das bringen Ehrenamtliche ein

Und neben der Zeit investieren sie auch:

- Fahrtkosten, kleine Aufmerksamkeiten, Postkarten aus dem Urlaub für die Begleiteten etc.[7], vgl. Wilhelm Busch – da hat sich offensichtlich in 150 Jahren noch nicht viel geändert.

Aber es gibt mehr:

- Sie bringen viele berufliche und persönliche Qualifikationen ein:
  Das reicht vom künstlerischen Gestalten bis hin zum technischen Know How, vor allem in der Computerhandhabung, Gesprächstechniken bis hin zu Krankenpflegekenntnissen.
  Die Freiwilligen kommen mit einer höheren Belastbarkeit und Frustrationsschwelle als der Durchschnitt der Profis, und wenn sie diese nicht besitzen, erwerben sie sie; wenn nicht, sind sie recht schnell verschwunden.
  - sie sind flexibel, anpassungsfähig und
  - sie sind bereit, sich auf Neues, Unbekanntes einzulassen,
  - sie sind in der Regel bereit, sich und ihre Arbeit zu reflektieren,
  - sie haben eine hohe Lernbereitschaft, ihre Fach-, Sozial- und Selbstkompetenzen in Bezug auf Sterbebegleitung zu erhöhen.

Was viele lernen mussten, ist ein ausbalanciertes Nähe-Distanzverhältnis zur Freiwilligenarbeit und zu den begleiteten Menschen.
Sie achten heute mehr darauf, dass Sterbebegleitung nicht die einzige, vornehmste Freizeitgestaltung wird. Ehrenamt muss mit den Lebensbereichen jeder Einzelnen vernetzt werden.

So gibt es viele ChorsängerInnen, Hobbykünstler, Sportler, Familienfreaks...
Das bringt natürlich auch Probleme, wenn z. B. Familienmitglieder sich vernachlässigt fühlen durch die Konzentration auf eine Begleitung. Es gibt auch Partner, die können „das Thema“ nicht mehr hören, wollen an den Erfahrungen der PartnerInnen zumindest zeitweise nicht mehr teilhaben.

Was brauchen sie?

PARADIESVÖGEL, und Lasttiere sowieso, sind vergleichsweise anspruchslos.
Ehrenamtliche fragen nach Gratifikationen in Form von Kaffee und Tee, sowie Brot und Obst, wenn sie direkt von der Arbeit ins Hospiz kommen, sie fragen weiter nach angemessener Vorbereitung für ihre Aufgaben, nach Begleitung in Form von Supervision, insbesondere dann, wenn sie nicht mit Kraft und Freude[8] von der Begleitung kommen, sondern enttäuscht, müde, ausgelaugt, frustriert. Sie erwarten Fort- und Weiterbildung, um sich noch besser auf die anstehenden Aufgaben vorbereiten zu können, um mit anderen Erfahrungen auszutauschen, um sich systematisch mit der eigenen Person / Situation und der Situation der Adressatengruppe auseinanderzusetzen, um mit Klienten arbeiten zu können, von denen sie aufgrund ihrer eigenen Sozialisation wenig wissen. Natürlich auch, um die eigene Spontaneität, das Unverbrauchtsein nicht zu verlieren und durch Routine ersetzen zu müssen.

Das brauchen Ehrenamtliche

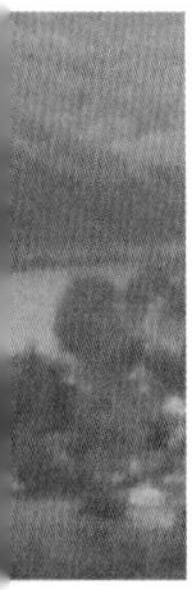

Sie erwarten klar definierte Aufgaben, die ihnen angemessen sind – auch in Abgrenzung zu Profis und die mit Fensterputzen, Blumen gießen, Teeküchen auf „Vordermann“ bringen nur peripher etwas zu tun haben.
Sie erwarten auch Mitbestimmungs- und Mitentscheidungsmöglichkeiten bei der Gestaltung der ehrenamtlichen Tätigkeit – hier gibt es interessante sprachliche Muster bei den Profis wie „Einsatz bei der Begleitung“ – den selbstverständlich sie bestimmen, „Dienstpläne“ inklusive Bereitschaftsdienste u. a. m.
Sie erwarten Abwechslung in der Arbeit, keine Unterforderung.
Dagegen erwarten sie Fürsorge, die sich – auch bei Hochbetrieb – um die gewünschten oder notwendig erlebten Auszeiten kümmert, nach längeren und / oder anstrengenden Begleitungen.
Weiter, dass Ehrenamtliche nicht nur problemorientiert rekrutiert werden, sondern ressourcenorientiert, und sie nicht als Lückenbüßer, Aushilfskräfte missbraucht werden.

- Sie erwarten, dass ihre persönlichen Erfahrungen wichtig genommen und genutzt werden – ohne dass sie als Maßstab missbraucht werden.
- Sie erwarten, dass ihnen Möglichkeiten eingeräumt werden, wo sie ihre Arbeit vorstellen können – praktisch, wie z. B. in Gemeinden, Schulen, Vereinen. Und reflektorisch – wie z. B. bei den Hospiztagen, repräsentativ wie z. B. auf Kongressen, ohne von sogenannten Experten ohne Erfahrung als Kulisse für Selbstdarstellungen benutzt zu werden, und sich Banalitäten, Appelle oder auch Abwertungen anhören zu müssen.
- Es ist auf Dauer ermüdend und auch schwierig zu ertragen, sich von anderen anhören zu müssen, wie diese sich Sterbebegleitung vorstellen, wenn wenig oder keine Erfahrung auf diesem Gebiet vorliegt.
- Sie erwarten unterschiedliche Mitarbeitsmöglichkeiten, um auch andere Seiten an sich kennenzulernen, um andere Fähigkeiten auszuprobieren, um auch einen Wechsel von Gesichtern und Arbeitsstilen zu haben.
- Sie erwarten Feste, bei denen sie sich gefeiert und bedankt fühlen.
- Deo gratias haben Ehrenamtliche gegenüber den Profis einen unschätzbaren Vorteil, der inzwischen auch den meisten bewusst ist:

- Sie müssen nicht dauerhaft verfügbar sein, sie müssen nicht um Arbeit und Möglichkeiten betteln,
  - wenn sie ihre Zeit für abgelaufen halten, gehen sie, d. h.
  - wenn sie meinen, es ist genug,
  - wenn sie ausgebrannt sind,
  - wenn sie gekränkt wurden,
  - wenn sie keine Entfaltungsmöglichkeiten mehr sehen,
  - wenn sie glauben, dass sie woanders mehr gebraucht werden.
  - Aber auch dann erwarten sie eine angemessene Verabschiedung,
  - eine Verabschiedung, die ihnen keine Gewissensbisse verursacht, dass sie jemanden oder eine Sache im Stich gelassen haben,
  - denn wie gesagt „Ehrenamt ist ein Zeitjob, keine Lebensstellung"

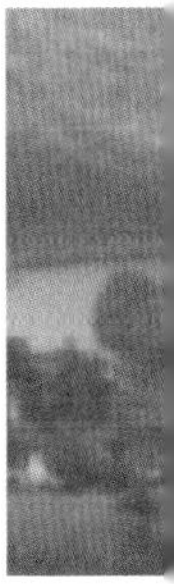

Fazit: Ehrenamtliche sind anspruchsvoll – sehr anspruchsvoll

Anspruchsvoller als Paradiesvögel und sehr viel anspruchsvoller als Zugpferde.
Ein angemessenes Klima und die Befriedigung der Basisbedürfnisse reichen nicht.
Hospiz-Leitung sollte das zur Kenntnis nehmen und berücksichtigen.[9]

Anmerkungen

1 Ich werde die Begriffe im Folgenden gleichwertig verwenden, bin mir aber bewusst, dass der Begriff der Freiwilligenarbeit der modernere ist.

2 Vgl. Baldas, E. / Gleich, M.: Analysedaten Ehrenamt. Ergebnisse der Bevölkerungsbefragung und der Caritas-Mitarbeiterbefragung. In: Materialien zum „Modellverbund Freiwilligen-Zentren im Dt. Caritasverband. Freiburg 1998.

3 Das zeugt von einem nicht sehr ausgeprägten Selbstwertgefühl bzw. auch von Zweifeln in Bezug auf ihre Arbeit.

4 Hier gilt es allerdings zu klären, was unter „professionell" verstanden wird.

5 In der Regel allerdings erheblich mehr.

6 Wozu ich dann die Nähe zu Sterbenden brauche, ist mir allerdings nicht klar. Verabschiedung und die Begegnung mit dem Tod passiert schon beim sich Schlafen legen, bei jeder Verabschiedung, beim Jahreszeitenwechsel etc.

7 Diese Kosten könnten erstattet werden, werden in der Regel aber nicht eingefordert.

8 Die Ehrenamtlichen von Funktionären als Gewinn ihrer Arbeit versprochen wurden.

9 Worauf nicht eingegangen wurde, ist das, was nicht gefordert wird, aber von den Sterbenden und ihren Angehörigen geschenkt wird – das, was das Wesentliche und den speziellen Gewinn der Ehrenamtlichen Hospizarbeit ausmacht – das ist aber hier nicht Thema.

Literatur

Baldas, E. / Gleich, M.: Analysedaten Ehrenamt. Ergebnisse der Bevölkerungsbefragung und der Caritas-Mitarbeiterbefragung. In: Materialien zum „Modellverbund Freiwilligen-Zentren im Dt. Caritasverband. Freiburg 1998.

Bannitzke, K.: Geld statt guter Worte, in: sozial management 1995.

Bödiker, M.: Ehrenamtliche in der Hospizarbeit. Mit aufrechtem Gang trotz schweren Gepäcks. In BAG Hospiz (Hg.): Ambulante Hospizarbeit. Wuppertal 2004.

Beck, M. Weder Amt noch Ehre, in: sozial management 1995.

Bundesministerium für Familie, Senioren, Frauen und Jugend: Bedeutung Ehrenamtlicher Tätigkeit für unsere Gesellschaft. Bonn 1996.

Dechamps, A.: Volunteers und ehrenamtliche Helfer – ein deutsch-englischer Vergleich, Schriftenreihe der Kath. SiftungsFHS. München 1989.

Ueltzhöffer, J / Ascheberg, C.: Engagement in der Bürgergesellschaft. Die Geislingen-Studie. Ein Bericht des Sozialwiss. Instituts für Gegenwartsfragen. Mannheim 1995.

Zander, M.: Ehrenamtliche Soziale Arbeit und Bürgerschaftliches Engagement in Thüringen. Erfurt 1997.

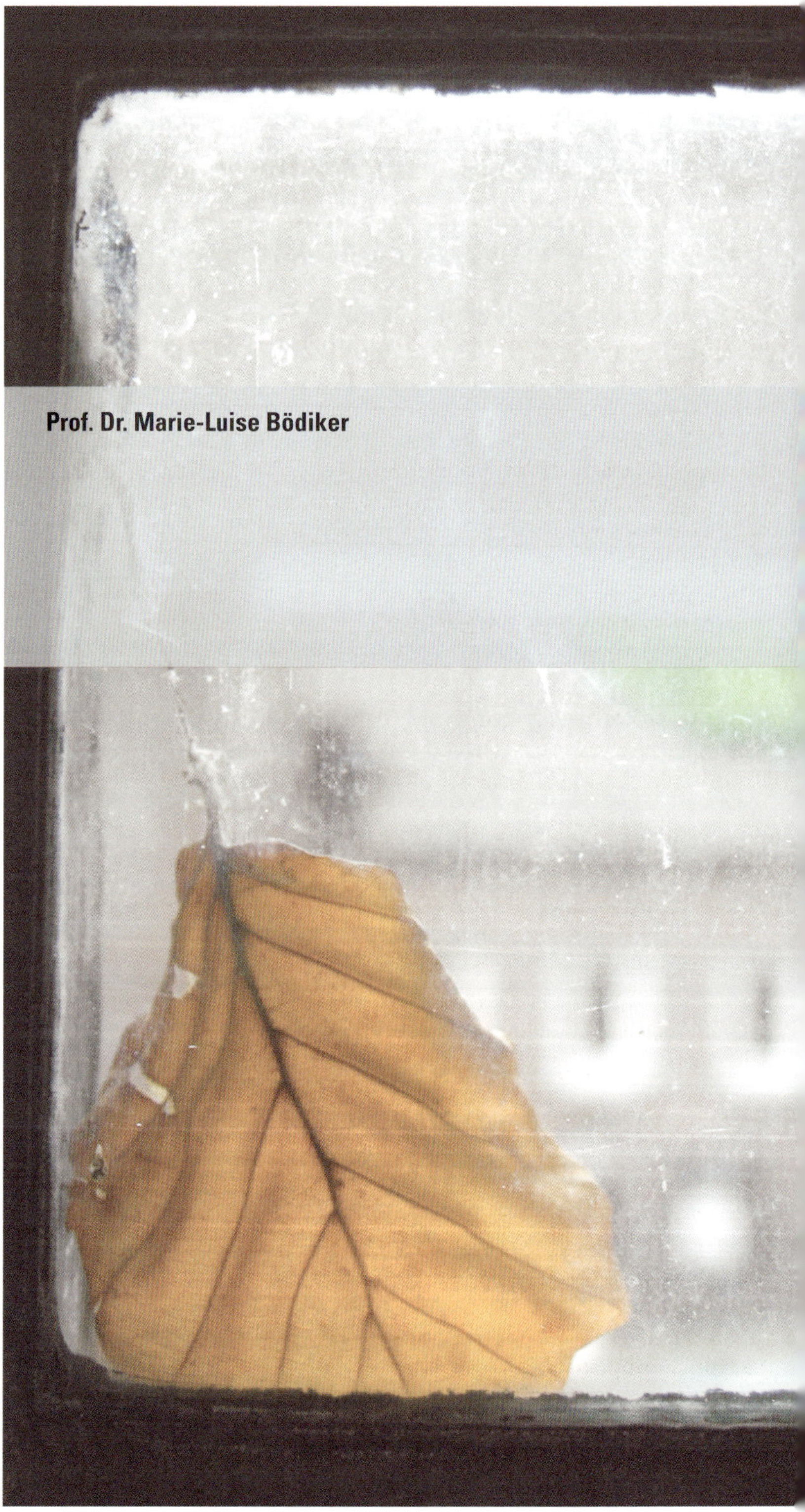

Prof. Dr. Marie-Luise Bödiker

2.3 Hospiz ist Haltung – nicht Ort: Grundsätzliches zum Hospiz

Alle Hospiz-MitarbeiterInnen haben das Recht und die Pflicht zu wissen, auf welchen Grundpfeilern eine Bewegung steht, in der sie mitarbeiten und die sie mitgestalten, und welchen Zielen und Aufgaben sie sich verpflichtet haben.
Sie sind auch verantwortlich für die geleistete Arbeit, die Weiterentwicklung der Hospizbewegung und des Vereins, d.h. die MitarbeiterInnen haben nicht nur ein Mitgestaltungsrecht, sondern auch eine Mitgestaltungspflicht, die aber häufig „nach oben" delegiert wird. Auf der anderen Seite sehen „die da oben" häufig nicht die Notwendigkeit oder haben auch nicht das Bedürfnis nach Einmischung bzw. Mitgestaltung von „unten".
Das Wort Hospiz hat dieselben Wurzeln wie Hospital und Hostel / Hotel.
Cicely Saunders, eine der Gründerinnen, hat das Wort bewusst gewählt, in Anlehnung an die Pilgerherbergen des Mittelalters. In Hospizen, die meistens Klöstern angeschlossenen waren, konnten Menschen übernachten, Kranke wurden dort gepflegt, bis sie weiterziehen konnten und Sterbende wurden ebenfalls beherbergt und nach dem Tod meistens auf einem dazugehörigen Friedhof begraben. Hospize waren Herbergen für Pilger, kranke und sterbende Menschen – Menschen auf dem Weg. Eine Mischung aus Hotel, Krankenhaus und Pflegeheim (auf dem Lebens-Weg). Die heutige Hospizbewegung – in Deutschland gehören ihr ca. 90 000 Menschen an – ist eine Bürgerinitiative mit dem Ziel, Menschen zu ermöglichen, in Würde zu sterben.

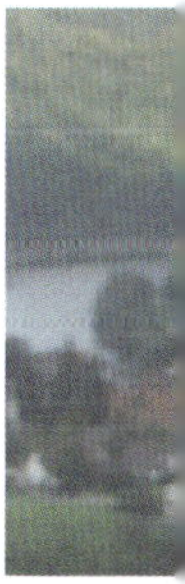

Grundpfeiler der Hospizbewegung

Um dieser Anforderung gerecht zu werden, ist es wichtig, Werte und Regeln zu kennen, denen sich die Hospizbewegung verpflichtet fühlt. [1]
Das beinhaltet folgende Grundsätze als Fundament des Handelns:

1. Hospiz ist Haltung – nicht Ort

Das bedeutet: Hospiz ist nicht an einen Ort gebunden. Es kann genauso zuhause stattfinden – besser: gelebt werden – wie auch in einem Krankenhaus, einem Pflegeheim, einem stationären Hospiz oder wie einer Palliativ-Einrichtung. Überall dort ist hospizliches Denken und Arbeiten möglich.
Hospiz heißt „das Leben bejahen" und es sich zur Aufgabe zu machen, sterbende Menschen und ihre Angehörigen in dieser kritischen Lebensphase zu unterstützen, damit sie in dieser Zeit bewusst und zufrieden leben können.

2. Hospiz ist für alle da

Unabhängig vom Alter, Geschlecht, Nationalität, körperlicher, geistiger, seelischer Ausstattung.
Hospiz versteht sich überparteilich und überkonfessionell.
Hospiz ist für alle da, für schwerkranke und sterbende Menschen in ihrer letzten Lebensphase und ihre An- bzw. Zugehörigen sowie trauernde Menschen nach einer Verlusterfahrung.

3. Hospiz bedeutet ambulant vor stationär

Die meisten Menschen (weit über 80 %) möchten zuhause sterben, in ihrem Umfeld.
Somit ist auch das stationäre Hospiz als Ort des Sterbens nur die zweitbeste Möglichkeit, und es ist auch kein Heim- oder Krankenhausersatz.

- Stationäre Hospize und Palliativ-Einrichtungen und Palliativbetten in einem Krankenhaus sollten keine neuen Möglichkeiten bieten für Stigmatisierung und Ausgrenzung.

Im stationären Hospiz ist der sterbende Mensch die Hauptperson – der Gast – danach kommen die Angehörigen, und Ehrenamtliche, Arzt, Pflegepersonen oder Theologen sind Dienstleister des Gastes.[2]

4. **Hospiz bedeutet Lebensqualität vor Lebensquantität**
Hospiz hat eine ganzheitliche Sicht auf den Menschen: Leib, Geist, Seele und soziale Bezüge gehörigen gleichberechtigt und unmittelbar zu ihm. Das bedeutet u.a. eine (mindestens!) gleichrangige psychosoziale Betreuung neben pflegerischer und medizinischer Versorgung. Dabei sind Symptomkontrolle und Schmerztherapie selbstverständlich.

5. **Hospiz will in der Gesellschaft einen veränderten Umgang mit Sterben und Tod anstoßen**
   - das Sterben und den Tod ins Leben integrieren und Schwerkranke und Sterbende nicht ausgrenzen.
6. **Hospiz benötigt zur Zielerreichung/Zielerhaltung qualifizierte Ehrenamtlichkeit**
   Ehrenamtlichkeit, die vom Hospiz materiell unabhängig ist, um mit Distanz zur Organisation, der Leitung und den hauptamtlich arbeitenden Menschen die Ziele der Hospizbewegung im Auge zu behalten und das Tun und Lassen gegenüber den Betroffenen und Beteiligten abzugleichen.

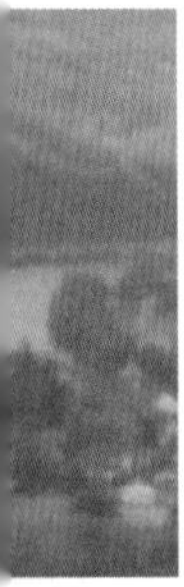

Grundregeln in der Begleitung

Um diese Grundsätze lebendig zu halten, müssen die Menschen, die in der Hospizbewegung tätig sind, folgende Regeln beachten, bzw. sich ihnen anpassen:

1. **Regie führt der sterbende Mensch**
   - Sterben ist ein Prozess, der von dem Sterbenden gestaltet werden sollte,
   - d.h., die Autonomie, die Selbstbestimmung des sterbenden Menschen ist oberstes Gebot. Sie ist in der Verfassung verankert und nicht in Frage zu stellen.[3]

   Des Sterbenden Wille ist sein „Wohl". In diesem Sinn ist es u.a. ärztliche Pflicht, sich von dem Willen des sterbenden Menschen zu überzeugen, nicht aber ihn zu bewerten.
   - d.h. für die Begleitung (Haupt- wie ehrenamtliche Begleitung): Orientierung an den Bedürfnissen und Wünschen der Sterbenden.

   Es geht nicht um Fürsorge (ich weiß (besser), was gut für dich ist), nicht um das Ausleben eines Helfersyndroms sondern um den Willen des sterbenden Menschen. Das ist sicher ein Paradigmenwechsel in der Beziehung Arzt – „Patient" bzw. auch Pflege – „Patient". Aber es ist ein überfälliger Paradigmenwechsel von einer paternalistischen Grund-„Haltung" zur partnerschaftlichen Zusammenarbeit, gleichrangig, auf Augenhöhe zwischen sterbenden Menschen, Pflegenden, Ehrenamtlichen und Ärzten sowie anderer Berufsgruppen.[4]/[5]

2. **Der sterbende Mensch behält die Kontrolle über sein Leben**
   - falls er nicht mehr ansprechbar sein sollte, dann gilt die Patientenverfügung und/oder die Generalvollmacht.

   Und daran wird auch nicht gezweifelt: Jeder Mensch hat das Recht, Fehler zu machen – auch ein Sterbender.
   Es wird mit ihm gesprochen und nicht über ihn – mit den Angehörigen über ihn nur in seinem Beisein, das gilt auch bei Komatösen. Es geht um die Wahrheit am Sterbebett ohne Wenn und Aber. Nur der Sterbende entscheidet, was ihm zumutbar ist und was nicht. Auch dieses Recht ist im Grundgesetz verankert und Gebot für alle hospizlich arbeitenden Menschen. Auch ein sogenanntes Abwägen zwischen Fürsorge und Autonomie ist hier völlig fehl am Platz.

3. **Die Begleitung ist personen- und prozessorientiert**
   - nicht instituts- oder vereinsorientiert, nicht stations- oder zeitorientiert, das gilt insbesondere für stationäre Einrichtungen

4. **Die Haltung dem sterbenden Menschen gegenüber ist geprägt von Respekt und Achtung und einer radikalen Akzeptanz zu allen Zeiten**
   d. h. kein fürsorgliches Missionieren / kein Pädagogisieren / keine Zwangspflege oder -medikalisierung. Wenn beispielsweise Nahrung abgelehnt wird, kann das nicht heißen, dass jetzt die Zeit für eine Sonde gekommen ist. Hospizliche Haltung bedingt Respekt gegenüber dem sterbenden Menschen und Respektlosigkeit gegenüber Regeln und Normen. Das heißt Ermöglichen anstatt Bevormunden, d. h. Hände auf den Rücken und Pflaster auf den Mund,
   - d. h. Stärkung des „Eigen-Sinns" von sterbenden Menschen. Compliance bei Sterbenden ist kein Qualitätsmerkmal für „gutes Sterben",
   - d. h. keine Wertung, keine Bewertung. Seine Würde ist zu achten, und die ist im Kern die Autonomie.

   Die Begleitung (Profis wie Laien) sind nicht in den Schuhen des Sterbenden durchs Leben gegangen, und es steht ihnen auch nicht zu, zu werten bzw. Entscheidungen über sein Leben zu fällen. Wenn gefragt wird, sollte geantwortet werden, aber immer so, dass der Andere in seiner Autonomie anerkannt wird.

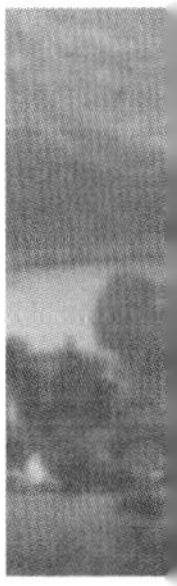

5. **Aufgabe der Begleitung ist die Einladung zum Leben im Angesicht des Todes**
   - d. h. abholen / begegnen, wo er steht
   - aushalten,
   - mitgehen,
   - loslassen.[6]

   Dabei ist der Sterbende nicht schwach zu reden, damit die Begleitenden arbeitsfähig werden[7].
   Auch sind nicht sie anzupassen, sondern die Begleitung hat sich anzupassen.
   Was „gutes Sterben" ist, weiß nicht die Begleitung, sondern der sterbende Mensch. Im Übrigen ist auch sterbenden Menschen etwas zuzumuten, sie sind weder tot noch in der Regel entmündigt.

6. **Anwaltschaftliche Tätigkeit für den sterbenden Menschen (nach außen) ist Pflicht**
   - seine Identität, seine Würde, seinen „Eigen-Sinn" gilt es zu stärken und zu erhalten,
   - das bedeutet gelebte Solidarität mit den Sterbenden und den An- und Zugehörigen,
   - (danach) Loyalität gegenüber der Hospizbewegung, dann gegenüber dem Hospiz / dem Verein.
   - Das beinhaltet auch Mitgestaltung und Mitarbeit im Verein, in der Hospizbewegung, in der Gesellschaft[8], es bedeutet nicht, tätig zu werden für bestimmte Berufsstände.

7. **Kontraktarbeit ist gefordert (im Innenverhältnis)**
   - d. h., es wird nach Absprache mit der / dem zu Begleitenden für die / den zu Begleitenden gearbeitet.

8. **Ressourcenorientierung anstatt defizitorientiertes Arbeiten ist dabei Grundlage**
   - Lange Zeit, häufig auch noch heute, wird auch bei Sterbenden danach geschaut, was krank, defekt, behindert ist, anstatt zu fragen „was geht noch", „was ist möglich". Das ist ebenfalls ein Paradigmenwechsel, der vom russisch-israelischen Arzt Antonowski in der zweiten Hälfte des 20. Jahrhunderts eingeläutet wurde.

9. **Beachten von Nähe und Distanz ist die Grundlage jedes Arbeitens**
   - Distanz hat nichts mit Gefühlskälte zu tun. Nur mit der nötigen Distanz sind z. B.
   - Bedürfnisse zu erkennen.
   - Außerdem kann eine zu starke Identifizierung mit der zu begleitenden Person zu Mit- oder Nachsterben führen[9].

10. **Im Hospiz (ambulant wie auch stationär) müssen alle ehrenamtlichen und hauptamtlichen MitarbeiterInnen zur Erreichung dieser Ziele kooperativ, auf gleicher Augenhöhe zusammenarbeiten**
    - das gilt auch für die unterschiedlichen Berufsgruppen.

    Das kann nur gelingen, wenn sowohl ehrenamtliche wie hauptamtliche MitarbeiterInnen von gleicher hospizlicher Haltung geprägt sind, die in der Regel durch eine Hospiz-Ausbildung vermittelt wird – eine Palliativ-Ausbildung ersetzt dabei übrigens keine Hospizausbildung.
    - Dabei gibt es nur einen Letztverantwortlichen „im Team", und das ist der sterbende Mensch – ganz sicher nicht der Arzt oder der Hospizleiter.[10]

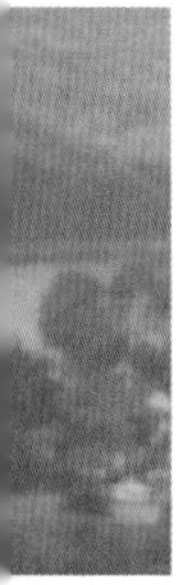

11. **Ehrenamtliche und hauptamtliche MitarbeiterInnen sind als Profis in der Hospizarbeit verantwortlich für ihre Psychohygiene**

    Damit sie sich den sterbenden Menschen und deren Angehörigen zumuten können und keine Zumutung für sie sind, wird ihnen:
    - Ausbildung / Befähigung und Qualifizierung
    - Fort- und Weiterbildung
    - Supervision angeboten, die zum Teil auch verpflichtend sind.

    Neben den Standardinformationen[11] ist dabei die Auseinandersetzung mit dem eigenen Sterben und den erlittenen Verlusten am wichtigsten. Man / frau kann sterbende Menschen und pflegende Angehörige nur so weit begleiten, wie man / frau selbst gekommen ist. Menschen aus Berufsgruppen, die häufiger mit Sterbenden zu tun haben, sind in Gefahr, diese Themen zu verdrängen.

    Dabei dienen Fort- und Weiterbildung neben dem Lerngewinn und dem (inter)hospizlichen Erfahrungsaustausch auch der weiteren Sensibilisierung für hospizliche Themen.

    Letztendlich braucht es für die Sterbebegleitung Menschen, die sich gefühlsmäßig auf die sterbenden und trauernden Menschen einlassen können. Nur wer mit eigenen Gefühlen offen umgeht und sie nicht verdrängt – sich ihrer bewusst ist – wird sensibel für die Emotionen anderer. Sterbende sind nicht dazu da, dass sich im Hospiz ehrenamtlich und hauptamtlich Tätige selbst verwirklichen oder Voyeurismus auf Kosten Sterbender und / oder Trauernder betreiben, genau so wie sterbende Menschen und ihre Angehörigen keine willkommenen lukrativen Geldquellen für „Zuverdienst" sind.

Anmerkungen

1 Manche nennen es auch Haltungen. Vgl auch die Leitsätze des DHPV.

2 Eben vergleichbar einem Hotel.

3 Außer beim Wunsch nach Beihilfe zur Selbsttötung.

4 Natürlich steht es jeder weltanschaulichen oder Glaubensgemeinschaft zu, eigene Vorstellungen vom „guten Sterben“ zu entwickeln und für diese zu werben. Aber Deutschland ist ein säkularisierter Staat und die Hospizbewegung öffnet sich nachdrücklich allen Menschen unabhängig von ihrer Wertehaltung, darum sollten wir uns vermeintlichen Königswegen beim Sterben Zurückhaltung auferlegen. Vgl auch Ridder, M. De: Dankrede zur Verleihung des O:K. Flechtheim Preises in Berlin am 15.03.2009.

5 Es ist auch an der Zeit, dass Ärzte sich als Dienstleister sehen und nicht mehr als Halbgötter in Weiß mit mehr Dienmut und Achtung vor dem Wissen, der Lebensplanung und den Wünschen und Bedürfnissen der Sterbenden.

6 D.h., die Begleitung lässt los – nicht umgekehrt.

7 Vgl. 13 Aachener Thesen.

8 Öffentlichkeitsarbeit, Präventivarbeit.

9 Im übertragenen Sinne gemeint.

10 Gerade der Arzt – der den sterbenden Menschen in der Regel die wenigste Zeit sieht und mit ihm zusammen ist, sollte sich diese Verantwortung weder anmaßen noch aufbürden. Seine Zeit ist vorbei und sie ist für einen Arzt auch nicht vergleichbar mit einem Fußballspiel; vgl. Die Aussage von Sepp Raischl in: Simon S.: Ärztliche Grundhaltung in der Hospiz- und Palliativarbeit. In: hospiz zeitschrift, Nr. 28, 2005, S. 18.

11 Theoretischen Informationen über Sterben, Tod und Trauer.

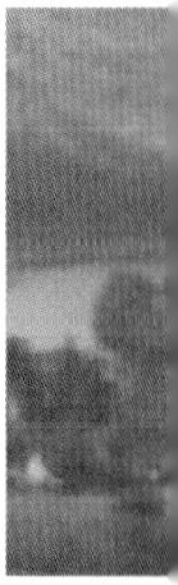

Literatur

Bödiker, M.: Ehrenamtliche in der Hospizarbeit. Mit aufrechtem Gang trotz schweren Gepäcks. In BAG Hospiz (Hg.): Ambulante Hospizarbeit. Wuppertal 2004.

Bödiker, M. (Hg.): Vermächtnis Sterbender, Science Publication 2009.

Bödiker, M./Theobold, M.: Trauergerichter, der hospiz verlag 2007.

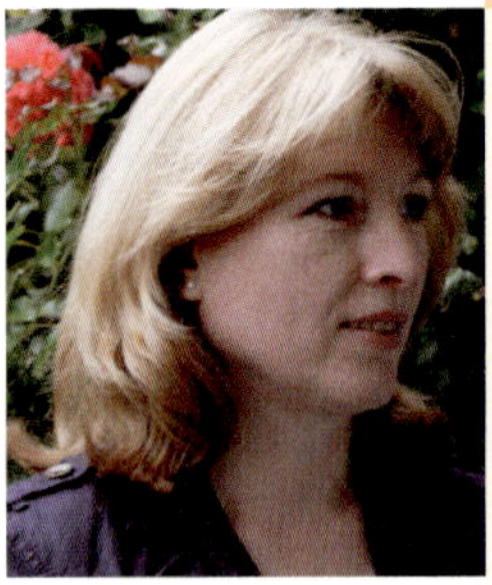

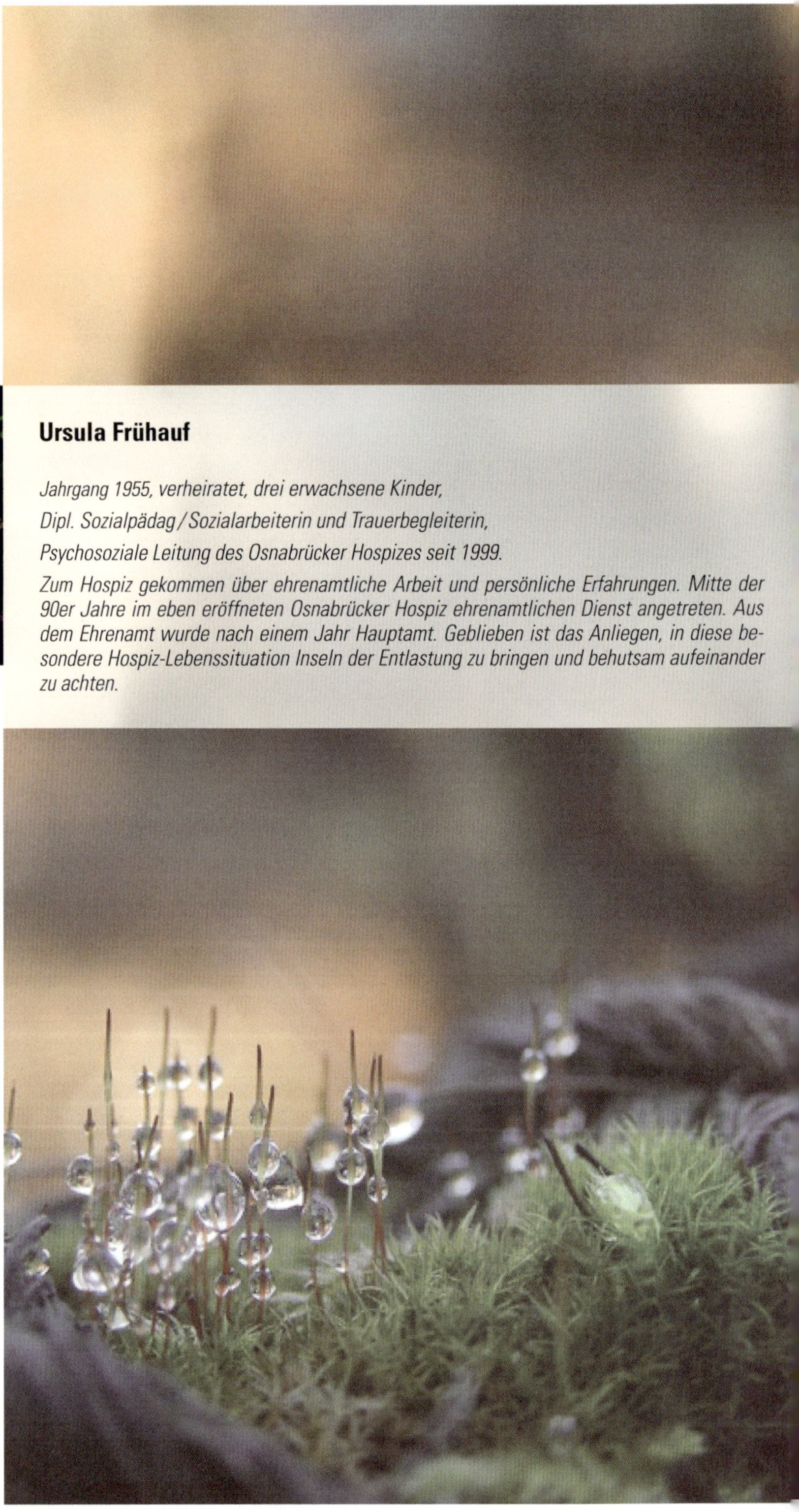

Ursula Frühauf

Jahrgang 1955, verheiratet, drei erwachsene Kinder,

Dipl. Sozialpädag/Sozialarbeiterin und Trauerbegleiterin,

Psychosoziale Leitung des Osnabrücker Hospizes seit 1999.

Zum Hospiz gekommen über ehrenamtliche Arbeit und persönliche Erfahrungen. Mitte der 90er Jahre im eben eröffneten Osnabrücker Hospiz ehrenamtlichen Dienst angetreten. Aus dem Ehrenamt wurde nach einem Jahr Hauptamt. Geblieben ist das Anliegen, in diese besondere Hospiz-Lebenssituation Inseln der Entlastung zu bringen und behutsam aufeinander zu achten.

2.4 Hospizbegleitung zuhause oder anderswo Ehrenamt im stationären Hospiz

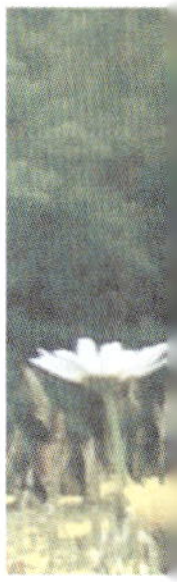

Ehrenamt im stationären Hospiz

„Die Hospizbewegung ist ein lebendiges und praktisches Beispiel für die Zusammenarbeit von hauptamtlichen und ehrenamtlichen Mitarbeitern.“[1] Das gilt in besonderem Maße für die stationären Hospize, in denen laut SORGSAM[2] ehrenamtliche Mitarbeit ganz selbstverständlich zum Qualitätsangebot gehört. Ehrenamtliche und Hauptamtliche sind in das multidisziplinäre Team integriert und arbeiten gleichberechtigt zusammen.[3] Genau darin besteht die Herausforderung, weil sich kaum vergleichbare Arbeitsbereiche finden lassen mit einer derart klaren Grundaussage. Allerdings sind die Einsatzbereiche ebenfalls abgesteckt, denn Ehrenamtliche sollen die Fachkräfte nicht ersetzen.[4]
Beim Einzug in das Hospiz möchten die meisten Menschen zunächst einmal ankommen. Manchen ist die Ruhe des Einzelzimmers wichtig, das Anamnesegespräch mit einer Krankenschwester, die erste Visite des Hausarztes steht an.
Andere Hospizbewohner brauchen gerade jetzt die Sicherheit einer Person, die viel Zeit hat. Auch viele Angehörige freuen sich in diesen ersten Stunden über ehrenamtliche Ansprechpartner, um Sicherheit im Umgang miteinander und im Hospizalltag zu erlangen.
Ausschlaggebend sind Wunsch und Bedürfnis des Gastes; die zuständige Koordinatorin oder Krankenschwester hat also die Aufgabe, den Einsatz Ehrenamtlicher gerade in der ersten Zeit mit Fingerspitzengefühl individuell zu vermitteln. Für Haupt- wie für Ehrenamtliche gilt: *„Unser Verhalten ist (...) geprägt von Achtung, Wertschätzung, Respekt und Akzeptanz.“*[5]

1. Ehrenamtliche Aufgabenbereiche im stationären Hospiz

Aufgaben im stationären Hospiz

1.1 Einzelbegleitung

Einzelbegleitung eines schwerkranken oder sterbenden Menschen.
Einzelbegleitung eines zugehörigen Menschen.

- Kontakt nur zu einem Hospizgast oder Zugehörigen
- selbständige Terminabsprache mit ihnen

Aufgaben ergeben sich aus den Wünschen und Bedürfnissen des zu Begleitenden und den Möglichkeiten und Grenzen des Ehrenamtlichen.

Verpflichtung: Führen des Begleitbogens „Stationäre Einzelbegleitung“ .

1.2 Allgemeiner Dienst

Übernahme von aktuellen Aufgaben wie Einkaufen mit einem oder für einen Gast, Spazieren fahren, Kaffeetisch decken, Vorlesen, Spielen, Basteln, als Gesprächspartner in der Wohnküche sein, Abendessen vorbereiten, Geschirrspülmaschine ausraumen, Näharbeiten erledigen, auf das Klingeln reagieren, Sitzwache....

- Kontakt zu allen Hospizgästen und Zugehörigen, die das wünschen
- Ehrenamtlicher Dienstplan regelt den Einsatz

Verpflichtung: Koordinatorin führt am Ende des Jahres Statistik ehrenamtlicher Stunden im Hospiz anhand des Dienstplanes durch.

1.1 Spezialisierter Dienst

Beispiele:

- Einmal pro Woche Kuchen backen / kochen

- Trauercafè / Angehörigentreffen
- Den Garten sauber halten
- Coreferent / in bei Informationsveranstaltungen im Hospiz
- Rufbereitschaft nach Vereinbarung für Sitzwache abends oder nachts
- Musikalische Darbietungen nach Vereinbarung
- Begleitung zu Sportveranstaltungen
- Telefondienst während der Übergabe
- Hausmeisteraufgaben

Verpflichtung: Erfassen dieser Stunden, falls sie nicht über den allgemeinen Dienstplan festgehalten werden.

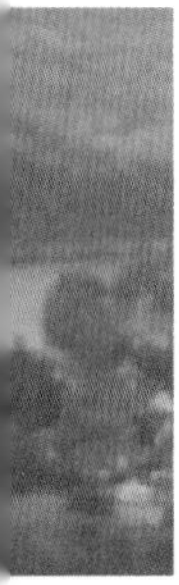

Ehrenamtliche können nach Absprache zwischen den Bereichen wechseln. Manchmal wird aus einer ambulanten Begleitung bei Aufnahme ins Hospiz eine stationäre Einzelbegleitung oder bei Entlassung eine zu Hause oder im Pflegeheim.
Manche Ehrenamtlichen beginnen gern mit ihnen vertrauten Aufgaben, steigen z. B. über das Kuchen backen in die Hospizarbeit ein und merken dann, dass sich in der Wohnküche durch die vielen Begegnungen auch soziale Kompetenzen ausweiten und festigen.

2. Rahmenbedingungen

Rahmenbedingungen

Unter Rahmenbedingungen fallen einerseits die Verpflichtungen Ehrenamtlicher (Zuverlässigkeit, Schweigepflicht, Achtung und Respekt vor den Wertvorstellungen anderer, eine wertschätzende Haltung…), die an anderer Stelle ausführlich beschrieben werden, und andererseits die Voraussetzungen, die ein Hospiz haben sollte, um Ehrenamtlichen ein gutes Arbeitsumfeld zu bieten.

2.1 Namensschild

- bewährt hat sich ein von den Schildern der Hauptamtlichen farblich abgesetztes, aber ansonsten gleichförmiges Namensschild, das nach Dienstende im Hospiz verbleibt.

2.2 Ehrenamtlichen-Schrank / Mitarbeiterraum

- enthält Schließfächer für Taschen und Jacken
- enthält je ein Fach
  - für Namensschilder der Ehrenamtlichen
  - mit einer Liste der Hospizgäste und evtl. Hinweisen auf deren Wünsche
  - mit Einarbeitungs- und Reflexionsleitfaden
  - mit Statistikbögen und Fahrtkostenabrechnungen
  - mit aktuellen Informationen zu Fortbildungen, ggf. zu speziellen Erkrankungen, mit Protokollen der regelmäßigen Vernetzungstreffen aller Hospizbereiche (auch Ehrenamt) u. ä. hausinterne Informationen

2.3 Ehrenamts – Einsatzplan

Ein Monatseinsatzplan hängt an einer Stelle aus, die sowohl den Hauptamtlichen wie auch den Ehrenamtlichen zugänglich ist. In diesen Plan tragen sich die Ehrenamtlichen möglichst selbstständig ein, Lücken können geschlossen werden durch gezielte Anfragen an Ehrenamtliche durch die Koordinatorin. Eine Dienstzeit beträgt zwischen drei und fünf Stunden. Feste Termine von erfahrenen Ehrenamtlichen sind bei Einsatzbeginn neuer Ehrenamtlicher zu beachten.

- In Osnabrück haben sich je zwei Spalten für vor- bez. nachmittags (ab ca. 9: 00 Uhr) und eine für abends (bis etwa 20: 00 Uhr) bewährt. Tagsüber können sich dann auch zwei Ehrenamtliche miteinander absprechen oder austauschen. Ehrenamtliche im Praktikum werden nicht selbstständig, sondern von der Koordinatorin mit grüner Schrift eingetragen, so dass alle Hauptamtlichen und Ehrenamtlichen informiert sind und sich an der Einarbeitung beteiligen.

- Auf dem Plan ist ebenfalls je eine Rubrik für Urlaub oder längere Pausen vorhanden. Es hängen jeweils der aktuelle und der kommende Monat aus zur langfristigeren Planung.

2.4 Übergabe

Bei Dienstantritt ist eine Übergabe zur aktuellen Situation notwendig, die aber nicht immer sofort zu leisten ist. Ehrenamtliche können erste Informationen aus der Liste in der Schublade erhalten, sich Zimmernummer und Namen aufschreiben, Stifte und Papier sind vorhanden. Die mündliche Übergabe erfolgt

  - durch eine Ehrenamtliche, die bereits da ist oder
  - durch eine Hauptamtliche mit einem Übergabeleitfaden
- Der Übergabeleitfaden ist eine laminierte Seite mit einer Struktur für die Details der Informationen (Allgemeinzustand, soziales Umfeld, besondere Wünsche, Ehrenamtliche / r, Einzelbegleitung….)

Verpflichtung: Am Ende ihres Dienstes geben Ehrenamtliche ihrerseits wichtige Informationen an die Hauptamtlichen weiter.

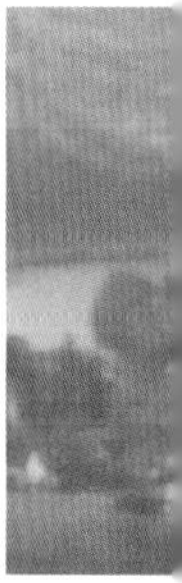

2.5 Mitarbeitergespräche

In regelmäßigen Abständen (z. B. einmal jährlich) kann ein Mitarbeitergespräch eine gute Möglichkeit sein, noch einmal über Motivation, Entwicklung, Veränderungswünsche nachzudenken. Ob dieses verpflichtend wie bei Hauptamtlichen sein soll, muss in die Vorüberlegungen einfließen. Mitarbeitergespräche können als Wertschätzung der Arbeit, als Gleichbehandlung von Hauptamt und Ehrenamt gelten und damit als Qualitätsmerkmal, andererseits wehren sich Ehrenamtliche manchmal gegen diese Strukturierung, gerade weil sie ihre Arbeit freiwillig machen.

3. Einarbeitung neuer Ehrenamtlicher

Einarbeitung

Die durch einen Qualifizierungskurs vorbereiteten Ehrenamtlichen können in einem Praktikum die theoretischen Seminarinhalte durch die praktische Arbeit mit Menschen und Institution ergänzen. Sie probieren sich selbst, ihre Fähigkeiten und Grenzen im Schutzraum Praktikum aus. Schwellenangst kann sich abbauen, Euphorie auf den Boden der Realität zurückkehren.

Da viele Ehrenamtliche berufstätig oder in junge Familien eingebunden sind, ist eine Praktikumszeit festzulegen, die allen Beteiligten gerecht werden kann.

Bewährt hat sich im Osnabrücker Hospiz folgende Praxis:

A. Ehrenamtliche entscheiden sich nach dem Kurs entweder für ein ambulantes oder ein stationäres Praktikum.
B. Alle „Praktikanten" sind ab Ende des Kurses, unabhängig vom Beginn ihrer Praktikumszeit, in eine Hospizgruppe eingebunden.
C. Innerhalb eines Zeitraums von 5 Monaten kann das stationäre Praktikum geleistet werden.
D. Das Praktikum umfasst sechs etwa dreistündige Termine in zwei Wochen. Die Termine werden beim Einarbeitungsgespräch zwischen Koordinatorin und EA abgestimmt und sollten möglichst unterschiedliche Wochentage und Tageszeiten abdecken, um den Hospizalltag kennenlernen zu können.
E. Das Praktikum endet mit einem Reflexionsgespräch, dessen Leitfaden vorher bekannt ist.

Falls der Qualifizierungskurs bei einem externen Anbieter absolviert wurde, die an ehrenamtlicher Mitarbeit Interessierten also nicht bekannt sind, ist ein „Bewerbungsgespräch“ empfehlenswert zum gegenseitigen Kennenlernen, um Erwartungen und Motivation sowie versicherungstechnischen Fragen und Schweigepflicht abzuklären. Im Falle gegenseitigen Einvernehmens schließt sich das Praktikum an.

3.1 Checkliste Einarbeitung neuer Ehrenamtlicher:

3.1.1 Einarbeitungsleitfaden

- enthält Informationen zum Praktikum über Zeit, Ablauf, Ansprechpartner, Zuständigkeiten, Ziel und Aufgaben
- ist allen neuen und erfahrenen Ehrenamtlichen zugänglich
- wird ebenfalls zu Beginn der fünfmonatigen Praktikumszeit in der Dienstbesprechung mündlich und als Anhang an das Protokoll schriftlich an die Hauptamtlichen weitergegeben

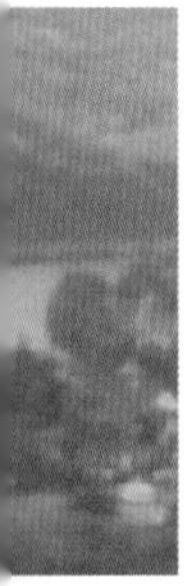

3.1.2 Protokoll des Einarbeitungsgesprächs

Dieses erste Gespräch mit einer neuen ehrenamtlichen Mitarbeiterin sollte in Ruhe stattfinden, um den Arbeitsplatz Hospiz vorzustellen, aber auch Platz für persönliche Fragen zu lassen. Anders als das Reflexionsgespräch (immer Einzelgespräch) kann dieser erste Arbeitskontakt aber auch mit mehreren Ehrenamtlichen stattfinden.

Das Protokoll des Einarbeitungsgesprächs enthält

- eine Liste zum Abhaken aller wichtigen Informationen für neue Mitarbeiterinnen (Handdesinfektion, Beschäftigungsmaterial, Räumlichkeiten, Vorstellung der diensthabenden haupt- und ehrenamtlichen Kolleginnen, z. B. auch den Hinweis auf Hitzeprüfung durch Pflegepersonal bei Wärmflaschen oder Körnerkissen)
- eine Rubrik für gegenseitige Erwartungen, Einsatzwünsche und -grenzen (z. B. Rückenleiden spricht gegen Rollstuhl-Spazierfahrten draußen)
- eine Rubrik für die sechs Termine und das Reflexionsgespräch
- die Weitergabe einer Telefonnummer für besonderen Gesprächsbedarf über die Gruppenbegleitung oder „Tür und Angel-Kontakte“ hinaus

3.1.3 Reflexionsgespräch

- gute Gesprächsatmosphäre schaffen
- den Reflexionsleitfaden nutzen, aber auch Zeit für den Austausch einplanen
- Vereinbarungen treffen (ob und wie weiter, in welchem Bereich…)
- Dank für die Zeit und den Einsatz im Praktikum

4. Und was noch zu bedenken ist...

Abschließende Überlegungen

Selten lernen wir eine so große Bandbreite von unterschiedlichen Persönlichkeiten kennen wie in der stationären Hospizarbeit. Das fängt an bei der Klientel derjenigen, die sich an uns zur Unterstützung, Beratung, Pflege, Begleitung wenden. Das setzt sich fort in den hauptamtlich Mitarbeitenden und zieht sich durch die Landschaft der Ehrenamtlichen. Diese sind übrigens nicht ehrenamtliche Helferinnen und Helfer, sondern ehrenamtliche Mitarbeiterinnen und Mitarbeiter – im Sprachgebrauch beginnt die gleichberechtigte Zusammenarbeit.

Das fordert in der Koordination Fingerspitzengefühl, Geduld und Zuwendung. Die Wertschätzung der Arbeit füllt die „innere Lohntüte“ der Ehrenamtlichen. „Freiwillige wünschen also, innerhalb des Teams eine sichere Rolle mit entsprechender Anerkennung zu finden, d. h. von den Hauptamtlichen ernst- und wahrgenommen zu werden.“[6] Diese Anerkennung

ihrer Arbeit wird auch deutlich z. B. durch die Weitergabe von Dankschreiben Zugehöriger oder anderer Rückmeldungen, die oft nur bis zum Dienstzimmer der Pflegekräfte gelangen. Im Praktikum gehört die persönliche Vorstellung der diensthabenden Hauptamtlichen beim ersten Gang durch das Hospiz genau so selbstverständlich dazu wie ein guter Informationsfluss am Ende des Praktikums, damit auch die Hauptamtlichen über den Verlauf Bescheid wissen, schließlich sind auch sie an einer guten Einarbeitung beteiligt gewesen.
In Konfliktsituationen zwischen Hauptamt und Ehrenamt bewährt sich eine zeitnahe Klärung, damit sich Gräben gar nicht erst auftun.
Externe interdisziplinäre Palliative Care Kurse, gemeinsame interne Fortbildungen von Haupt- und Ehrenamtlichen oder Mitarbeitertage mit kreativen Workshops bieten sich an, um einander außerhalb der Arbeitszusammenhänge im Hospiz besser kennen und schätzen zu lernen.
Am meisten verbinden aber sicher gemeinsame „Aktionen“, rasch organisierte Grillabende, ein Zoobesuch, das gemeinsame Backen einer Buttercremetorte zum 55. Hochzeitstag eines Hospizgastes, der Weihnachtsgottesdienst in der Wohnküche mit sich anschließender Kaffeetafel oder der vertrauensvolle Austausch über nachhaltige Erfahrungen.

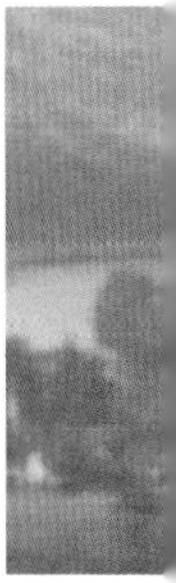

Anmerkungen und Literatur

1 Begemann, V.: Hospiz-Lehr-und Lernort des Lebens. .Stuttgart 2006, S. 17.

2 BAG Hospiz e.V. / Deutscher Caritasverband e.V. / Diakonisches Werk der Ev. Kirchen in Deutschland e.V. (Hg.): SORGSAM. Qualitätshandbuch für stationäre Hospize. Wuppertal 2007 (2. Aufl.).

3 A.a.O., S. A 13.

4 Vgl. ebd.

5 Osnabrücker Hospiz; Konzeption. Osnabrück 2010 (2. Überarbeitung), S. 21.

6 Student, J.-Chr. / Mühlum,A. / Student, U.: Soziale Arbeit in Hospiz und Palliative Care. München 2004, S. 64.

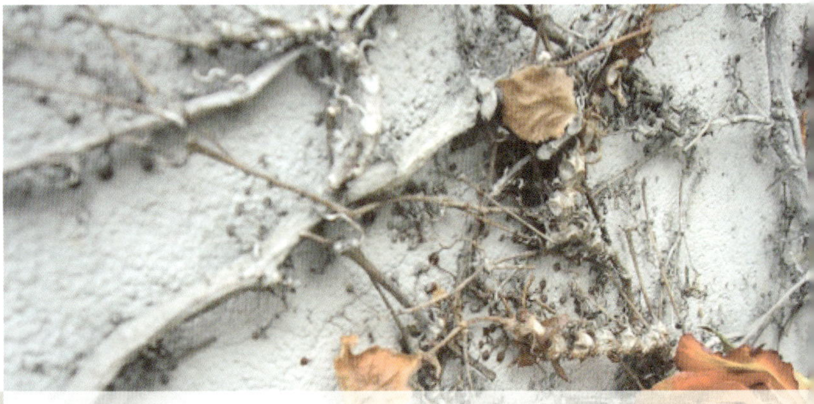

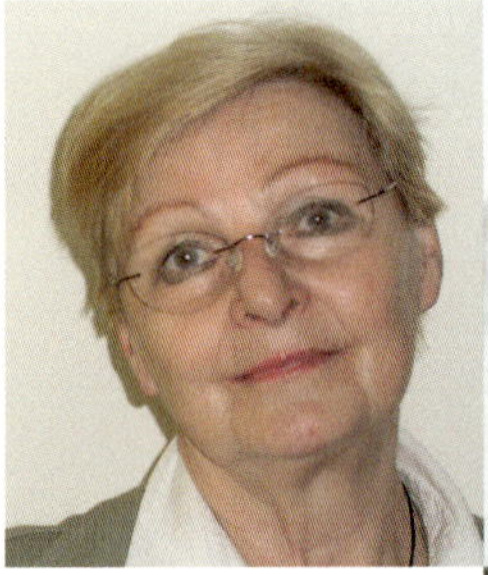

Karla Einsele

geb. 1944, machte schon früh Erfahrungen mit dem Tod, da sie als junge Frau die Großeltern bis zu deren Tod betreute und pflegte. Später pflegte sie die Schwiegereltern und die Mutter ebenfalls bis zu deren Tod. Die monatelange Begleitung eines an Aids erkrankten Freundes, diese Ohnmacht und Hilflosigkeit war impulsgebend, dass Frau Einsele sich der Hospizbewegung anschloss, die bis heute ihr Leben bereichert.

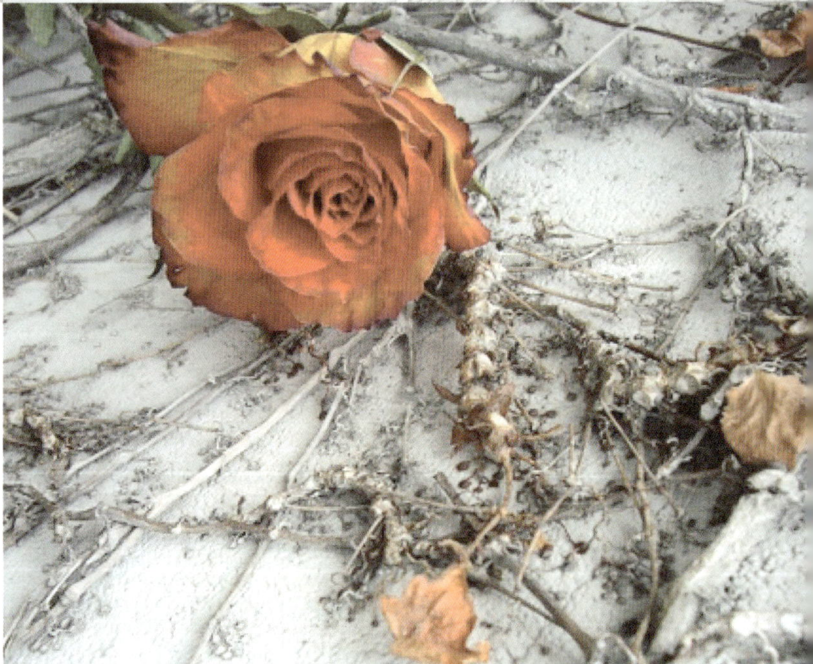

2.5 Hospizbegleitung zuhause oder anderswo Ehrenamt in der ambulanten Hospizarbeit

Wie bin ich zum ambulanten Hospiz gekommen? Wie habe ich angefangen?

Über zwei und ein halbes Jahr habe ich einen guten Freund betreut und bis zu seinem Tod begleitet, bis er 1995 elendig an den Folgen von Aids starb. Damals war die medizinische Versorgung von Aids-Patienten noch nicht so gut wie heute. Ich war ziemlich ausgelaugt und erschöpft.
Neben meiner Familie (meinem Mann und unseren drei Kindern) und guten Freunden gab mir u. a. das Singen in zwei Chören in dieser Zeit Kraft. Einer Chorschwester berichtete ich von dem für mich manchmal kaum auszuhaltenden emotionalen Druck bei der Betreuung des Freundes, von der Hilflosigkeit, der Ohnmacht angesichts des nahenden Todes. Wenn ich doch besser darauf vorbereitet wäre!!! – In einer Chorpause erzählte mir Arina, dass sie eine Ausbildung zur ehrenamtlichen Mitarbeiterin in einem gerade gegründeten ambulanten Hospiz begonnen habe und – ob das nicht auch eine Ausbildung für mich wäre?!
Nach einem langen, sehr informativen Gespräch mit der Leiterin des ambulanten Hospizes stand für mich fest: diese Ausbildung mache ich!
Es schien so, als ob diese Ausbildung und Arbeit vielleicht eine Antwort sein könnte auf meine und auch auf die damals allgemein herrschende Ratlosigkeit im Umgang mit Tod und Sterben. Ziel „unserer“ Arbeit sollte es sein, das Sterben zu Hause wieder zu ermöglichen und nicht wie so oft in der Vergangenheit in Badezimmern, Fluren oder Abstellkammern der Krankenhäuser.

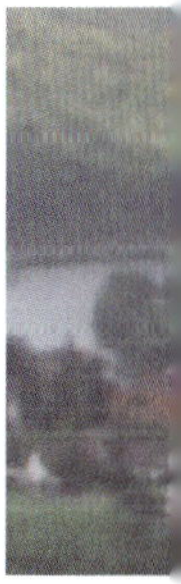

Die Ausbildung mit Folgen

Ausbildung im ambulanten Hospiz

Schon mit dem nächstfolgenden Kurs begann ich mit der Ausbildung zur ehrenamtlichen Hospiz-Mitarbeiterin. Ein intensives Wochenend-Seminar unter Leitung einer Psychologin, dann eine neunmonatige Ausbildung mit zahlreichen vertiefenden Wochenendseminaren, viel theoretischem Grundlagenwissen und praktischen Übungen, sowie Teilnahme an Gesprächsgruppen. Durch Dozenten aus den unterschiedlichsten Disziplinen (u. a. Ärzten, Krankenschwestern, Seelsorgern, Sozialarbeitern, Bestattern und unserer Psychologin) wurden wir schrittweise an die Begleitung Sterbender herangeführt. Mehrtägige Praktika im Krankenhaus und bei einer Sozialstation gehörten ebenfalls zur Ausbildung.
Sehr bald wurde deutlich: Wichtigste Voraussetzung für die Hospizarbeit sind fachliche Kompetenz, menschliches Engagement und Zeit, um ein Sterben in Würde und mit menschlicher Wärme und Zuwendung zu ermöglichen.
Alles unter dem Leitmotiv für die Begleitung unheilbar Kranker und Sterbender nach Cicely Saunders: *„Nicht dem Leben mehr Tage, sondern den Tagen mehr Leben geben.“*

Nach einigen Wochen bekam ich den Auftrag für meine erste Begleitung. Für Zweifel, ob ich dieser Aufgabe gewachsen sein würde, war es nun zu spät. Aber die Aussicht, dass ich in der Supervision durch unsere Psychologin ganz bestimmt Hilfe erhalten würde, gab mir Sicherheit und stärkte mich. Die wöchentlich stattfindenden Supervisionen waren eine große Hilfe bei der Bewältigung der eigenen Probleme und denen der anderen Hospizmitarbeiter. Diese Aufarbeitungen und Entwicklungen von Strategien bei der Begleitung von Schwerstkran-

ken und Sterbenden und deren Angehörigen in der Gruppe unter kompetenter Anleitung sind Erfahrungen, die mich in meiner persönlichen Entwicklung weitergebracht haben und ich nicht missen möchte. Wenn man Menschen begleitet, die sich verabschieden müssen, bekommt vieles im eigenen Leben eine ganz andere Wertigkeit. Die Arbeit im ambulanten Hospiz und meine eigene Krebserkrankung haben mich dankbar gemacht, für das, was ich habe. Ich genieße mehr: ein gutes Gespräch mit dem Partner, mit Freunden, mit den Kindern, einen schönen Tag mit Sonnenschein, das neue Enkelkind ganz in meiner Nähe. Vieles sehe ich heute viel bewusster, und es gibt viele Dinge, für die man dankbar sein kann.
„Die verbleibende Lebenszeit ist kostbar!“

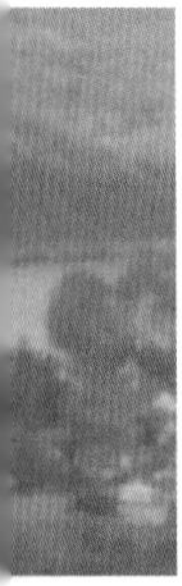

Meine Aufgaben im ambulanten Hospiz:

1 Sterbebegleitung, Entlastung von überforderten Angehörigen, Trauerarbeit nach Verlust
2 Öffentlichkeitsarbeit

Den weitaus größten Teil meiner Zeit und meiner Kraft im ambulanten Hospiz nahm die Begleitung Schwerstkranker und Sterbender ein – mit unterschiedlicher Intensität und unterschiedlichen Anforderungen. Dabei hatte das Zusammenwirken mit Sozialstationen, privaten Pflegediensten und den behandelnden Haus- und Home-Care-Ärzten (palliativmedizinischer Dienst zur Versorgung schwerstkranker Krebspatienten in der häuslichen Umgebung) eine große Bedeutung. Exemplarisch sei außerdem aufgeführt die Zusammenarbeit mit unterschiedlichen Institutionen und unterschiedlichen Aufgaben im Rahmen der Hospiz-Arbeit: z.B. mit der Britischen Botschaft, um die formalen Voraussetzungen für eine Heirat zu schaffen (abgelaufener Pass), oder die Kontaktaufnahme mit einem Standesamt, um eine kurzfristige Eheschließung am Sterbebett zu ermöglichen.

Aufgaben im ambulanten Hospiz

Reisebegleiter zu den Stätten der Kindheit zu sein, ein letztes Mal in die Oper zu gehen, ein letztes Mal „Spargelessen in Kähnsdorf“, Regelung und Ordnen „letzter Dinge“. Das Einsatzspektrum war sehr breit gefächert.

Später arbeitete ich in der AG Öffentlichkeitsarbeit, das hieß: „unsere Arbeit“ anderen nahe zu bringen. Auf Anfrage hielten wir Vorträge mit anschließenden Diskussionen über Hospizarbeit in allgemeinbildenden Schulen, Berufsfachschulen, Hochschulen und bei der Bundeswehr, in Universitäten, in kirchlichen Gemeinden – mit unterschiedlicher Akzeptanz und unterschiedlichem Verständnis für unsere Arbeit.
Da die finanziellen Möglichkeiten – wie im gesamten Sozial- und karitativen Bereich – knapp bemessen waren, bemühten wir uns, zusätzliche Mittel zu bekommen: durch Spendenaufrufe und durch Hinweise auf die Möglichkeit, dass Nachlässe und Schenkungen der Hospizarbeit gewidmet werden können. Eine weitere „Einnahmequelle“ war ein jährlich stattfindender Weihnachtsmarkt, ein Markt, auf dem sich „soziale Projekte“ vorstellen und für sich werben können, so auch unser ambulantes Hospiz. Einige fanden sich stets bereit, tagelang die unterschiedlichsten Marmeladen zu kochen, in Gläser abzufüllen, die Gläser zu etikettieren, desgleichen Kekse und Lebkuchen zu backen und auf dem Weihnachtsmarkt zu verkaufen und dabei gleichzeitig auf unsere Arbeit aufmerksam zu machen. So konnten wir Jahr für Jahr dazu beitragen, die finanziellen Mittel aufzustocken. Dadurch waren wir u.a. auch in der Lage – unabhängig vom dem Hospiz zur Verfügung stehenden Budget – „kleine“ Wünsche der Sterbenden zu erfüllen.
Die Erfüllung letzter Wünsche war uns allen ein großes Anliegen, immer unter dem Leitsatz „Regie führt der Sterbende“:

Was er / sie will, wird versucht zu ermöglichen.

Die Hospizarbeit hat Türen geöffnet:

- Toleranz im Umgang und Verständnis für die sonderbarsten „letzten Wünsche" wurden geweckt. Ausspruch einer ehrenamtlichen Mitarbeiterin: „Man wundert sich über gar nichts mehr. Alles ist möglich oder wird möglich gemacht!"

Besondere Erfahrungen im ambulanten Hospiz

Unvergleichlich und außergewöhnlich waren Gespräche mit Sterbenden, die in Intensität und Vertrautheit einzigartig waren, sie waren Geschenk und Motivation für die Arbeit und gaben Kraft für weitere Begleitungen.
Die mehrmals im Jahr stattfindenden Wochenendseminare waren für uns ehrenamtliche Mitarbeiter Verpflichtung, Anregung, Herausforderung, Ansporn und Hilfe.

Ich erinnere u. a. folgende Themen:

- Märchen vom Loslassen und Abschiednehmen (Hans im Glück)
- Fremdes verstehen und akzeptieren, Eigenes anschauen und integrieren
- Tief ist der Brunnen der Vergangenheit – Biographie-Arbeit
- Gestaltung von Abschiedsritualen mittels Biographiearbeit
- Traum und Tod
- Der kleine Prinz
- Märchen von der Angst im Leben und viele andere mehr

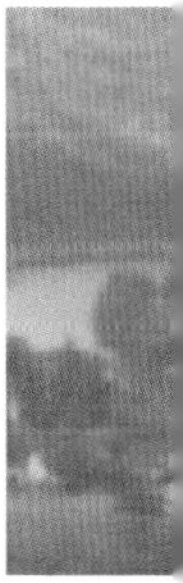

Besondere Ereignisse waren die Teilnahmen an Hospizkongressen und -tagungen mit unterschiedlichen Foren, Seminaren und Diskussionen, Einblicken in die Arbeit anderer Hospiz-Initiativen und damit die Teilhabe an einer bundesweiten sozialen Idee.
Emotionaler Höhepunkt in jedem Jahr war für mich das Abschiedsritual für alle, die im zurückliegenden Jahr verstorben waren. Jeder von uns gedachte derer, die er bis zum Tode begleitete, wir gingen im Pilgerschritt durch das „Labyrinth", setzten für jeden Toten ein Licht auf fließendes Wasser, gedachten seiner und tranken zum Abschluss auf „das Leben!"
In einer Feierstunde im Roten Rathaus wurde Ende der 90er Jahre unserem ambulanten Hospiz die Ehrennadel des Berliner Senats für außergewöhnliches Engagement in der Hospiz-Arbeit verliehen.

Ein Fernsehdreh

Um die Jahrtausendwende rückte die Hospizbewegung in den Blick der Öffentlichkeit. Die Medien griffen das Thema Tod und Sterben – bisher ein Tabu-Thema – auf. Sterben und Tod passen nicht in unsere an Jugendlichkeit und Leistung orientierte Welt. Der sterbende Mensch ist isoliert und stirbt oft schon den „sozialen Tod", vereinsamt, vor seinem eigentlichen Tod.

Ein Fernsehdreh

Der vormalige Sender SFB – heute RBB – beabsichtigte, im Rahmen der Sendung Quivive Beiträge über Sterbebegleitung, Sterbehilfe und Palliativmedizin zu drehen. Die Moderatorin der Sendung fragte bei unserem ambulanten Hospiz an, ob von den von uns Betreuten sich jemand bereitfinden würde, über sich und seine Situation vor laufender Kamera zu berichten.

Ich begleitete zu dieser Zeit eine an Darmkrebs erkrankte Frau, die „austherapiert" war und ihr Bett zuhause nur noch selten verlassen konnte. Nach kurzer Rücksprache willigte sie spontan ein, an dem Fernsehbeitrag mitzuwirken. Für sie bedeutete dieses Projekt Abenteuer und Ablenkung zugleich. Bei den Vorgesprächen mit dem Aufnahmeteam (Moderatorin, Kameramann, Tonmeister u. a.) wurde sie lebhaft. Sie genoss diese Ausnahmesituation

sichtlich. In ihren Antworten zum Thema Sterbebegleitung und Betreuung war sie klar und offen.
Als kurze Zeit später vom Team eines anderen Fernsehsenders die Anfrage zu Dreharbeiten zum Thema Patientenverfügung und Vorsorgevollmacht kam, war sie auch diesmal sofort zur Mitarbeit bereit, jetzt allerdings nur noch vom Bett aus. Die Dreharbeiten waren anstrengend für sie. Aber sie wollte diesen Dreh unbedingt. Endlich passierte etwas in ihrem Leben und sie spielte die „Hauptrolle"! Einige Wochen später sahen wir uns gemeinsam die Ausstrahlung beider Fernsehbeiträge an. Bald darauf musste sie wieder ins Krankenhaus, wenige Tage später starb sie.
Im Mittelpunkt der Hospiz-Arbeit war und ist stets der sterbende Mensch mit seinen Bedürfnissen. Häufig wird dann in den letzten Monaten, Wochen oder Tagen das Bedürfnis deutlich, eine Art Lebensbilanz zu ziehen, die wichtigsten Stationen seines Lebens aufzuzeigen, Erfolge, Niederlagen, Freude und Jubel. Es war nicht immer leicht, das passende Maß an Nähe und Distanz zu finden. Die „Lebensbeichten" waren unterschiedlich – manche haben mich sehr berührt und gingen mir nahe, bei anderen konnte ich die geforderte „professionelle Distanz" wahren.

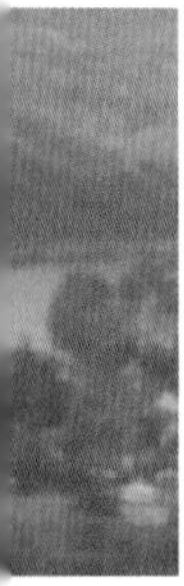

Manchmal war es schwierig, „versorgungsfreie" Zeiten mit den Sterbenden und deren Angehörigen zu vereinbaren. Da war es wichtig, von Beginn an für Klarheit zu sorgen, was ehrenamtliche Hospizarbeit leisten kann (d. h. eine Art Kontrakt zu schließen). Und darüber hinaus dem Sterbenden Zeit und Raum zu geben, sich auf sich und sein Sterben zu konzentrieren, um sozusagen nach „innen wachsen" zu können.

Hospizarbeit und Palliativmedizin

Die politische Szene hat sich im Laufe der Jahre verändert: Reaktion auf die inzwischen bundesweit organisierte und gesetzlich anerkannte Hospizarbeit (ambulant oder stationär) mit hauptamtlichen und zahlreichen ehrenamtlichen Mitarbeitern und inzwischen auch gesetzlich verankerter Finanzierung war die neue Fachrichtung in der Medizin – die Palliativmedizin.
Schon jetzt ist erkennbar und gängige Praxis, dass der Verwaltungsaufwand unverhältnismäßig hoch sein wird (z. B. die Zeit für zu erstellende Besuchsprotokolle und Dokumentation geht für den Kranken und Sterbenden als Zeit der Zuwendung verloren). Die Qualität der Arbeit hat sich verändert.

Palliativmedizin hat einen anderen Ansatz als Hospizarbeit

Während Hospiz-Mitarbeiterinnen sich in erster Linie den Sterbenden gegenüber zur Loyalität verpflichtet fühlen, dann der Hospizbewegung und erst dann gegenüber Institutionen, hat die Palliativmedizin einen völlig anderen Ansatz. Hier geht es um Formales-Beweisbares, Dokumentation zur Verwaltung/ Bürokratisierung, Qualitätskontrollen, Zertifizierungen, Abrechenbares – um ein anderes Verständnis von Sterbebegleitung.
Der letzte Lebensabschnitt, der von Krankheit und Schmerzen, Ohnmacht, Hilflosigkeit und Traurigkeit gekennzeichnet ist, bedeutet in der Hospizarbeit fast immer ein intensives Miteinander aller Beteiligten, mit Zuwendung, Zeit, menschlicher Wärme und Anteilnahme. So habe ich meine Arbeit im ambulanten Hospiz immer verstanden.

Anmerkungen und Literatur

Eisele, K.: Einsamkeit, John und Sandra; in Bödiker, M. (Hg.): Vermächtnis Sterbender, Science Publication 2009.

Otto von Leixner:
Trost

Otto von Leixner war österreichisch-deutscher Schriftsteller, Literaturkritiker, Journalist und Historiker. Aus dieser Vielfalt seines Schaffens heraus entstand das Zitat, das von jedem Ehrenamtlichen in der Hospizbewegung angenommen wird und einmal mehr aufzeigt, welch einen Raum die Begleitung einnimmt.

> Trösten ist eine Kunst des Herzens.
> Sie besteht oft nur darin,
> liebevoll zu schweigen und schweigend mitzuleiden.

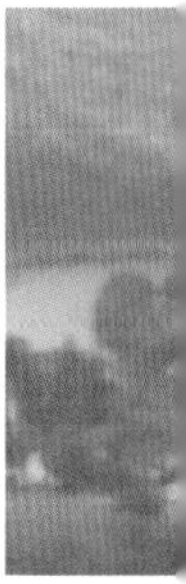

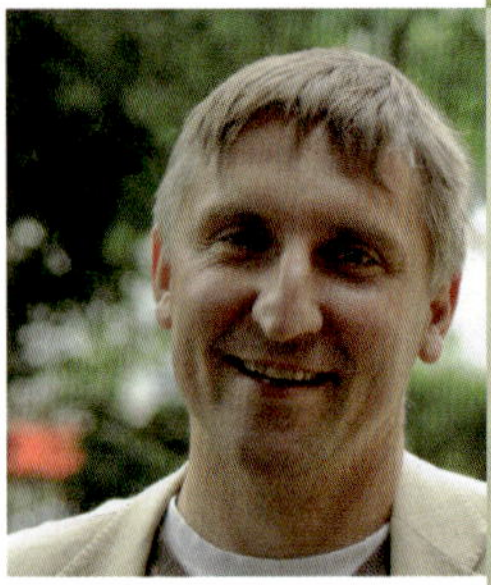

Dirk Blümke

geb. 1965, Diplomtheologe, Systemischer Supervisor (DGSv), Leiter der Fachstelle Malteser Hospizarbeit, Palliativmedizin & Trauerbegleitung (seit 1996), u. a. Weiterbildung Große Basisqualifikation Trauer (ALPHA), Klientenzentrierte Gesprächsführung (GWG), Tätigkeitsfeld Hospizarbeit, Palliativmedizin & Trauerbegleitung:

Seit 1990 in der Hospizarbeit ehren- und hauptamtlich in verschiedenen Funktionen tätig, seit 1992 in der Hospizbildungs- und Beratungsarbeit: u. a. Trainer Celler Modell, Führungsseminare (§ 39 a SGB V), Coach und Supervisor (seit 1999), 1990 – 1996 ehrenamtlicher Hospizbegleiter, Mitglied des Vorbereitungsteams zur Schulung Ehrenamtlicher (Celler Modell), Mitglied des Ak Hospiz der Hospizgruppe Freiburg e. V., 1994 – 1996 Projektstelle „Diözesanreferent für Hospizarbeit"; Malteser Hilfsdienst Freiburg, 1998 – 2001 (Gründungs-) Mitglied des Leitungskreises der ambulanten Hospiz- und Palliativberatungsdienstes „sinnan", Supervisor der Begleitungsgruppe (2002 – 2003), 2003 – 2009 Mitglied des Vorstandes DHPV (BAG Hospiz)

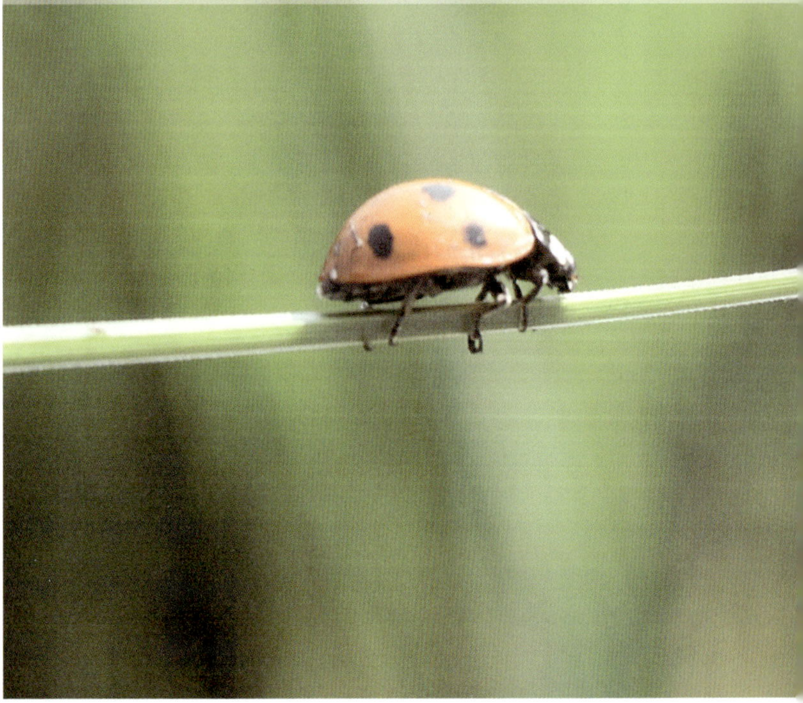

2.6 Unsere Arbeit kann sich sehen lassen: Wertschätzung und gleiche Augenhöhe!?

Ehrenamtliche Mitarbeiterinnen und Mitarbeiter verdienen Wertschätzung „auf gleicher Augenhöhe“. Damit ist alles gesagt. Ist doch in der Regel gemeint, dass die ehrenamtliche Mitarbeit durch hauptamtliche Mitarbeiter in ihrem „Eigen-Wert“ und „Mehr-Wert“ als Ergänzung zur hauptamtlichen Tätigkeit geschätzt, d.h. anerkannt wird. Dabei soll mit der „Wertschätzung auf gleicher Augenhöhe“ ein möglicherweise aufkeimender falscher Zungenschlag direkt ausgeschlossen sein, da die „gleiche Augenhöhe“ nichts Gnädiges oder gar Herablassendes zulässt. Die Richtungsanzeige scheint eindeutig. Hinter dieser Aussage steht zunächst einmal ein hoher Anspruch an die beruflichen Rollenträger, dem Ehrenamtlichen mit einer dementsprechenden Haltung zu begegnen. Ob es dabei bleiben kann, werden die folgenden Ausführungen verdeutlichen.

Schon an dieser Stelle wird deutlich, dass „Wertschätzung und gleiche Augenhöhe“ ein Ideal setzen, was „nice to have“, in der täglichen Praxis aus unterschiedlichen Gründen nicht immer gelebt, aber umso mehr ersehnt wird.

Was ist, was meint eigentlich der Begriff „Wertschätzung“? Was macht ihn so wichtig in der Ehrenamtsdiskussion?

Umgangssprachlich schätzen wir jemanden Wert, wenn wir diesen anerkennen, ihn respektieren und achten. Dies bezieht sich auf die ganze Person und seine Persönlichkeit. Wertschätzung beinhaltet demnach eine Bewegung auf einen anderen hin, und zwar mit aufrichtigem Interesse und (liebevoller) Zugewandtheit. Indem mir Wertschätzung von außen zuteil wird, berührt diese unmittelbar mein eigenes Selbst-Wert-Gefühl. Die Bedeutung des Begriffes „Wertschätzung“ für die mitmenschliche und damit annehmende Begegnung hängt also an dem, wie sich die wertgeschätzte Person hierzu verhält. Zweifellos wird dieses durch Vorerfahrungen maßgeblich beeinflusst.

Begriff Wertschätzung

Im Folgenden will ich Sie zu einem kleinen Exkurs einladen, der eine (subjektive) Einordnung des Begriffs „Wertschätzung“ vornimmt, Dimensionen eröffnet und letztlich auf die Bedeutung für das Verhältnis von Ehren- und Hauptamt zurückkommt:
In der sozialen Arbeit wird der Begriff „Wertschätzung“ geradezu inflationär verwendet. In der Regel bezieht sich dieser auf die Beziehungsqualität in der mitmenschlichen Begegnung.
Reflektiert taucht dieser Begriff in der personenzentrierten Gesprächsführung nach Carl Rogers auf.[1] Dort ist er eingebettet in die von Rogers geprägten drei Grundvariablen „uneingeschränkte positive Wertschätzung, Echtheit und Empathie“[2]. Rogers geht als Vertreter einer humanistischen Psychologie von einer positiven Grundannahme gegenüber den Menschen aus, die gekennzeichnet ist vom bedingungslosen Zutrauen in die Fähigkeit des Menschen, zu sich zu kommen, zu dem zu werden, der er ist; vorausgesetzt, ihm werden z.B. in der Therapie oder in anderer Weise Chancen zur Selbstverwirklichung eröffnet.[3]

Wertschätzung nach Carl Rogers

Rogers führt dabei den Begriffes der „bedingungslosen positiven Beachtung“ ein, den er synonym zu „Wertschätzung“ versteht: „Es bedeutet, eine Person zu schätzen, ungeachtet der verschiedenen Bewertungen, die man selbst gegenüber ihren verschiedenen Verhaltensweisen hat.“[4]

In der Weise, wie Rogers sich Menschen und Situationen annäherte, spürte er eine existentielle Bedürftigkeit der Menschen nach Vertrauen und Zutrauen. Ausgangspunkt war häufig ein Nicht-Verstanden-Sein oder Nicht-Verstehen-Können. Rogers sah sich als Therapeut im Geschehen selbst und entdeckte, wie sich über die eigene Person eine gelingende Beziehung entwickelte. Dieses führte er zurück auf die konsequente umgesetzte Haltung auf der Basis der oben beschriebenen Grundvariablen.[5] Der Therapeut selbst sollte echt (kongruent) und einfühlend verstehend (empathisch) auf der Grundlage der bedingungslosen Annahme (wertschätzend) in der Begegnung Beteiligter sein. Dies wirkt nicht als angelerntes Verhalten oder eine Technik. Ebenfalls schließt sich bei einem solchen Ansatz eine sich selbst distanzierende beobachtende Haltung aus, die sich lediglich als Spiegel ohne erkennbare innere Beteiligung versteht.
Die Auseinandersetzung mit Carl Rogers lohnt sich, kommt er doch zu Schlussfolgerungen, die uns in der Hospizbewegung, insbesondere in der Begleitungssituation, nicht fremd sind.

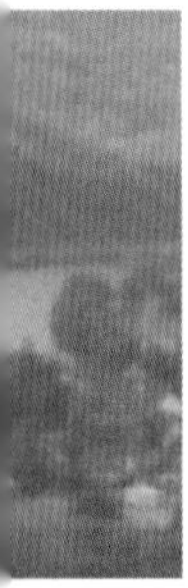

Auch wenn die Begleitenden keine Therapeuten sind, sei es hier erlaubt, dennoch eine Verbindungslinie zu suchen. Es ist der Therapeut mit seiner Haltung, die sich als Schlüssel zur mitmenschlichen Begegnung erweist. Diese ist es, die Selbstvertrauen in die eigenen Selbstentfaltungskräfte beim Klienten wecken kann.
Es ist die Haltung – einer der zentralen Begriffe in der Hospizarbeit – aus der heraus eine absichtslose, regelmäßig vereinbarte Begegnung zur Begleitung wird: non-direktiv, an dem Bedürfnis des Begleiteten orientiert, in der Begegnung Mensch zu Mensch. Das Wohlwollen, die Annahme des anderen, ungeachtet des Ansehens seiner Person, Kultur, Religion oder Rasse, steht im Mittelpunkt. Rogers hat nachgewiesen, dass eine auf solchen Säulen basierende Begegnung existentiell wirkt, das heißt den so Begleiteten in seiner Not erreicht und Ressourcen freisetzen kann.

Wertschätzung als bedingungslose positive Beachtung

In der Hospizarbeit und Palliativmedizin haben wir die gleiche erstaunliche Erfahrung gemacht. Wir können auf Beispiele verweisen, in denen Begleitungen Angehörigen und Sterbenden Mut gemacht haben, das zu tun, was für sie „dran" ist, mit der beglückenden Erkenntnis, dass zuvor als unmöglich Erachtetes möglich wurde.

Es ist diese Radikalität der bedingungslosen positiven Zuwendung zum Schwerkranken und seiner Familie, die sich als Haltung verändernd auswirken kann. Das Freiwerden innerer Kräfte entzieht sich der Steuerung von außen, gerade deshalb können sich in der zutrauenden Solidarität der Begleitung Momente hoher Intensität und Nähe und damit persönlicher Reifung und Entwicklung entfalten.

Kommen wir noch einmal auf Carl Rogers zurück. Er beschrieb Wertschätzung als „bedingungslose positive Beachtung" und eröffnete damit ebenfalls einen wertvollen Zugang im Miteinander zwischen Ehrenamt und Hauptamt. „Beachtung" bedeutet Zuwendung zum anderen, die ihm einen Wahrnehmungswert verleiht, den er unmittelbar als solchen erlebt. Wenn dies eine Bedeutung hat, dann fragt es sich, wie es um die Beachtung von Ehrenamt steht. Ist der „Bürgerhelfer" tatsächlich in einem personalen Sinn beachtet? Ist diese bedingungslose positive Beachtung denkbar, ohne dass diese an Glaubwürdigkeit (Echtheit) zu koppeln ist? Glaubwürdigkeit ist es dann auch, die in einer Begegnung den Menschen das Gefühl von Augenhöhe verleiht. Glaubwürdigkeit ist Ausdruck einer Authentizität, in der echtes und einfühlendes Verhalten, auf den Menschen und die Situation bezogen, als stimmig (kongruent) erlebt wird. Damit erst wird die bedingungslos positive Beachtung zu einem warmen wohligen Gefühl der Selbst-Bestätigung.

Nach dem Beschriebenen wächst eine ernst zu nehmende und ernst gemeinte Wertschätzung aus einer Haltung heraus, die Wohl will, und zwar das Wohl des anderen. Wohlwollen ist demnach, das, was ich auf andere hin ausdrücke oder das, was ich von einem anderen empfange. Übertragen auf unsere Fragestellung: Der Ehrenamtliche, der Wertschätzung erfährt, spürt dieses als ein Wohlwollen des anderen. Indem dem Ehrenamtlichen aktiv Anerkennung durch ein konkretes, auf eine bestimmte Situation bezogenes Lob zuteil wird, reagiert er als ganzer Mensch mit allen Sinnen. Wertschätzung hat demnach eine Dimension von Bekömmlichkeit, die es dem Empfangenden ermöglicht, dieses wohlig aufzunehmen.

Missbrauchsgefahren von Wertschätzung

Nun ist das bekanntlich mit dem „Loben" so eine Sache. Ohne dem Automatismus nachzugeben, der jedes Lob unter Generalverdacht einer heimtückischen Manipulation zu stellen scheint, verbindet sich mit einem ernst gemeinten Lob ein „gutes" Körpergefühl. Deshalb lautet eine Prüffrage ungefähr so: Wann wurden Sie das letzte Mal so gelobt, dass darin das ganze Wohlwollen der anderen Person bei Ihnen ankam? D.h. was machte dies im buchstäblichen Sinne bekömmlich und angenehm verdaubar?

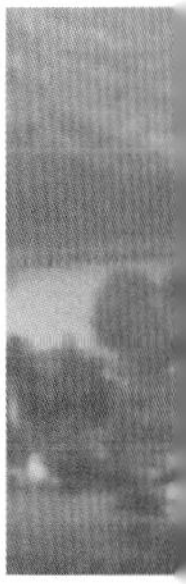

Eine Reflexion des Begriffes „Wertschätzung" muss sich auch der Frage stellen, wo eben dieser Begriff „Wertschätzung" im verwendeten hospizlichen Zusammenhang der Gefahr unterliegt, missbräuchlich verwendet zu werden?
Ehrenamtliche Mitarbeiter reagieren empfindsam, geradezu seismografisch auf „falsches" oder „daher gesagtes Lob", funktionalisierte Formen der Anerkennung und mangelhaftes Wohlwollen. Dies gilt zweifelsohne ebenso für jeden hauptamtlich Tätigen. Diese sinn-entleerte Form der Anerkennung ist Ausdruck einer oberflächlichen Begegnung.
Damit ist eine missbräuchliche Dimension von Wertschätzung beschrieben, die in der Konsequenz als Abwertung und Geringschätzung empfunden wird und die direkt auf die Person bezogen wirkt. Im Kern führt so Erfahrenes zur Demotivation. Interessant, aber in diesem Zusammenhang nicht nachzugehen, ist die persönliche Fähigkeit, Lob an sich selbst zuzulassen. Dies berührt ausschließlich den, der Wertschätzung erfährt, und lässt auch Wohlwollende ratlos erscheinen.
Ambivalent wird die Bedeutung des Begriffes „Wertschätzung" oft in Verbindung mit einer Organisation.

Wertschätzende Rahmenbedingungen nach Gunnemann

So hat Wertschätzung also wie oben beschrieben eine primäre Wurzel in der personalen Begegnung; sie drückt sich aber auch in Rahmenbedingungen aus, die ebenso als wertschätzend wie auch motivierend erlebt werden. Worin drückt sich demnach die „bedingungslose positive Beachtung" durch einen Dienst / eine Einrichtung aus?
Allgemein lassen sich nach Gunnemann folgende Rahmenbedingungen im Zusammenspiel zwischen Ehren- und Hauptamt festhalten, deren wertschätzender Charakter deutlich wird.[6]

- Klare Informations- und Kommunikationswege sind einzurichten, dabei gegenseitige Absprachen zu treffen und auch die gegenseitigen Erwartungen und Ansprüche zu klären.
- Die Art und Weise der Zusammenarbeit muss kontinuierlich reflektiert und ausgewertet werden.
- Ein klarer Arbeitsauftrag und definierte Zuständigkeiten sind Voraussetzung für eine gelungene Arbeitsteilung und das wechselseitige Rollenverständnis von Ehrenamt und Hauptamt.
- Ein gemeinsames Bewusstsein für eine gegenseitige Bereicherung und Kooperation in der Arbeit gilt es zu entwickeln.

- Für Hauptamt (HA) bedeutet die Arbeit von Ehrenamt (EA) eine Entlastung. Umgekehrt ist für EA fachliche und organisatorische Begleitung und Unterstützung von HA notwendig.
- Hauptamt soll Ehrenamt in der Eigenverantwortung stärken und an Entscheidungen konstruktiv beteiligen.
- Erfahrungen in der Arbeit der Ehrenamtlichen sind auch für Hauptamtliche von Interesse.
- Kontinuierliche Begleitung der Ehrenamtlichen durch hauptamtliche Ansprechpartner und Fort- und Weiterbildung sind zu ermöglichen.
- Berücksichtige ich die oben genannten gelingenden Faktoren, dann heißt dies u. a. zusammenfassend für die wertschätzenden Rahmenbedingungen in der Hospizarbeit und Palliativmedizin:
- Ehren- und Hauptamt unterscheiden sich „lediglich" durch ihre Aufgaben, Funktionen und ihren Verantwortungsbereich. Beide Gruppen arbeiten qualifiziert.
- Es bedarf Partizipationsformen des Ehrenamtes, Transparenz von Strukturen, Sicherheit für die Aufgabenstellung und in allem eine sich reflektierende regelhafte Kommunikation.
- Teilhabe an der sinnstiftenden Vision, die Kulturgeschichte im Umgang mit sterbenden Menschen und ihrer Angehörigen mitzuschreiben.

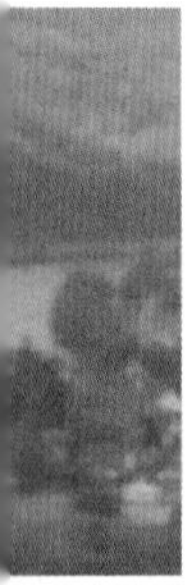

Inwieweit ein Ehrenamtlicher die eine Rahmenbedingung als wertschätzend empfindet und die andere nicht, mag subjektiv unterschiedlich sein.
Ich halte beispielsweise das Qualitätsmanagement-System bei den Maltesern für einen Beitrag zu den wertschätzenden Rahmenbedingungen, wohl wissend, dass dies nicht ungeteilten Zuspruch findet. Es regelt z. B. Rechte und Pflichten des ehrenamtlichen Engagements und beschreibt damit einen gesicherten (und versicherten) Rahmen, in dem Ehrenamtliche bei den Maltesern tätig werden. Der Anspruch auf Vorbereitung für den Dienst, Fort- und Weiterbildung sowie Praxisbegleitung (Supervision), regelmäßige Mitarbeitergespräche u. v. m. sind Bestandteile einer auf Gegenseitigkeit beruhenden Helfervereinbarung.
Wertschätzende Rahmenbedingungen nehmen ebenso den Ehrenamtlichen in die Pflicht wie sie die Fürsorgeverpflichtung der Organisation darstellen. Wertschätzung erweist sich dann sowohl im Zutrauen in und im Vertrauen auf die persönlichen Fähigkeiten und Möglichkeiten des Ehrenamtlichen, aber auch im Ziehen von Grenzen in Bezug auf den Einsatz in einer Begleitungssituation.
Rahmenbedingungen, die den Anspruch haben, Wertschätzung zu vermitteln, dürfen allerdings nicht im Funktionalen stehen bleiben. Die Organisation als solche muss im übertragenen und im konkreten Sinne Räume zur Verfügung stellen. In diesen kann soziale und spirituelle Begegnung als Gemeinschaft stiftend erlebt werden. Wertschätzendes Handeln der Organisation gegenüber seinen Mitarbeitenden bedeutet, Möglichkeiten der Teilhabe und der Mitsprache zu schaffen und sie in Kontakt zu halten mit der tragenden Vision. Hier spielen transparente Informations-, Kommunikations- und Entscheidungswege eine zentrale Rolle (vgl. Gunnemann). Diese Wertschätzung durch die Organisation spiegelt sich u. a. im Führungsverhalten seiner Verantwortlichen. Dies ist die Nahtstelle, an der Organisation und Führungsperson entweder gemeinsam Identität stiftend wirken oder es zum Riss kommt. Dies sagt aber natürlich auch aus, eine Organisation lebt davon, wie die Menschen darin sich entfalten und bewegen können.
Und hier schließt sich der oben begonnene Kreis. Ob ein Ehrenamtlicher oder ein Hauptamtlicher die Rahmenbedingungen in seinem eigenen Bewertungssystem als wertschätzend erlebt oder nicht, hängt von der Glaubwürdigkeit der institutionellen Vertreter, den Führungskräften, ab, egal ob diese selbst im Ehren- oder Hauptamt sind.
An dieser Stelle muss der Begriff „Wertschätzung" noch um eine weitere Facette ergänzt werden. Solange wir Wertschätzung personenbezogen verstehen, lässt sich die positive Bedeutung des Begriffes ohne Frage durchhalten. Eine weitere Ambivalenz ergibt sich, nimmt

man den Begriff wortwörtlich und bezieht diesen dann auf den Kontext, in dem sich Organisation bewegt und in dem sie betriebswirtschaftlich überleben will. Spätestens seitdem gesetzliche Regelungen im Hospiz- und Palliativbereich hauptamtliche Tätigkeiten mit ehrenamtlichem Engagement gekoppelt haben (§§ 37, 39 und 132 SGB V), ist der Wert des Ehrenamtes in einer Hinsicht berechenbar geworden. So wird beispielsweise ein sogenannter Eigenanteil von 10 Prozent, in den das Ehrenamt einbezogen wird, zum Betrieb des stationären Hospizes zugrunde gelegt. Die Zahl der Ehrenamtlichen trägt wesentlich zur Refinanzierung hauptamtlicher Koordinationskräfte in der ambulanten Hospizarbeit bei. Auch bei der ambulanten Palliativversorgung sind die ehrenamtlich geprägten Hospizdienste fester Bestandteil des Versorgungskonzeptes. Dies ist hospizideologisch durchaus gewollt, hat aber auch seine Tücken.

Wirtschaftliche Berechenbarkeit von „Wert-schätzung"

Die gesetzlichen Regelungen (seit 1998) hätten den Ausverkauf der ehrenamtlichen Hospizarbeit und den Anfang vom Ende ehrenamtlicher Mitarbeit bedeutet, führten einige Hospizler ins Feld. Der „Bürgerhelfer" aus der Hospizarbeit drohe Gefahr zu laufen, zum Lückenbüßer, zur billigen Arbeitskraft und zum randständigen Anhängsel verplant zu werden. Auch wenn man, so wie ich, die Chancen für die ehrenamtliche Mitarbeit aufgrund der gesetzlichen Änderungen sieht, sollte diese Kritik an den gesetzlichen Regelungen bzw. den befürchteten Entwicklungstendenzen ernst genommen werden. Dazu bedarf es einer Wachsamkeit, verbunden mit einer kritischen Auseinandersetzung.

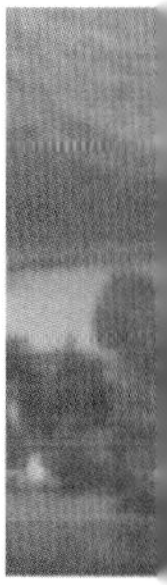

Nun ist „Wert-Schätzung" des Ehrenamtes immer auch schon unter wirtschaftlichen Gesichtspunkten gesehen worden – allen politischen Sonntagsreden zum Trotz. Unsere Volkswirtschaft könnte nicht so existieren, wäre nicht das bürgerschaftliche Engagement in Sport, Kultur und Sozialem allerorten spürbar. Das sprichwörtliche unbezahlbare Ehrenamt ist sich bewusst, dass es oft dort arbeitet, wo bezahlte Arbeit nicht zu finanzieren wäre. Nun hat die Beschäftigung mit dem „Geld-Wert" des Ehrenamtes nicht in sich schon etwas Ehrenrühriges. Auch kostet Ehrenamt de facto Geld. Vorbereitung, Vorträge, Fortbildung, Supervision, Fahrtkostenerstattung, Sommerfest und nicht zuletzt die eine oder andere flankierende hauptamtliche Unterstützung ist in der Regel nicht unentgeltlich zu bekommen. Je größer die Organisationsform, desto notwendiger sind strukturierende, sichernde Maßnahmen (s. o.).

Wie viel Hauptamt ist das Ehrenamt wert? Wie viel ist angemessen?

Wie verhalten sich Ehrenamt, Sterbebegleitung und Hauptamt zueinander? Diese Fragen werden nicht nur von Geschäftsführern, sondern auch von Krankenkassen gestellt. Wie lautet die „Kennzahl", der Personalschlüssel, der angemessen erscheint?

Die finanziellen Möglichkeiten eines ambulanten Dienstes stehen im direkten Zusammenhang mit der Anzahl der Ehrenamtlichen und deren Leistungsfähigkeit. Das Zwiespältige beruht deshalb nicht allein auf einer abstrakten Abhängigkeit des Dienstes und des Hauptamtes von der Fähigkeit, Ehrenamtliche zum Engagement zu ermutigen bzw. dieses weiter zu fördern. Es besteht eine tatsächliche unmittelbare existentielle Abhängigkeit des Hauptamtes vom Ehrenamt. „Wertschätzung" von Ehrenamt kann folgerichtig auch in einem direkten Zusammenhang zum Stellenplan und Jahresbudget verstanden werden. Damit hat auch die personale Wertschätzung etwas von der (absichtslosen) Bedingungslosigkeit verloren und steht letztlich in der Spannung, die eigene Echtheit (des Hauptamtes) nicht zum Preis existentieller Not werden zu lassen. Dies ist angesichts manch angespannter Lebens- und Arbeitswelten ein schwieriges Unterfangen.

Was bedeutet Wertschätzung auf Augenhöhe?

Deshalb braucht es in der Frage der Wertschätzung auf Augenhöhe ein Bewusstsein der Gegenseitigkeit. Es bedarf einer in diesem Sinne aufgeklärten Sichtweise, dass Wertschätzung im hospizlichen Kontext natürlich kein therapeutisches Setting oder gar eine heile Welt beschreibt, sondern im besten Sinne die Begegnung von selbst-bewussten Menschen, die sich einer gemeinsamen Vision verschrieben haben. Jeder, ob Haupt- oder Ehrenamtlicher, bringt sich mit der eigenen Biografie und seinem Lebensentwurf mit ein. Ehrlicherweise müsste dann auf Augenhöhe eingestanden werden, dass Haupt- und Ehrenamt einander bedürfen. Da wir mit Rogers immer auch die Selbst-Beachtung pflegen sollten, kommt eben der Selbstwert im besten Sinne nicht nur als Bestätigung des anderen, sondern aus mir selbst heraus. Wertschätzung berührt so die Anerkennung, die ich mir selbst bereit bin zu geben und der es wohl tut, wenn dieses auf Bestätigung von außen fällt. Die Wirkung von Wertschätzung, in dieser Weise erfahren und reflektiert, kann Ziel auf dem Weg zu einer Haltungsänderung sein, das an mir selbst Erfahrene auch an andere weiterzugeben. Wertschätzender Umgang als Ausdruck hospizlicher Haltung tut, in dieser Weise gelebt, der gesamten Bewegung und der darin begründeten Kultur-„Revolution" gut.

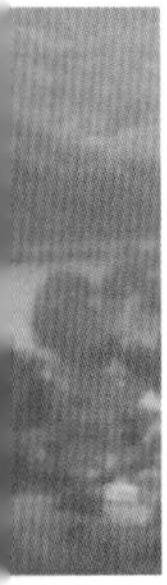

Es ist ein Verdienst der Hospizbewegung, solche Fragestellungen nach Wertschätzung auf Augenhöhe in den Gesamtzusammenhang mitmenschlicher Beziehung und Begegnung zu stellen, die über diese und den Dienst / Einrichtung das ganze Netzwerk umfasst. Die Existentialität der Bedrohung durch Sterben, Tod und Trauer wird dann vielleicht aushaltbarer und tragfähig durch Gemeinschaft, wo diese in eine wohlwollende Berührung kommt mit einer Wertschätzung auf Augenhöhe, personal wie strukturell.

Anmerkungen und Literatur

1 Rogers, C.R.: Eine Theorie der Psychotherapie, der Persönlichkeit und der zwischenmenschlichen Beziehungen. Köln, 1991.

2 Zimbardo, P.G.: Psychologie, Berlin Heidelberg New York 1995 (5. Aufl.) S. 677 f.

3 Das macht Rogers zu einem der „Begründer" der sog. Humanistischen Psychologie. (vgl. Zimbardo, ebd. S. 492 f). Die von Rogers begründete personen- bzw. klientenzentrierte Psychotherapie etablierte sich in der Folge als non-direktive Gesprächspsychotherapie.

4 Rogers, C.R.: Eine Theorie der Psychotherapie, der Persönlichkeit und der zwischenmenschlichen Beziehungen. Köln, 1991. S. 34 f .

5 Rogers, C. R.: Entwicklung der Persönlichkeit: Psychotherapie aus der Sicht eines Therapeuten, Stuttgart 1994 (10. Aufl.), S. 276 f.

6 Torsten Gunnemann stellte in Berlin vor gut einem Jahr „best practice-Beispiele" vor. Vortrag Rahmenbedingungen für die Zusammenarbeit von Haupt – und Ehrenamt, Fachtagung 8. u. 9.11.2007 des Bundesnetzwerk Bürgerschaftlichen Engagements.

Albert Schweitzer:
Schafft euch ein Nebenamt

Albert Schweitzer geht der Frage nach, warum ein Mensch etwas für den anderen Menschen tut. „Schafft euch ein Nebenamt…“ wird somit zum Ausdruck dessen, was wir in der Hospizbewegung oft erfahren.

> Schafft euch ein Nebenamt, ein unscheinbares, womöglich ein geheimes Nebenamt!
> Tut die Augen auf und suchet, wo ein Mensch ein bisschen Zeit, ein bisschen Teilnahme, ein bisschen Gesellschaft, ein bisschen Fürsorge braucht.
> Vielleicht ist es ein Einsamer, ein Verbitterter, ein Kranker, ein Ungeschickter, dem du etwas sein kannst. Vielleicht ist's ein Greis, vielleicht ein Kind.
> Wer kann die Verwendungen alle aufzählen, die das kostbare Betriebskapital, Mensch genannt, haben kann!
> An ihm fehlt es an allen Ecken und Enden.
> Darum suche, ob sich nicht eine Anlage für dein Menschentum finde.
> Lass dich nicht abschrecken, wenn du warten oder experimentieren musst. Auch auf Enttäuschungen sei gefasst.

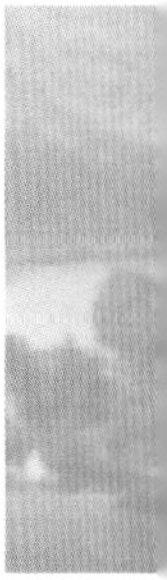

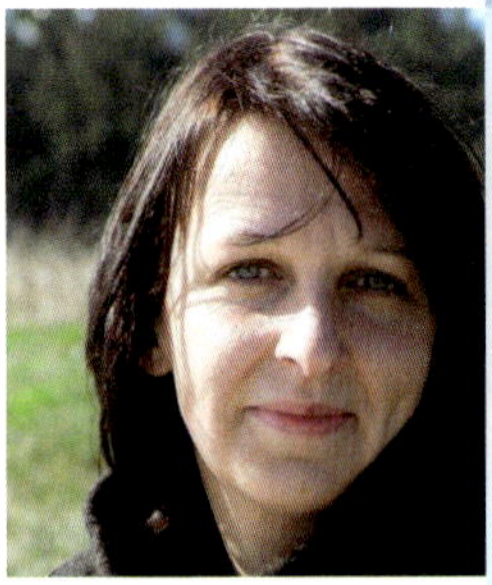

Anja Olef

geb. 1972, Dipl. Sozialarbeiterin/-pädagogin & Heilerziehungspflegerin, seit 2001 Koordinatorin Osnabrücker Hospizverein. Der Wunsch mit Menschen zu arbeiten, die von Krankheit, Behinderung und Pflegebedürftigkeit betroffen sind, war bei ihr von Jungend auf an vorhanden. Der Weg zur Hospizarbeit ist über verschiedene Einrichtungen der Behinderten- und Altenhilfe verlaufen und mündete in dem Anliegen, einen Beitrag zur menschlichen und bewussten Begleitung sterbender und trauernder Menschen zu leisten. Nach einigen Jahren als Koordinatorin ist ihre Achtung vor dem Tun der ehrenamtlichen Kräfte stetig gewachsen und sie arbeitet gerne mit ihnen zusammen.

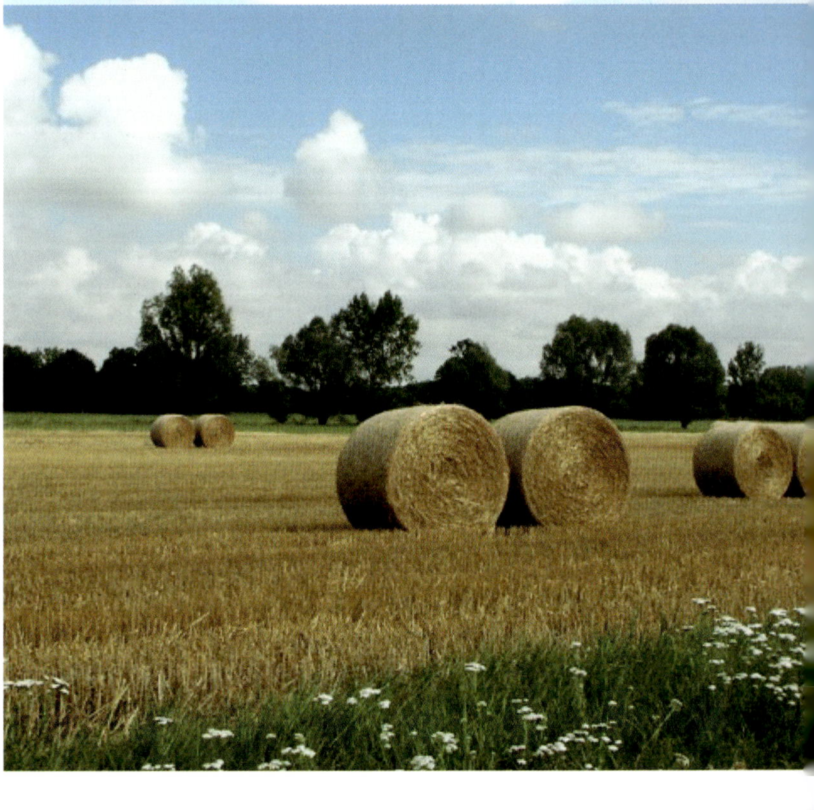

2.7. Unsere Arbeit kann sich sehen lassen: Verpflichtung, Arbeitsfelder und Dokumentation

Verpflichtung

Präambel des DHPV

Grundsätzlich ist es von Nöten, dass jeder Mitarbeitende in einer Hospizinitiative mit dem Leitbild der Hospizbewegung in Deutschland übereinstimmt. Diese sollte sich an die Präambel des Deutschen Hospiz- und PalliativVerbands anlehnen:

- „...Die Hospizarbeit und Palliativversorgung zielen darauf, dass die Rechte und Bedürfnisse der Sterbenden und der ihnen nahe Stehenden eingehalten und gestärkt werden. Im Zentrum stehen die Würde des Menschen am Lebensende und der Erhalt größtmöglicher Autonomie. Voraussetzung hierfür sind die weitgehende Linderung von Schmerzen und Symptomen schwerster lebensbeendender Erkrankungen durch palliativärztliche und palliativpflegerische Betreuung sowie eine psychosoziale und spirituelle Begleitung der Betroffenen und ihrer Angehörigen. Diese Arbeit geschieht in Zusammenarbeit von multidisziplinären Teams unter wesentlicher Einbeziehung von qualifizierten Ehrenamtlichen. Sie ist letztlich ausgerichtet auf eine Verbesserung und Erhaltung der Lebensqualität von schwerstkranken und sterbenden Menschen.
- Dies schließt Tötung auf Verlangen und Beihilfe zur Selbsttötung aus. ..."
  (Präambel, Deutscher Hospiz- und PalliativVerband e.V.)

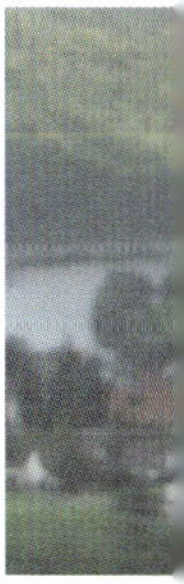

Bevor ehrenamtliche Kräfte in den ambulanten und stationären Sterbe-, Angehörigen- und Trauerbegleitungen eingesetzt werden, muss ein „Grundkurs Hospizarbeit" absolviert werden. Dieser umfasst ca. 90 Stunden und erstreckt sich über mehrere Monate, damit ein prozesshaftes Hineinwachsen in die Themen, Sterben, Tod und Trauer geschehen kann. Die Inhalte dieses Kurses sollten sich an das Curriculum der Bundesarbeitsgemeinschaft für Hospizarbeit, heute Deutscher Hospiz- und Palliativverband, anlehnen.

Verpflichtungen der Ehrenamtlichen

Jede ambulante Begleitung und stationäre Einzelbegleitung erfolgt von Seiten der ehrenamtlichen Kraft freiwillig. Die MitarbeiterInnen sollten ihre eigenen Belastungs- und Einsatzfähigkeiten im Blick haben. Dies kann den zeitlichen Rahmen einer Begleitung, die Persönlichkeit des zu Begleitenden oder die weiteren Umstände der Begleitung betreffen. Die Absprachen zwischen dem Ehrenamtlichen und der Koordinatorin bzw. zwischen dem Ehrenamtlichen und den betroffenen Menschen müssen zuverlässig eingehalten oder bei Bedarf im Gespräch verändert werden.
Bei Beendigung einer Begleitung, durch Tod, Verbesserung der Situation oder anderes muss die Koordinatorin / der Koordinator informiert werden.

Ehrenamtliche Kräfte erfahren Unterstützung und Austausch in ihrer Hospizgruppe und / oder einer speziellen Supervisionsgruppe. Die regelmäßige Teilnahme an diesen Treffen ist verpflichtend. Dies stellt sicher, dass die ehrenamtlichen MitarbeiterInnen ihre Arbeit reflektieren können, Unterstützung erfahren, im Verein bzw. in der Organisation involviert bleiben und Informationen ausgetauscht werden. Neben diesen Kriterien ist die Hospizgruppe ein Instrument zur Qualitätssicherung.
Innerhalb der Gruppen ist Zuverlässigkeit unverzichtbar. Bei Verhinderung muss die Leitung benachrichtigt werden.

Alle Mitarbeiterinnen und Mitarbeiter unterliegen der Schweigepflicht und dürfen mit Außenstehenden, hierzu zählen auch Familienangehörige, keine Gespräche über die Betroffenen führen. Die Schweigepflicht gilt über den Tod des Betroffenen hinaus und umfasst auch die Inhalte der Gruppenabende. Die Sicherstellung ist durch Unterschrift zu leisten.
Ein kleines Geschenk als Geste der Anerkennung kann angenommen werden, finanzielle Geschenke jedoch nicht. In diesem Fall kann auf das Spendenkonto der Hospizinitiative verwiesen werden.

Jede Begleitung bedarf der dokumentarischen Erfassung. Wenn die Hospizinitiative eine Förderung nach § 39a SGB V erfährt, muss diese bei den Betroffenen geführt werden. Datum, Zeitraum der Begleitung und grober Inhalt der Begleitung werden in dem jeweiligen Bogen der Initiative erfasst.

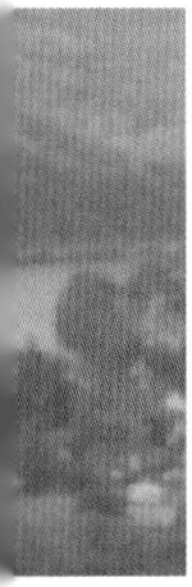

Die Erfassung ermöglicht die finanzielle Förderung durch die Krankenkassen, die statistische Erfassung und Wertschätzung der geleisteten Arbeit und ist wiederum ein Instrument der Qualitätssicherung.
Ist von Seiten der ehrenamtlichen Kraft eine Pause in den Begleitungen und / oder der Teilnahme in der Hospizgruppe gewünscht, erfordert dies die Absprache mit der Koordinatorin und, wenn vorhanden, der Leitung der Hospizgruppe.
Bei Pausen die den zeitlichen Rahmen von etwa einem Jahr überschreiten, sollte die ehrenamtliche Tätigkeit zunächst offiziell beendet werden. Ein Wiedereinstieg ist grundsätzlich möglich.

Arbeitsfelder

Arbeitsfelder

Ambulante Sterbebegleitung

In der ambulanten Begleitung sterbender Menschen gehen Ehrenamtliche zu den Betroffenen nach Hause, um sie dort zu unterstützen und sich an ihre Seite zu stellen. Sie verfolgt in vielen Fällen auch den Wunsch, das Sterben in der vertrauten Umgebung möglich zu machen.
Die Begleitung geschieht in Würde, mit Respekt und unter Achtung des ganzen Menschen und seiner Bedürfnisse.
Jede Begleitung ist anders und richtet sich nach den individuellen Vorstellungen der Menschen und den Absprachen mit der Begleiterin bzw. dem Begleiter, z. B.

- Am Bett sitzen
- Trösten
- Miteinander reden
- Gemeinsam schweigen
- Etwas vorlesen
- Da sein

Begleitung kann von allen Betroffenen in Anspruch genommen werden, die eine Begleitung wünschen, deren Erkrankung ein fortgeschrittenes Stadium erreicht hat und deren wahrscheinliche Lebenserwartung sich auf wenige Wochen und Monate beschränkt.
Pflegeleistungen werden durch Ehrenamtliche nicht erbracht.

Ambulante Angehörigenbegleitung

In der Regel ist die Begleitung von Angehörigen nicht von der Begleitung des sterbenden Menschen zu trennen. Dennoch gibt es Situationen, in denen nur der nahestehende Mensch

Begleitung erfährt oder verschiedene ehrenamtliche Personen bei dem Erkrankten bzw. dem Angehörigen zum Einsatz kommen.
In der Begleitung von Angehörigen und Freunden geht es um die psychische Unterstützung in dem Prozess des nahenden Verlustes, aber auch um ganz praktische Hilfen.
Gespräche und wirkliches Zuhören stehen im Vordergrund. Oftmals wird aber auch Entlastung geschaffen durch die Möglichkeit, das Haus zu verlassen, während die ehrenamtliche Kraft bei dem erkrankten Menschen bleibt.

Ambulante Trauerbegleitung

Nach einer vorausgegangenen Sterbebegleitung oder auch ohne hospizliche Unterstützung vor dem Verlust können Hinterbliebene Trauerbegleitung erfahren. In der Regel besucht auch hier die ehrenamtliche Kraft die Menschen zu Hause, aber auch dem Wunsch eines Ortswechsels kann entgegengekommen werden. Inhalt der Begleitung ist häufig das Zuhören, da sein und aushalten der verwirrenden Gefühle.

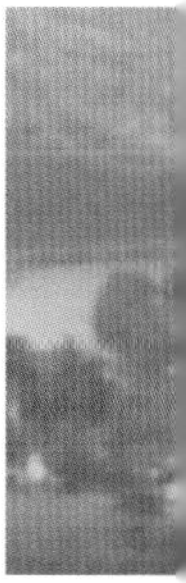

Begleitung in Heimen

Für viele Menschen ist das Altenheim, Behindertenheim oder ein psychiatrisches Heim das Zuhause in ihrer letzten Lebensphase. Somit findet auch hier Begleitung durch ehrenamtliche Mitarbeiterinnen statt. Die Voraussetzungen sind hier dieselben wie im Fall der häuslichen Begleitung. Der betroffene Mensch muss über die Begleitung informiert sein und diese wünschen und sich in einem Sterbeprozess befinden.

Begleitung in Krankenhäusern

Eine Begleitung kann immer auch im Krankenhaus beginnen und hier fortgesetzt werden, wenn eine Verlegung von zu Hause nötig ist, und mit dem Tod des Betroffenen auch dort beendet werden.

Trauercafé

In vielen Hospizinitiativen haben sich inzwischen Trauercafés etabliert. Dies ist ein offenes Angebot für alle von Verlust betroffenen Menschen. Sie erfahren hier Austausch, lernen andere Trauernde kennen und können das Gespräch mit den ehrenamtlichen Kräften suchen. Die Aufgabe der Mitarbeiter kann sowohl in der Organisation des Cafés bestehen als auch in der Gesprächsführung und -strukturierung mit und zwischen den Hinterbliebenen.

Büro und Verwaltung

Viele Hospizvereine werden auch im Büro durch ehrenamtliche Kräfte unterstützt und manche ausschließlich durch diese verwaltet. Das Aufgabenspektrum kann den Telefondienst, Postversand, Erstellen von Statistik, Botengänge, Archivierung, Abheften, aber auch die Gestaltung der Website und die Arbeit an Hard- und Software beinhalten.

Öffentlichkeitsarbeit

Dokumentationspflicht

Projekte der Öffentlichkeitsarbeit werden oft von Ehrenamtlichen mitgestaltet. Zusammenarbeit mit der örtlichen Presse, Organisation von Veranstaltungen, Informationsabende und -stände und die Gestaltung und Verteilung von Faltblättern und Handzetteln, auch die Mitarbeit in Schulen etc. kann hier genannt werden.
Jede Begleitung in den beschriebenen Arbeitsfeldern erfolgt gänzlich unentgeltlich.

Dokumentation

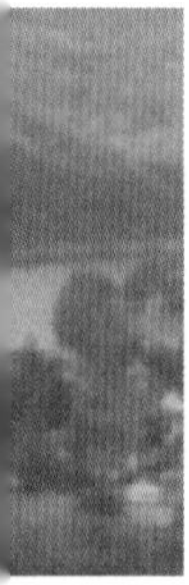

Dokumentation der ambulanten Sterbe-, Angehörigen- und Trauerbegleitungen (Heime, Krankenhäuser)

Geht eine Begleitanfrage bei einer Hospizinitiative ein, so wird diese in der Regel von der Koordinatorin entgegengenommen und ein entsprechender Begleitbogen oder eine Aufnahmekarte ausgefüllt. Dieser Bogen erfasst

- Stammdaten wie Name, Vorname, Alter, Wohnort, Telefonnummer der betroffenen Person
- Daten des Anrufers, bzw. eines zu kontaktierenden Ansprechpartners, falls diese von den Angaben des Betroffenen abweichen
- Situation des Betroffenen wie Erkrankung, Grad der Pflegebedürftigkeit, Pflegeprobleme, medizinische Probleme, Grad der Orientierung, familiäre Situation, physische und psychische Stabilität, Ressourcen usw.

Detaillierter ausgefüllt wird der Bogen dann im bzw. nach dem ersten Kontakt durch die Koordinatorin. Die ehrenamtliche Kraft erhält zu Beginn der Begleitung einen speziellen Dokumentationsbogen, der am Bett bzw. bei den betroffenen Menschen zu Hause zu führen ist. Dieser unterscheidet sich von Hospizdienst zu Hospizdienst sehr und ist noch nicht standardisiert.

In der Regel ist auf diesem durch den Hospizdienst Wesentliches benannt

- Stammdaten
- Identifikationsnummer
- Auftrag (Sterbe-, Angehörigen-, Trauerbegleitung, Spirituelle Begleitung etc.)
- Wohnsituation
- Aufenthaltsort zu Beginn
- Bedingungen der ambulanten Versorgung.

Die Aufgabe der ehrenamtlichen Kräfte liegt in der konkreten Angabe der einzelnen Kontakte.
Datum, Zeitraum der Begleitung und Art der Begleitung sind zu erfassen. Die Art der Begleitung beschäftigt sich mit den eigentlichen Inhalten, z. B. Gespräche, die geführt wurden, gemeinsames beten, spazieren gehen, etwas vorlesen usw., auch Telefonate und Kontakte mit weiteren Angehörigen oder vernetzten Diensten sollten dokumentarisch festgehalten werden

Nach Beendigung der Begleitung wird eine Stellungnahme zum Abschlussort (Zuhause, Altenheim, Krankenhaus, stationäres Hospiz), Abschlussdatum und Begründung der Beendigung (Tod, Besserung der Situation, Umzug usw.) erwartet. Diese Angaben sollten außerhalb der häuslichen Umgebung des Betroffenen aufgelistet werden.
Abschlussbesuche und die Teilnahme an der Beerdigung finden Erwähnung.

Die Begleitung über den Tod hinaus in Form einer Trauerbegleitung für die Angehörigen bedarf eines gesonderten Dokumentationsbogens.

Dokumentation Trauercafé
Die statistische Erfassung der ehrenamtlichen Arbeit in einem Trauercafé wird zeitlich unterteilt in organisatorische Mitarbeit und die Unterstützung im Café selber.
Organisatorische Mitarbeit:
- Zeitliche Erfassung der gemeinsamen Vorbereitungstreffen
- Zeitliche Erfassung der Organisation des Cafés in Form von z. B. Kuchen backen oder bestellen, Einkäufe erledigen, Blumenschmuck gestalten, Kopien erstellen, Teilnahmelisten erstellen etc..

Inhaltliche Mitarbeit:
- Zeitliche Erfassung der Gestaltung der Räume, Vorbereitung der Speisen und Getränke, Tische decken etc.
- Zeitliche Erfassung der praktischen Durchführung des Cafés
- Zeitliche Erfassung des Aufräumens

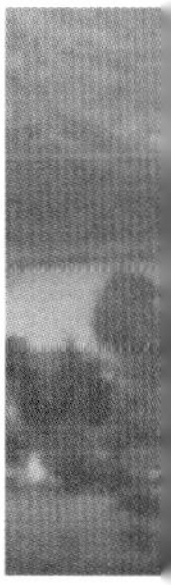

Eine inhaltliche Erfassung der Gespräche und Abläufe innerhalb des Cafés ist nur bedingt sinnvoll, da in der Regel mit einer Fülle von Menschen mit unterschiedlichsten Themen und persönlichem Befinden in ihrer Trauer gesprochen wird. Eine inhaltliche Dokumentation ist angemessen bei außergewöhnlichen Ereignissen und Fragestellungen.

Die Angaben sollten schriftlich und für ein ganzes Jahr erfasst werden.

Ist das Café ausschließlich durch Ehrenamtliche besetzt, sollten weitere Aussagen über Anzahl der Teilnehmer, Spendenaufkommen und Anzahl der Ehrenamtlichen erfolgen.

Dokumentation Büro, Verwaltung und Öffentlichkeitsarbeit
Die Dokumentation der Büro- und Verwaltungsarbeiten umfasst die Benennung der Tätigkeit, Datum und Stundenzahl.

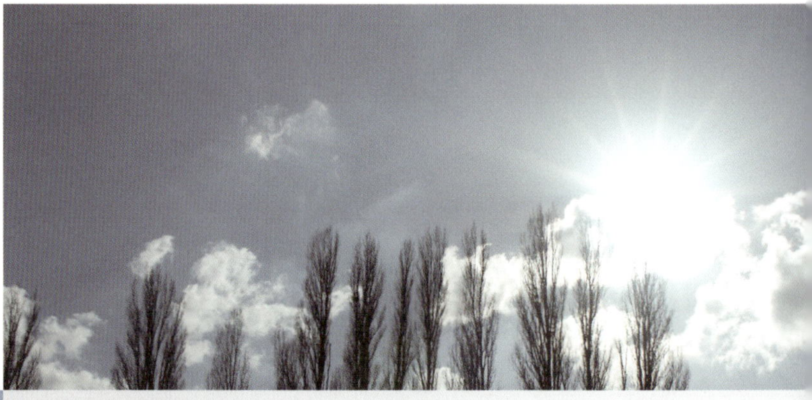

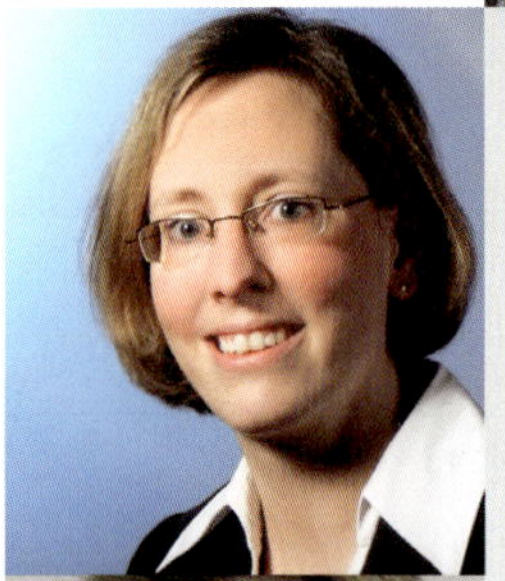

Dr. Julia von Hayek

Studium der Soziologie, als Soziologin über mehrere Jahre intensiv mit der bundesdeutschen Hospiz- und Palliativarbeit beschäftigt. 2006 Promotion über die institutionelle Ordnung im ambulanten Hospizdienst Christophorus Hospiz Verein in München, im Anschluss daran wissenschaftliche Mitarbeiterin im Forschungsprojekt „Sterben, dort wo man zu Hause ist…– Organisation und Praxis von Sterbebegleitungen in der ambulanten Hospizarbeit" (Universität Augsburg). Seit 2008 zertifizierte Case Managerin, seit 1.12.2009 zuständig für die Presse- und Öffentlichkeitsarbeit in der Geschäftsstelle des Deutschen Hospiz- und PalliativVerbandes e.V..

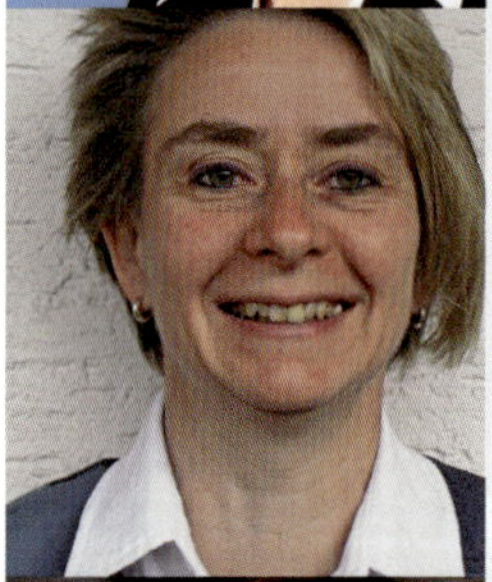

Dr. Christine Pfeffer

geb. 1961. Bankkauffrau u. Krankenschwester, tätig in den Bereichen Innere Medizin und Psychiatrie. Studierte Soziologie, Psychologie u. Informatik a. d. Universität Siegen. Promotion mit Forschungsarbeit im Bereich der stat. Hospiz- und Palliativarbeit. Tätigkeit als wissenschaftliche Referentin bei der Bundesarbeitsgemeinschaft Hospiz e.V. (heute DHPV e.V.). Wissenschaftliche Mitarbeiterin im Forschungsprojekt „Sterben dort, wo man zu Hause ist…" an der Universität Augsburg. Forschungen zur gesundheitlichen Situation von Migranten. Leiterin des Ambulanten Bereichs im Hospiz Stuttgart. Ausgangspunkt für die Hinwendung zur Hospizarbeit waren die Erfahrungen mit Sterben und Tod in der Zeit als Krankenschwester.

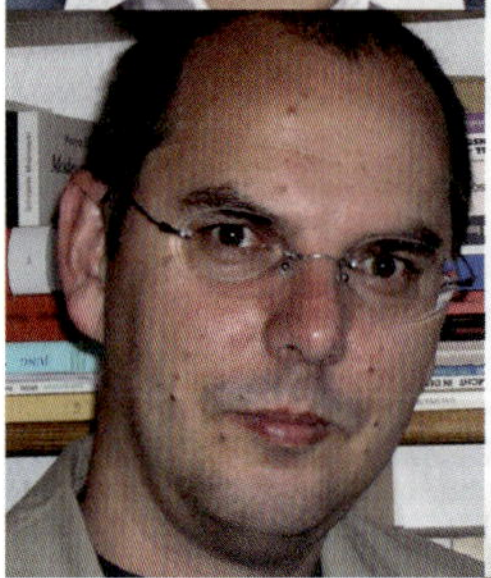

Prof. Dr. Werner Schneider

geb. 1960, Professor für Soziologie an der Universität Augsburg, studierte Soziologie, Psychologie und Pädagogik an der Ludwig-Maximilians-Universität München, promovierte im Bereich Familiensoziologie, Habilitationsschrift über die Debatte zum Transplantationsgesetz in Deutschland (Schneider, W.: „So tot wie nötig – so lebendig wie möglich!" Münster: Lit-Verlag 1999). In den 1990ern u.a. im Bereich der beruflichen Fortbildung für medizinisches Fachpersonal tätig, insbesondere mit der Betreuung Sterbender in der Klinik und Hospiz. Seither verschiedene Forschungsprojekte zum gesellschaftlichen Umgang mit Sterben und Tod, z.B. zur Praxis der ambulanten Hospizarbeit sowie aktuell zur Einführung und Umsetzung der spezialisierten ambulanten Palliativversorgung (SAPV). Diverse Veröffentlichungen.

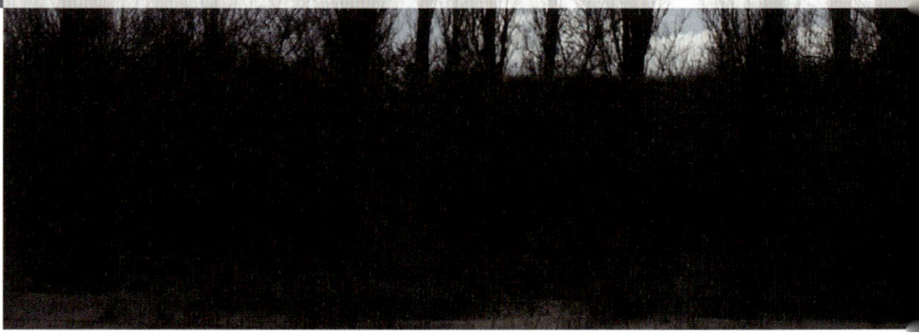

2.8 Hospiz schafft Wissen
Ehrenamtliche unter der Lupe der Wissenschaft

Zum Projekt

Forschungsprojekt ambulante Hospizarbeit

Ziel des Projektes war es, die Praxis ambulanter Hospiz- / Palliativarbeit zu untersuchen. Die zentrale Leitfrage dabei lautete: Was kennzeichnet ambulante Hospiz- / Palliativarbeit aus der Sicht der haupt- und ehrenamtlichen Hospizmitarbeiter, der kooperierenden Fachstellen, der Sterbenden und ihrer Angehörigen? Im Mittelpunkt des Forschungsinteresses standen somit die vorherrschenden Handlungsmuster in der ambulanten Hospiz- / Palliativarbeit sowie die Vorstellungen, Ideen und Werte, die aus Sicht der Beteiligten ihre jeweiligen Handlungsweisen orientieren und begründen. Das Forschungsdesign verknüpfte zwei Vorgehensweisen: In einem ersten qualitativ-explorativen Forschungsschritt wurden acht anhand unterschiedlicher Merkmale ausgewählte Einrichtungen in sogenannten Feldforschungen vor Ort untersucht. Mittels teilnehmender Beobachtung, ausführlichen Interviews und Gruppendiskussionen wurde eine Vielzahl an qualitativen Daten erhoben und ausgewertet (insgesamt wurden ca. 100 Interviews und Gruppendiskussionen durchgeführt sowie zahlreiche Beobachtungsprotokolle und Dokumentationsmaterial aus den einzelnen Einrichtungen gesammelt). In einem zweiten Schritt wurde ergänzend zu diesen Befunden eine standardisierte schriftliche, deutschlandweite Befragung von 404 ambulanten Hospizdiensten durchgeführt, zu denen insgesamt ca. 3000 Fragebögen von haupt- und ehrenamtlichen MitarbeiterInnen ausgewertet wurden.

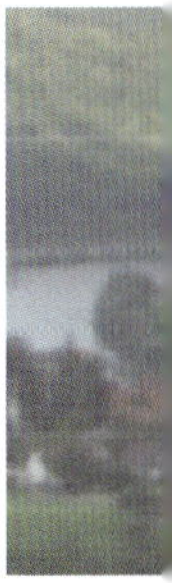

Zum Projektablauf

Projektablauf

Nach einer ersten Anschubfinanzierung für die Antragstellung durch die Bundesarbeitsgemeinschaft Hospiz (BAG Hospiz e. V.; jetzt Deutscher Hospiz- und PalliativVerband e. V. DHPV) wurde das Forschungsprojekt „Sterben dort, wo man zuhause ist… – Zur Praxis der Sterbebegleitung in der ambulanten Palliativ- und Hospizarbeit" zwischen Anfang August 2006 und Ende September 2008 von der Deutschen Krebshilfe finanziell gefördert. Das Projekt wurde in Kooperation mit dem DHPV, dem Dachverband von nahezu 1000 Hospiz- und Palliativeinrichtungen, organisiert und an der Universität Augsburg durchgeführt.

Zu den Ergebnissen

Ergebnisse

Wer leistet ambulante Hospizarbeit? Dies sind ganz überwiegend Frauen im höheren bzw. fortgeschrittenen Alter mit eher höherem Bildungsniveau. Bei hauptamtlichen Tätigkeiten haben diese häufig eine medizinisch-pflegerische Ausbildung ‚im Rücken', Ehrenamtliche weisen eher andere berufliche Hintergründe auf. Konkret: Hauptamtliche sind in der Regel weiblich (93 %); zumeist im Alter von 31–50 Jahren (64 %) oder älter (51–65 Jahre: 33 %); haben überwiegend höhere Bildungsabschlüsse (Abitur 54 %, Realschulabschluss: 40 %) und eine abgeschlossene Palliative-Care-Weiterbildung (84 %). Der Beschäftigungsumfang ist nicht ganz zu einem Viertel ‚vollzeit' (24 %), überwiegend ‚teilzeit' (60 %) und ‚geringfügig beschäftigt' (17 %). Ehrenamtliche sind in der Regel ebenfalls weiblich (90 %); zumeist im Alter von 51–65 (44 %) oder noch älter (35 %) haben überwiegend einen Realschulabschluss (44 %) oder Abitur (36 %). Sie sind zum Befragungszeitpunkt zumeist nicht erwerbstätig (66 %), waren es jedoch in der Vergangenheit fast durchgehend. Zum Befragungszeitpunkt bezeichnen sich die meisten als Rentnerin (45 %) oder Hausfrauen (18 %). Ein größerer Teil kommt aus dem medizinischen Bereich (insgesamt 34 %, allein 23 % aus dem Bereich der Alten- / Krankenpflege), noch mehr (46 %) stammen aus dem Büro- / Verwaltungs- oder sonstigem Dienstleistungsbereich, 17 % aus dem technischen oder wissenschaftlichen Bereich, 6 % aus dem pädagogisch-therapeutischen Bereich.

Ambulante Hospizarbeit ermöglicht ein Sterben zu Hause und erfüllt somit einerseits das, was auch ihr Anspruch ist, andererseits das, was sich der überwiegende Anteil der Bevölkerung wünscht. Der überwiegende Teil der ambulanten Sterbebegleitungen bei den in der schriftlichen Befragung antwortenden Einrichtungen findet in den eigenen vier Wänden des Patienten statt und kann auch dort beendet werden.

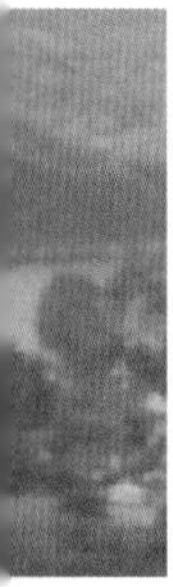

Organisationsgrad des Hospizdienstes und Ort der Begleitung hängen zusammen

Allerdings gilt:

Ein zu Hause begleitetes und auch dort zum Ende kommendes Sterben ist umso wahrscheinlicher, je höher der Organisationsgrad des betreuenden Dienstes ist. Dies lässt keineswegs simple Rückschlüsse auf unterschiedliche Qualitäten in der Begleitungspraxis zu. Infolge der regionalen Verteilung der Organisationsform von Diensten – wir finden ‚auf dem Land' deutlich mehr rein ehrenamtliche Dienste bei weniger unterstützender Infrastruktur – ist einerseits die Wahrscheinlichkeit, zu Hause begleitet zu werden und auch dort zu sterben, in ländlichen Regionen tendenziell geringer als in städtischen Regionen. Andererseits führt wiederum das Vorhandensein von stationären Hospiz- /Palliativeinrichtungen – zumal in der Endphase der Begleitung – tendenziell zu mehr Hospitalisierung. Solche ‚feinen Unterschiede' sind der Effekt des Zusammenspiels der Organisationsstruktur der Dienste, der jeweiligen regionalen Infrastrukturen, der sozialen und kulturellen Faktoren ‚vor Ort' – und der Merkmale der jeweils begleiteten Patienten.

Patientin:

> „Und das gefällt mir eigentlich sehr gut. Muss ich sagen, äh, sie [die Ehrenamtliche] kümmert sich sehr lieb und nett um mich, auch jetzt war ich krank, dann hat sie angerufen, wie es mir geht, und das bin ich so gar nicht gewohnt, da ist man dann so – na, erfreut und doch wieder habe ich gedacht: Gott, hast du das eigentlich verdient, dass man sich so um dich kümmert so?"

Patientin:

> „Ich wünsche mir nur, dass ich mal im Hospiz betreut werde, wo ich es brauche."

Angehörige:

> „Aber ich habe es geschafft, er ist hier gestorben und ich war bei ihm. Und das war für ihn gut und für mich auch und für die Kinder auch. Dass sie nicht ins Krankenhaus kommen muss und Tschüss sagen. Nee, das war okay."

Angehörige:

> „Also die haben mir wirklich geholfen, ich kann die nur empfehlen. Weiterempfehlen."

Gründe für die Kontaktaufnahme zum Hospizdienst

Erstkontakte erfolgen vor allem durch Angehörige und bei akuten Notlagen. Am häufigsten stellen die Angehörigen den Erstkontakt zum Hospizdienst her, während Patienten selbst in deutlich geringerem Ausmaß die Erstanfrage an den Dienst richten. Auch das Alten- oder Pflegeheimpersonal ist häufig direkt in den Erstkontakt involviert, indem es die Verbindung zum ambulanten Dienst aufbaut. An letzter Stelle stehen Haus- und Fachärzte. Allerdings können bei der direkten Kontaktaufnahme durch die Angehörigen auch Informations- und Vermittlungshinweise seitens anderer Personen (aus dem Verwandten- oder Bekanntenkreis), anderer Fachstellen usw. ausschlaggebend gewesen sein. Die Daten weisen darauf hin, dass Personen wie Pfarrer, Pastoren, Seelsorger, Freunde und

Nachbarn eine nicht zu unterschätzende Relevanz als Multiplikatoren und Gewährsleute für die Anbahnung von Erstkontakten zwischen Klienten und Hospizdiensten haben. Bei den Gründen, die nach Auskunft der Dienste hinter der Kontaktaufnahme mit dem Hospizdienst stehen, wird an oberster Stelle eine akute Versorgungsnotlage genannt, selten ist eine vorausschauende Planung ohne eine akute Notlage für die Hospizakteure erkennbar.

Tätigkeitsfelder von Ehrenamtlichenimmer kürzer

Palliativpflegekraft:

„Was man also mit Hospizbegleitung meint, es wird leider viel zu oft bezogen auf die letzten Tage und Wochen. Ich finde es viel sinnvoller, aber das hat sich eigentlich kaum durchgesetzt, dass wir die Menschen frühzeitiger kennen lernen, dann kann man ganz andere Kontakte aufbauen, wir können ganz anders umgehen miteinander, wie wenn wir so kurzfristig eingeschleust werden, wenn zum Beispiel der Patient vielleicht schon gar nicht mehr ansprechbar oder weniger ansprechbar ist, das halte ich für eher schwierig."

Angehörige:

„Ich würde das genauso wieder machen. Ja. Ich würde mir nur – früher Hilfe holen. Ich würde mich körperlich nicht mehr so plagen."

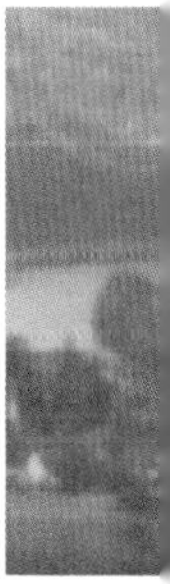

Hospiz bedeutet noch immer „In Kürze sterben". Die Dominanz einer akuten Notlage geht einher mit einem offenbar immer noch problematischen Bild von ‚Hospiz', welches die haupt- wie ehrenamtlichen MitarbeiterInnen bei den Klienten wahrnehmen. Mit der Gleichung – „Wenn Hospiz kommt, geht's in Kürze ans Sterben" – sehen sich die HospizmitarbeiterInnen seitens der Klienten konfrontiert, gepaart mit einer recht diffusen, als wenig realistisch eingeschätzten Vorstellung zu dem, was die ‚Sterbeexperten' überhaupt anbieten können. Die erkennbaren Antwortrelationen zwischen Haupt- und Ehrenamtlichen deuten darauf hin, dass Hauptamtliche insgesamt eine noch höhere Besetzung von Hospizarbeit mit ‚unpassenden Bildern' – gleichsam im Sinne einer ‚symbolischen Vorbelastetheit' seitens der Klienten – wahrnehmen als Ehrenamtliche. Auch in den Interviews mit den Patienten und Angehörigen wurden sowohl Informationsdefizite zum Angebot von Hospizarbeit als auch diese problematische symbolische Rahmung von ‚Hospiz' erkennbar. Patienten und Angehörige wussten nach eigenem Bekunden in der Regel vor der Begleitung gar nichts mit ‚Hospiz' anzufangen, manchmal kondensierte sich das vorhandene Wissen allein in der Vorstellung einer ‚irgendwie gearteten Hilfe für Sterbende'.

Ehemalige Koordinatorin:

„weil ich denke, diese Sterbehilfe wird ja häufig falsch verstanden. Die glauben, Sterbehilfe, wir würden beim Sterben helfen irgendwie, also auch mit Medikamenten."

Patientin:

„Also, ich war jetzt momentan ja hier erschrocken, wo der Doktor gesagt hat, von der Hospiz, dass er jemanden kennt und so, und dass er, hat mich angerufen und hat das dann gesagt, dass er jetzt dann jemanden hat und so, und dann bin ich erschrocken, weil, ich habe das eigentlich, kenne ich eigentlich nur, ich habe eigentlich gedacht, dass die nur sterbende Leute begleiten oder so, ja, und da habe ich erschrocken, und er sagt: Brauchen Sie sich nicht erschrecken. Hat er gesagt, die betreuen auch andere Patientinnen. Die sind eigentlich für alles so da, gell. Weil, man kriegt einen Schreck, wenn man das nicht kennt, man kennt bloß äh, (leiser) dass sie die sterbenden Leute da eigentlich begleiten.

Angehörige:

„Ich wusste auch gar nicht, dass es überhaupt so was gibt. So. Man ist auch nie davon betroffen gewesen bis jetzt."

Angehöriger:

> „Ja – ich äh muss sagen, äh, ich wusste ja vorher gar nicht, dass es so eine Einrichtung gibt, die sich um, eben um so ne Probleme auch ein bisschen kümmern, ja."

Ehrenamtliche Hospizarbeit ist vielfältig und hängt vor allem von der Organisation des ambulanten Dienstes ab, in dem ein Ehrenamtlicher tätig ist. Das Tätigkeitsfeld der Ehrenamtlichen in der Hospizarbeit beschränkt sich nicht auf Sterbebegleitungen. So finden sich eine Reihe an Ehrenamtlichen auch in der Öffentlichkeitsarbeit, als Unterstützung im Büro oder bei Trauerbegleitungen. Und auch in den Begleitungen beschränkt sich die Ausgestaltung des Ehrenamts nicht auf die psychosoziale Beziehungsarbeit, sondern kann je nach individuellen Voraussetzungen des einzelnen Ehrenamtlichen (bspw. Erfahrungshintergrund mit Sterben und Tod, Ausbildungshintergrund etwa im medizinisch-pflegerischen Bereich) darüber hinaus vielfältig gestaltet werden. Allerdings steht diesem individuellen Gestaltungsspielraum eines Ehrenamtlichen eine Begrenzung durch den jeweiligen Hospizdienst gegenüber, d. h.: Was Ehrenamtliche in einem Dienst leisten und wie sie es leisten, hängt vor allem davon ab, wie ihre Rolle in einem Dienst verstanden und mit den Rollen der anderen Akteure in Bezug gesetzt wird, insbesondere hinsichtlich des Verhältnisses von haupt- und ehrenamtlichen Mitarbeitern. In einem Dienst, in dem bei der Ausgestaltung von Begleitungen eine körperlich-pflegerische Perspektive dominiert, stehen eher die krankheitsbezogenen körperlichen Prozesse in einem Sterbeverlauf als Handlungsaufforderung auch für die Ehrenamtlichen im Zentrum. Demgegenüber nehmen Ehrenamtliche in einem Dienst, in dem eine psychosoziale Perspektive die Ausgestaltung von Sterbebegleitungen dominiert, eher Aufgaben wahr, die das Beziehungsarrangement während eines Sterbeverlaufs adressieren. Vor dem Hintergrund der vielfältigen Tätigkeiten von Ehrenamtlichen in der ambulanten Hospizarbeit und mit Blick auf solche – durch die jeweiligen Dienstmerkmale bestimmten – strukturellen Unterschiede leuchtet die Rede von ‚der' Ehrenamtlichkeit in der ambulanten Hospizarbeit wenig ein. Ehrenamt im Hospizfeld bedient ein weites Spektrum an individuellen Ansprüchen der dort Tätigen.

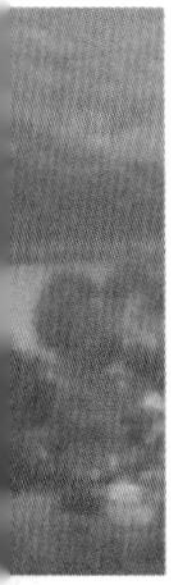

Motivation von Ehrenamtlichen

Die Motivationen, im Hospizfeld ehrenamtlich tätig zu werden, sind mehrschichtig. Hinter der Tätigkeit verbirgt sich zum einen eine selbstlose, auf das Wohl des Anderen ausgerichtete und sich selbst hinter dem Anderen zurückstellende Grundhaltung, die die eigene hospizielle Tätigkeit als sinnhaft erscheinen lässt. Die Bedeutung der entgegengebrachten Dankbarkeit und des Vertrauens von Seiten der Klienten verweist auf die damit eng verbundene Vorstellung vieler Ehrenamtlichen einer solidarisch verstandenen Wertegemeinschaft, zu der man sich zugehörig fühlt und die durch die hospizielle Tätigkeit auch aktiv hergestellt wird.

Zukünftiges Profil von Ehrenamtlichen

Zum anderen und darüber hinaus wird vielfach von eigenen, eher negativen Erfahrungen beim Miterleben des Sterbens eines nahestehenden Menschen im eigenen Umfeld berichtet, noch bevor die ehrenamtliche Tätigkeit im Hospiz begonnen wurde. Diese wahrgenommenen sozialen Missstände motivieren dazu, das gleichsam selbst erfahrene soziale Übel nicht nur anzuprangern, sondern sich für eine Veränderung einzusetzen.

Darüber hinaus wird von den Ehrenamtlichen die Reflexion über die Thematik Sterben und Tod sowie die direkte Konfrontation damit in konkreten Sterbebegleitungen positiv besetzt. Hier geht es vor allem um eine selbstbezogene Motivation, die die Selbstverwirklichung und die persönliche Weiterentwicklung im eigenen Leben in den Vordergrund rückt. Der Gewinn aus der ehrenamtlichen Tätigkeit lässt sich nicht allein aus den Werten wie Gemeinwohl und Nächstenliebe ableiten, sondern gründet in einer Vielzahl an Motiven, und die Bedeutung der Motive unterscheidet sich zwischen den einzelnen Ehrenamtlichen.

Ehrenamtliche:

„Ja, es kommt auch irgendwie eine Dankbarkeit und, und – und schon, schon wenn, wenn Frau E. nur gelächelt hat. Bei [einer anderen Ehrenamtlichen] hat sie auch dann – gesprochen und, und hat auch wieder versucht, einiges allein zu machen. Das war für uns auch irgendwie, irgendwie schön, wenn sie wieder irgendwas gekonnt hat, was sie, was sie sonst schon lange nicht mehr gemacht hat. Oder wenn sie einfach nur Danke gesagt hat. Und, das, das war schon, ja, das war schon irgendwie toll für uns."

Ehrenamtliche:

„Man kann, man, äh die eigenen Wertungen, die man äh allen Dingen, dem Leben, der Familie und überhaupt der Gesellschaft gegenüber hat, verschieben sich."

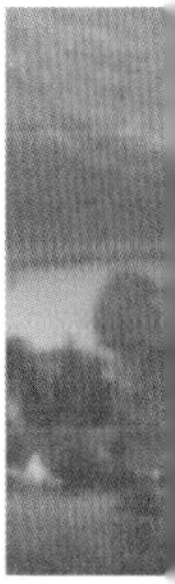

In Zukunft wird sich das Ehrenamt im Hospizbereich verändern. Ehrenamtliche Hospizarbeit ist nicht mehr nur – wie im vormals traditionellen Ehrenamtsverständnis – durch die selbstlose Hingabe am Anderen geprägt, sondern wird zusätzlich getragen von dem Bedürfnis des Ehrenamtlichen, dass sich die Tätigkeit auch in das eigene Leben einpasst und diesem Sinn verleiht. Mit diesem nachweisbaren Selbstbezug im hospizlichen Ehrenamtsverständnis ist eine zunehmende ‚Spezialisierung' gerade im Ehrenamtsbereich verknüpft, denn in der Sterbebegleitung leistet jeder Ehrenamtliche das, was er entsprechend seinen bisher erlernten Fähigkeiten und nach seinem eigenen Verständnis am besten kann. Damit verbunden lässt sich Wandel feststellen, der sich in der Gruppe der Ehrenamtlichen andeutet. Neben den älteren, besser gebildeten Frauen melden sich zunehmend auch jüngere Ehrenamtliche für die Hospizarbeit. Diese Ehrenamtlichen sind eher medizinisch / pflegerisch geschult und greifen während einer Sterbebegleitung auf genau diese Kenntnisse und Fertigkeiten in der Ausübung ihrer Tätigkeit zurück, weniger auf ihre Spiritualität und Lebenserfahrung. Vor diesem Hintergrund ist davon auszugehen, dass ein vormals für Ehrenamtlichkeit typisches Rollenverständnis von Unspezifität, Offenheit, Flexibilität immer mehr in die Rolle von hauptamtlichen Professionellen integriert werden wird, so dass z. B. eine professionalisiert zu organisierende ‚Ganzheitlichkeit' bzw. eine ‚ganzheitliche Perspektive' dann zunehmend den Hauptamtlichen zugeschrieben werden wird (z. B. als ‚Case Manager'). Ehrenamtliche werden dagegen in konkreten Begleitungen gleichsam zunehmend funktional spezifisch eingesetzt, nämlich stets dort, wo eine klar abgrenzbare Tätigkeit von Ehrenamtlichen geleistet werden kann (bspw. Einkaufen, Unterstützung bei finanziellen Angelegenheiten am Lebensende) oder jene ‚spezialisierte' und aufwändige beziehungsorientierte Unterstützung zu geben ist, die notwendig erscheint, aber den Rahmen des hauptamtlich Leistbaren sprengt. Zudem zeichnet sich eine zunehmende Medizinisierung der ehrenamtlichen Arbeit ab.

Reichweite der Hospizarbeit

Resümee und Praxisrelevanz der Ergebnisse

Alles in allem deuten die Befunde im Projekt darauf hin, dass es nicht so sehr darum geht, dass das Sterben gestaltet wird, sondern wie dies getan wird. Ob jemand aus Sicht der Hospizarbeit ein angemessenes Wissen über die Hospiz- und Palliativarbeit erhält, wer dieses Wissen auf welche Art und Weise an die Patienten und Angehörigen vermittelt und wie der Verlauf der Begleitung weiterhin mit welchen Fachstellen und -personen aus der Region ausgestaltet wird, ist vor allem eine Frage, wie sich einzelne Hospizeinrichtungen und die Hospiz- und Palliativarbeit im Ganzen in Zukunft aufstellen wird. Damit einher geht mit Blick auf die Klientel die Frage der Reichweite und der Selektivität der Hospiz- und Palliativarbeit:

Wer wird wie in Zukunft eine hospizliche und palliative Versorgung in welchem Umfang erhalten? Zwar liegt der Anspruch der Hospiz- und Palliativarbeit darin, sie jedem unabhängig von der Person zuteil werden zu lassen, aber allein die Diskussion darum, dass Hospizarbeit vor allem Patienten mit einem Krebsleiden adressiert und Patienten mit anderen Krankheiten (z. B. Demenz) noch nicht adäquat berücksichtigt, zeigt die Schwierigkeit, den Anspruch auch in die Praxis umzusetzen. Dabei ist die Art der Krankheit nur eine Dimension, die die Reichweite des Klientels festlegt und Fragen nach der Selektivität der Klienten in der Hospiz- und Palliativarbeit aufwirft. Zu denken ist aber z. B. auch daran, in welcher Region der Patient betreut wird, aus welchem sozialen Milieu er kommt und welches Leben er bisher gelebt hat. In den Vordergrund rückt somit immer drängender die Frage nach der Ausgestaltung des Sterbens und damit primär eine Frage nach sozialer Ungleichheit. Der Tod selbst mag letztlich alle gleich machen, bedeutsamer jedoch erscheint der „Ungleichheitsgenerator Sterben", denn kaum etwas bringt deutlicher die soziale Ungleichheit zu Lebzeiten zum Ausdruck wie die konkrete Ausgestaltung des Sterbensprozesses.

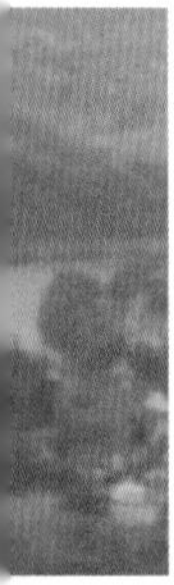

Bedürfnisse der Klienten:

Bedürfnisse der Klienten

Mit Blick auf die berichteten Erwartungen und Erfahrungen mit ambulanter Hospizarbeit seitens der Patienten und Angehörigen ist nicht von „dem Hospiz-Klienten" mit präzise bestimmbaren Bedürfnissen und vorab fixierten Problemlagen auszugehen. Vielmehr muss es für den einzelnen Hospizdienst darum gehen, in der Interaktion mit den Klienten gezielte „Bedürfnissherstellungsarbeit" zu leisten, d. h. Unterstützungsmöglichkeiten, die der Hospizdienst geben kann, und damit verbundene Bedürfnisse, Lebensqualitäten, die bis auf weiteres erfüllt bzw. gesichert werden können, aktiv mit den Klienten zu erarbeiten. Konkret: Hospizdienste sollten vor allem zu Beginn einer Begleitung eine noch explizitere „Bedürfnispolitik" betreiben. Bedeutung der Notfallplanung und Krisenbewältigung im ambulanten Bereich: Je nach Hospizeinrichtung und den darin vorfindbaren Orientierungen seitens der Mitarbeiter unterscheiden sich die Strategien der Krisenbewältigung bei der Arbeit vor Ort beim Klienten, und zwar gerade dort, wo explizit und programmatisch privatheitliche Rahmungen vorherrschen. Die prinzipielle höhere „Unkalkulierbarkeit des sozialen Sterbens im Privaten" wird von Hospizmitarbeitern in den einzelnen Hospizeinrichtungen verschiedentlich bewältigt, je nachdem, inwieweit das soziale Setting für sie „erwartbar" oder „potentiell überraschend" erscheint, mithin Unwägbarkeiten, Unvorhergesehenes evoziert, was wiederum mit dem Grad der eigenen lebensweltlichen Vertrautheit / Fremdheit mit dem „Vorgefundenen" zusammenhängt. Als Konsequenz daraus lässt sich ableiten, dass gerade im ambulanten Bereich der Problematik der Notfallplanung und Krisenbewältigung noch mehr Augenmerk in Bezug auf die eigene Einrichtung zu schenken ist, um entsprechend nicht nur organisatorisch passende (z. B. je nach Personalausstattung), sondern auch ‚dienstkulturell' angemessene Handlungsstrategien festlegen zu können.

Gestaltung des Ehrenamts in Zukunft:

Zukünftige Gestaltung des Ehrenamte

Grundsätzlich scheint für die gesamte ambulante Hospizarbeit die Frage nach den zukünftigen Konturen von Ehrenamtlichkeit entscheidend zu sein (z. B. optionale Spezialisierung ohne Professionalisierung und Bürokratisierung). Konkret verbindet sich damit die Forderung nach einer systematischen und umfassenden konzeptionellen Reflexion des Verhältnisses von haupt- und ehrenamtlichen Tätigkeiten in der Praxis der ambulanten Hospizarbeit sowie darauf aufbauend die Ausarbeitung einer Rekrutierungsprogrammatik, um entsprechende Interessenten-Pools adressieren zu können.
Vernetzung ambulanter Hospizarbeit und Öffentlichkeitsarbeit: Neben den gängigen Instru-

menten von Öffentlichkeitsarbeit wie Flyern, Artikeln in örtlichen Zeitungen oder Info-Ständen erscheint sowohl mit Blick auf die Begleitungsanbahnung bei den Klienten als auch hinsichtlich der Vernetzung von ambulanter Hospizarbeit mit anderen Fachstellen eine bewusste und gezielte Adressierung von „vertrauenswürdigen Mittlern" (Fach- wie Privatpersonen z. B. als ehemalige Angehörige) von herausragender Bedeutung. Erst eine intensivierte Netzwerkarbeit über solche ‚Dritte als Mittler und Gewährsleute von Hospizarbeit' befördern offenbar frühzeitige Kontaktanbahnung zu Klienten, so dass Hospizarbeit nicht mehr erst bei akuten Versorgungsnotlagen einzugreifen hat, sondern solche möglichst schon im Vorfeld verhindern kann. Generell gilt dabei, dass sich Netzwerke solange durch persönliche Bekanntschaft gründen und unterhalten (müssen), wie sie nicht durch formale Strukturen ersetzt werden (können oder sollen). Zur Netzwerkarbeit im Feld der ambulanten Hospizarbeit gehört intensive „Beziehungsarbeit" zwischen den Fachstellen, gerade auch, um eine „gemeinsame Sprache" zwischen sich als Hospizdienst und anderen Fachstellen zu institutionalisieren, d. h. zu entwickeln und auf Dauer zu stellen. Allerdings scheint es auch hier vor dem Hintergrund der unterschiedlichen Ausprägungen ambulanter Hospizpraxis und mit Blick auf die Kooperation mit anderen Fachstellen sinnvoll zu sein, über unterschiedliche Ansätze und Formen nachzudenken, wie eine solche Netzwerkarbeit gestaltet werden soll. Konkret könnten z. B. insbesondere die Hausärzte und Fachärzte als zentrale Türöffner für die Hospizdienste fungieren – sowohl hinsichtlich der Vernetzung mit anderen Fachstellen, mit denen sie regelmäßig zusammenarbeiten, als auch der Kontaktaufnahme zu den Klienten. Allerdings gelingt dies nur dann, wenn sich symbolische Ambivalenzen, die mit dem Begriff ‚Hospiz' verbunden werden, sowie entsprechende Informationsdefizite hinsichtlich der ärztlichen Wahrnehmung von Hospizarbeit – z. B. als zwar arbeitsentlastend für den Arzt, aber womöglich auch seine ärztliche Autonomie einschränkend – weiter minimieren lassen. Wie sich „Anerkennungspolitiken" auch je nach sozialräumlich / kultureller Kontextuierung zu unterscheiden haben, zeigt sich u. a. darin, dass für die Arbeit in ländlichen oder kleinstädtischen Strukturen die Zusicherung von Anonymität seitens des Hospizdienstes dort einen höheren Stellenwert hat als in städtischen Kontexten, um z. B. Befürchtungen von Klienten vor „Gerede" in der Dorfgemeinschaft abzubauen. Bei der Öffentlichkeitsarbeit eines Dienstes geht es nicht nur um die Verbreitung von Informationen, von Wissen über Hospiz und Palliativarbeit im Allgemeinen und über das Angebotsspektrum eines Dienstes im Speziellen, sondern immer auch darum, Vertrauen in die eigene Einrichtung „vor Ort" herzustellen. Deshalb sind die jeweils sozialräumlich / kulturell unterschiedlichen Muster der Herstellung und Sicherung von Vertrauen im Rahmen einer ‚von außen' in die privaten Lebenswelten der Klienten hingetragenen „Unterstützungsbeziehung" zu beachten.

Netzwerkarbei-timmer kürzer

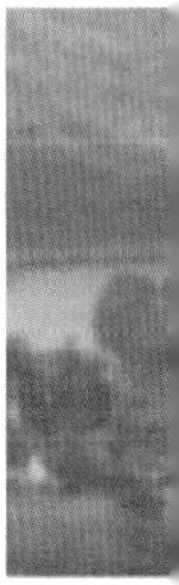

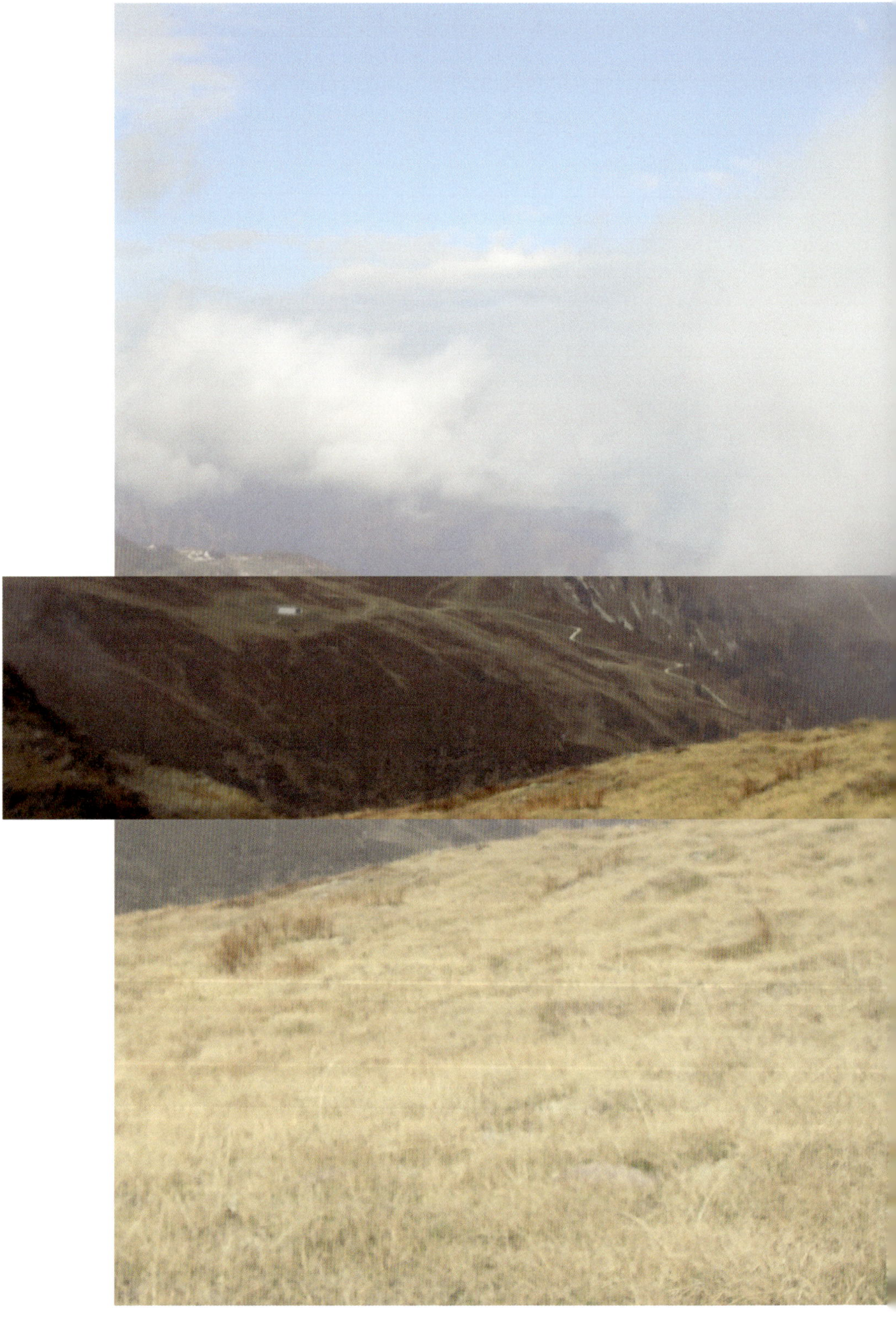

Kapitel III

Was uns hält, das ist Haltung

In diesem Kapitel betrachten wir die Haltung aus unterschiedlichen Perspektiven, die den Sterbenden und seine Begleitung hält.
Ehrenamtliche wie Hauptamtliche, die sich mit den Grundsätzen der Hospizidee auseinandersetzen, sich befähigen und fortbilden, um Hospizkultur zu pflegen, üben sich in der Weiterentwicklung ihrer mitmenschlichen Haltung, die geprägt sein soll von Toleranz und Akzeptanz des Andersartigen. Dabei mag das Anderssein geprägt sein vom Sterbeprozess, von Behinderung, von Pflege oder von anderen Wertvorstellungen. Die Haltung des Ehrenamtlichen gerät hier ebenso in den Blickpunkt wie auch die Frage der Würde.

Gerda Graf

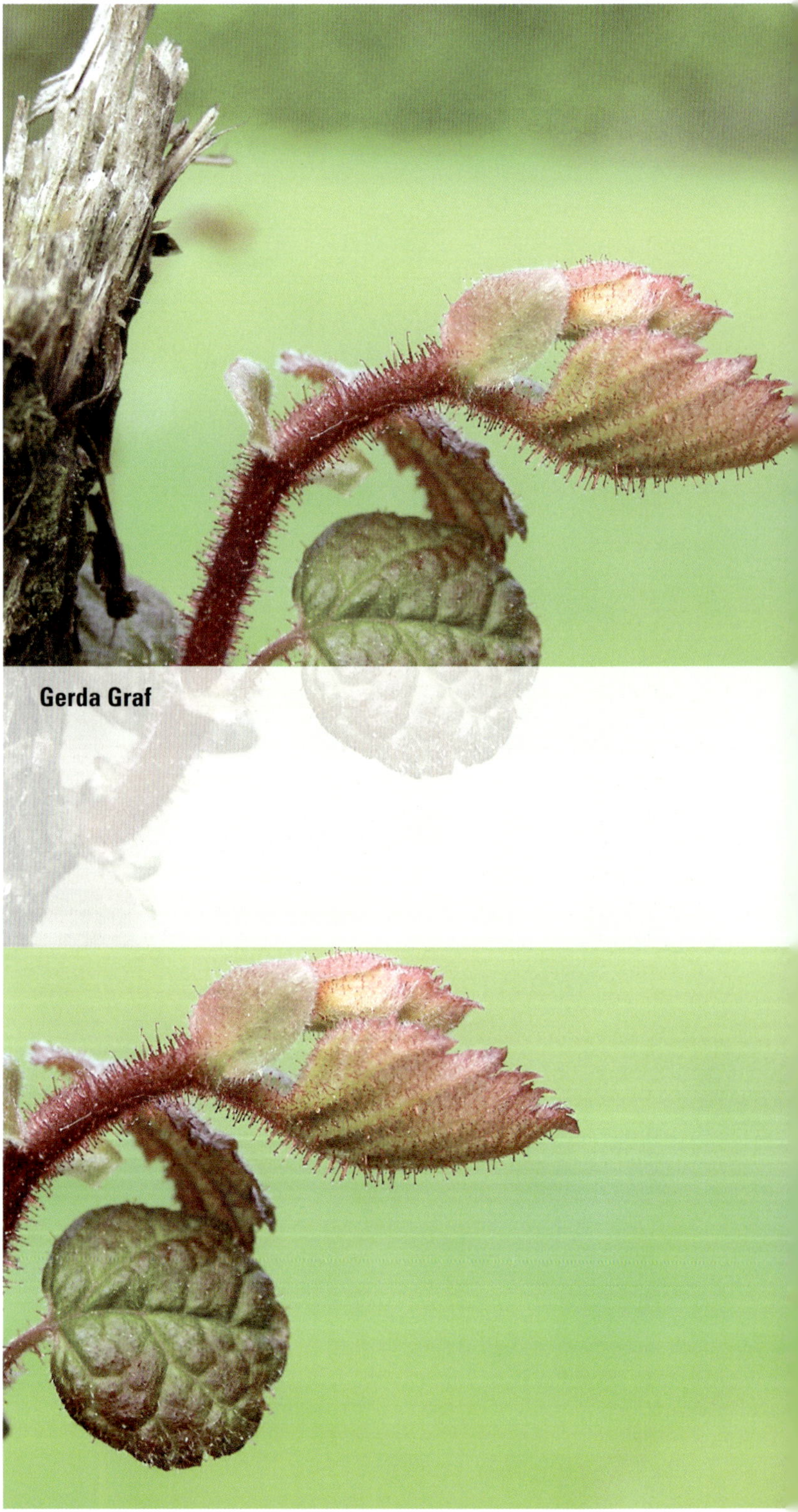

Gerda Graf

3.1 Einsichten in eine Begleitung

An dieser Stelle möchten wir mithilfe eines authentischen Fallbeispiels aufzeigen, wie viel Kooperationen und Koordinationen notwendig ist, um die unterschiedlichen Disziplinen in einem Netzwerk von Haupt- und Ehrenamt wirksam werden zu lassen.

„Ich weiß was ich will",

so Frau X., die wir Ihnen hier vorstellen möchten. Frau X. war eine sehr lebenslustige, auf ihr Äußeres bedachtes, immer gut gekleidete 58jährige Frau. Frau X. war Mutter von 3 Kindern; zu dem ältesten Sohn und Ihrer Tochter hatte sie keinen Kontakt mehr, dafür pflegte sie eine umso intensivere Beziehung zu ihrem jüngsten Sohn.

Beruflich war Frau X. viele Jahre an der Theaterkasse beschäftigt, somit viel unter Menschen und dementsprechend aufgeschlossen. Sie liebte Gesellschaft.

Fallbeispiel

Nach der Diagnoseeröffnung „inoperabler Tumor mit Metastasen" wurde sie von der Klinik auf eine Palliativstation verlegt. In dieser Phase begann die ehrenamtliche Begleitung, die sich nicht nur auf Frau X. konzentrierte, sondern auch auf die weiteren Familienmitglieder. Für Frau X. war es wichtig, den Kontakt zu allen Familienmitgliedern wiederherzustellen. Wegen starker Schmerzsymptomatik wurden nach dem Aufenthalt auf der Palliativstation ein palliativer Pflegedienst und ein qualifizierter Palliativarzt beauftragt, die palliative Behandlungspflege zu übernehmen. Das Netzwerk der Begleitung wurde mit Hilfe eines Facharztes für Psychiatrie weiter geflochten, um den jüngsten Sohn, der wie oben erwähnt eine sehr intensive Beziehung zu seiner Mutter pflegte, zu stabilisieren. Der regelmäßige Kontakt der Hospizhelfer wurde im Verlauf der acht Monate von einmal wöchentlich auf zunächst zweimal wöchentlich und in den letzten Monaten auf dreimal wöchentlich ausgebaut. Durch den reduzierten Allgemeinzustand brauchte sie zunehmend Hilfe in fast allen Verrichtungen des täglichen Lebens. In der eigenen Wohnung konnte sie sich nur durch Festhalten an den Möbeln fortbewegen. Sie schätzte ihre Situation realistisch ein, wirkte sowohl traurig als auch wiederum sehr hoffnungsvoll, mit der Zielvorstellung, wieder eigenständig leben zu können. Frau X. wusste, dass sie auf Hilfe angewiesen war, und der Wunsch, in der eigenen häuslichen Umgebung zu bleiben, überwog. Im weiteren Verlauf stand die Schmerzkontrolle im Vordergrund. Die Einstellung der Schmerzmedikation erfolgte in der Regel mehrmals wöchentlich, wobei die Bedarfsmedikation von größter Bedeutung war. Die teamorientierte Zusammenarbeit zwischen Hospizdienst, palliativem Pflegedienst, Hausarzt und Palliativmediziner gab Frau X. eine Sicherheit. Jeder ehrenamtliche Besuch wurde für Frau X. zu einem besonderen, wenn er genussvoll durch mitgebrachte Leckereien zelebriert wurde. Schnell wurde deutlich, dass auch die hauswirtschaftliche Versorgung verbessert werden musste. Mit einem zusätzlichen fahrbaren Mittagstisch bot das Netzwerk bis zum Schluss die notwendende Lösung (s. Abbildung).

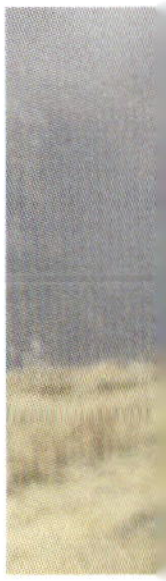

So manches Mal glich Frau X. einer Fassade, die sie trug, um ihre Haltung zu bewahren. Lediglich mit der Ehrenamtlichen, zu der sie ein enges Verhältnis aufgebaut hatte, wurden Fragen über Leben und Tod unter Einbeziehung der Spiritualität erörtert. Kaum mochte sie akzeptieren, dass sich ihr Zustand verschlechterte. Sie wollte wissen, was los war und zeigte gleichzeitig ihre Angst, verbunden mit der quälenden Frage „Geht es jetzt zu Ende?"
In dieser Phase war es wichtig, innezuhalten und sie in ein weiteres Vorgehen mit ein-

zubinden. So wurde gemeinsam mit ihr, den Familienangehörigen und den behandelnden Ärzten sowie den Pflegekräften ein ethisches Konsil verabredet. Ihrem drängenden Wunsch, zuhause zu bleiben, folgte die organisatorische Aufgabe, eine Rund-um-die-Uhr-Betreuung zu gewährleisten. Freunde, Nachbarn und Familienangehörige, Pflegedienst und Ehrenamt wurden zu gestaltenden Elementen des Stundenplans.

Bedingungslose Annahme des Sterbenden

Solch ein Praxisbeispiel könnte in vielfacher Weise von Ehrenamtlichen erzählt werden. Die konsequente hospizliche Haltung, die die Sterbebegleitung sichert, gründet in der bedingungslosen Annahme des Sterbenden. Dabei spiegeln Angst und Hoffnung die Ambivalenz einer todbringenden Erkrankung wider. Das multidisziplinäre Team, welches gekennzeichnet ist von Haupt- und Ehrenamt, kann vielfältige Hilfestellungen leisten, indem es qualitätssichernd Hospiz und Palliativversorgung gestaltet. Das kleine Beispiel zeigt, wie alle Beteiligten den Leiden lindernden Aspekt von körperlichen und emotionalen Symptomen wahrnehmen, sich gegenseitig respektieren und somit den befähigten Hospizhelfer als notwendenden Partner im Verbund anerkennen müssen.

Netzwerkpartner

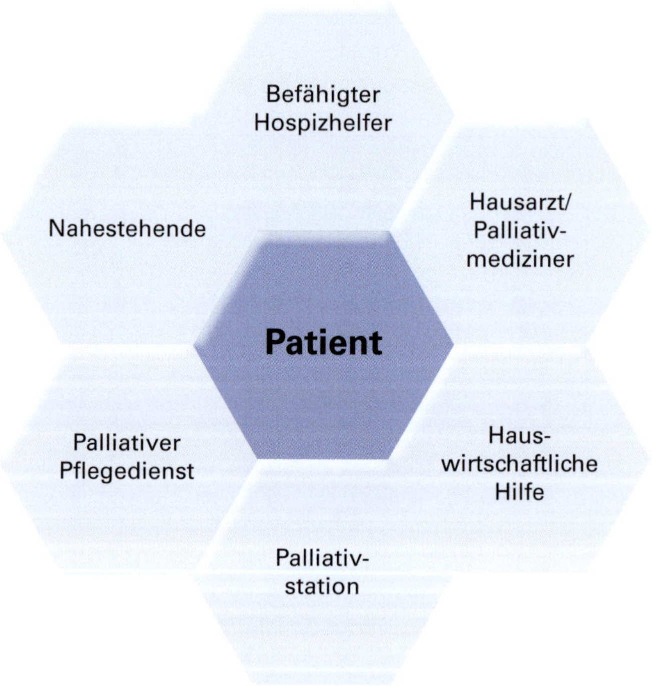

Johann Wolfgang von Goethe:
Der Tod

Johann Wolfgang von Goethe beschreibt die Unfassbarkeit der Endlichkeit und zeigt dem ehrenamtlich Begleitenden noch einmal die tiefe Erschütterung auf.

Der Tod ist doch etwas so Seltsames, dass man ihn, unerachtet aller Erfahrung, bei einem uns teuren Gegenstande nicht für möglich hält und er immer als etwas Unglaubliches und Unerwartetes eintritt.
Er ist gewissermaßen eine Unmöglichkeit, die plötzlich zur Wirklichkeit wird. Und dieser Übergang aus einer uns bekannten Existenz in eine andere, von der wir auch gar nichts wissen, ist etwas so Gewaltsames, dass es für die Zurückgebliebenen nicht ohne die tiefste Erschütterung abgeht.

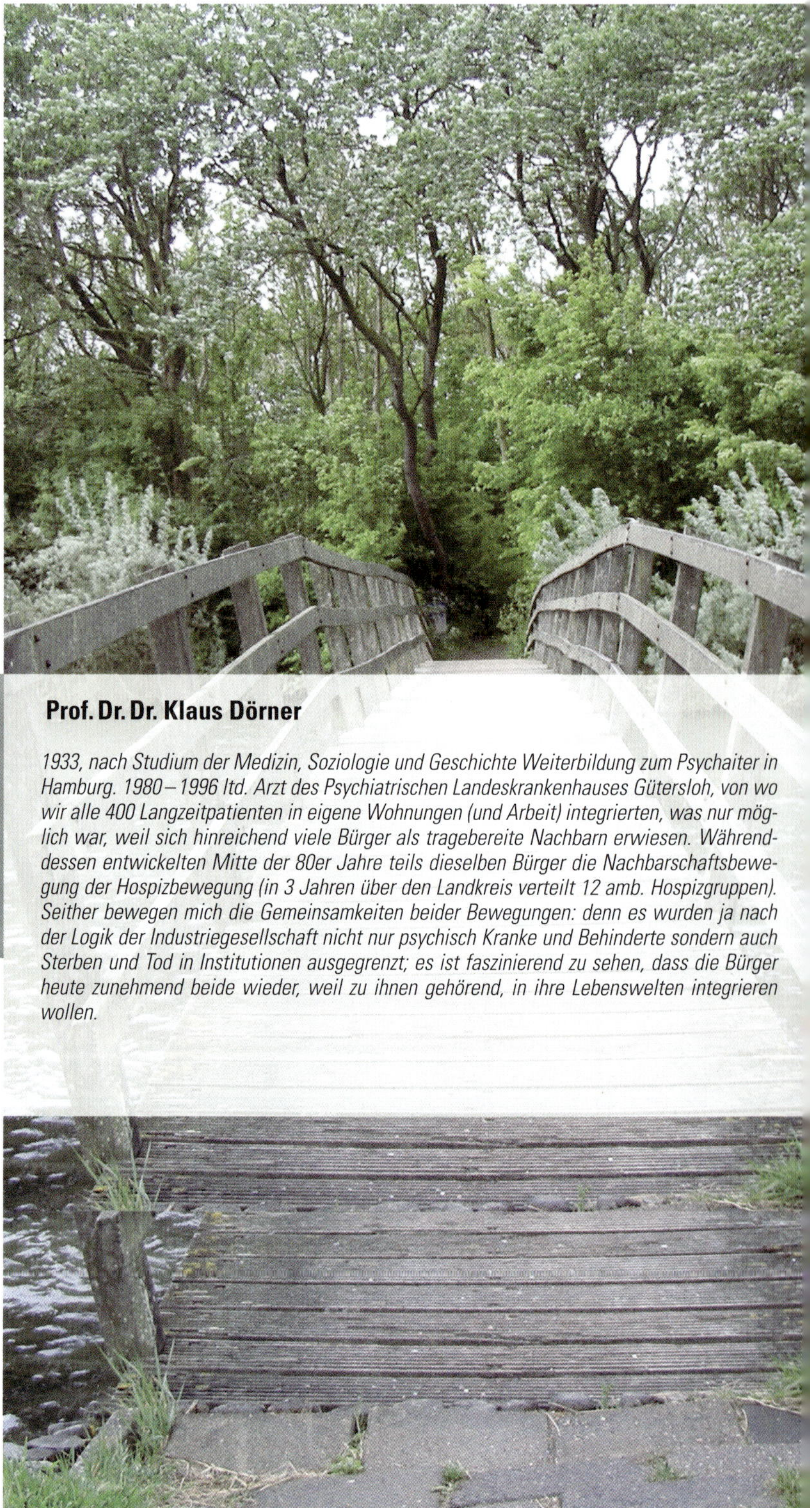

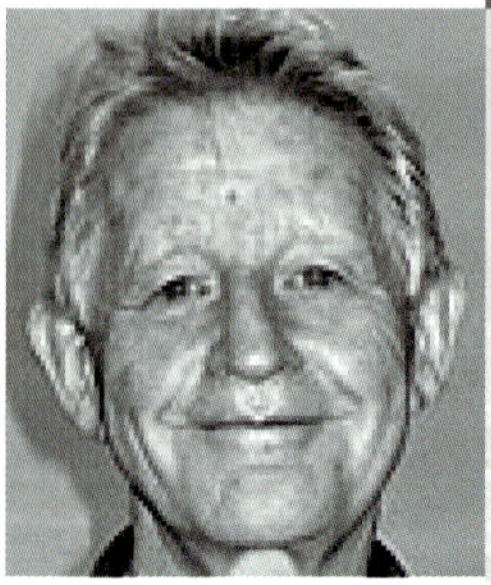

Prof. Dr. Dr. Klaus Dörner

1933, nach Studium der Medizin, Soziologie und Geschichte Weiterbildung zum Psychaiter in Hamburg. 1980 – 1996 ltd. Arzt des Psychiatrischen Landeskrankenhauses Gütersloh, von wo wir alle 400 Langzeitpatienten in eigene Wohnungen (und Arbeit) integrierten, was nur möglich war, weil sich hinreichend viele Bürger als tragebereite Nachbarn erwiesen. Währenddessen entwickelten Mitte der 80er Jahre teils dieselben Bürger die Nachbarschaftsbewegung der Hospizbewegung (in 3 Jahren über den Landkreis verteilt 12 amb. Hospizgruppen). Seither bewegen mich die Gemeinsamkeiten beider Bewegungen: denn es wurden ja nach der Logik der Industriegesellschaft nicht nur psychisch Kranke und Behinderte sondern auch Sterben und Tod in Institutionen ausgegrenzt; es ist faszinierend zu sehen, dass die Bürger heute zunehmend beide wieder, weil zu ihnen gehörend, in ihre Lebenswelten integrieren wollen.

3.2 Hospizliche Werteorientierung

Die unbedingte Würde des Menschen angesichts Krankheit und Tod – ethische Folgerungen aus der hospizlichen Wertorientierung

Wert und Würde

Einen Wert haben nur Sachen, während dem Menschen Würde eigen ist, so die Unterscheidung Kants. Deshalb werde ich lieber von der hospizlichen Würdeorientierung sprechen. Und das kluge Grundgesetz lehrt uns, dass wir mit der Würde zweierlei machen können: sie achten und sie schützen – und zwar in dieser strengen Reihenfolge: Wir können sie erstens achten, etwa die Unerreichbarkeit des das Weite suchenden Menschen in seinem Sterben; und danach können wir seine Würde zweitens auch gegen Angriffe schützen, wenn etwa jemand im Krankenhaus oder Heim stirbt, während doch sein letzter und vornehmster Wunsch nicht etwa Selbstbestimmung oder Autonomie ist, sondern eher: in seinen eigenen vier Wänden im Kreis der ihm Nächsten die Augen schließen zu dürfen.

Folgen der Institutionalisierung

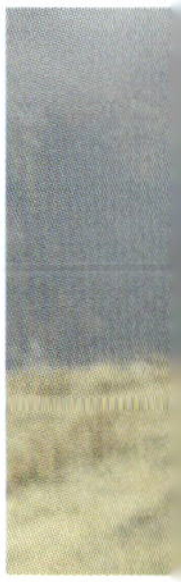

Genau das war – nach meiner eigenen teilnehmenden Erinnerung – die Würdeorientierung der ersten Hospiz-Bürgerinitiativen, als sie ab Anfang der 80er Jahre anfingen, den Sterbenden und mehr noch ihren jetzt plötzlich verantwortlichen und entsprechend hilflosen Angehörigen zu Hause ohne Fortbildung in dieser immer überfordernden Grenzsituation als Nachbarn beizustehen. Weniger um wie Experten zu sagen: „Wir wissen es besser“, sondern eher, um die Hilflosigkeit zu teilen und dadurch den Schmerz erträglicher zu machen. Diese Bürger, aus denen bis heute die Hospizbewegung mit 1400 ambulanten und 150 stationären Hospizdiensten geworden ist, wollten eigentlich wie etliche ähnliche, zeitgleiche Bürgerhilfebewegungen (dazu kommen wir noch) nur so lange tätig sein, bis der letzte und vornehmste Wunsch und damit die Würde der Sterbenden realisiert sei, bis Sterben und Tod wieder in die Gesellschaft integriert und die Gesellschaft somit resozialisiert sei, bis die Menschen nicht mehr zur Hilfe, sondern die Hilfe wieder zu den Menschen gebracht würde. Deshalb haben sie sich oft – und lange vergeblich – den palliativen Beistand der Profi-Helfer – der Ärzte und der Pflegenden – im konkreten Einzelfall gewünscht. Ausgerechnet jetzt, in einer eher ungünstigen Situation, wird dieser Wunsch erfüllt.
Denn gerade jetzt fängt die Hospizbewegung an – wie jede Bewegung, die nicht darauf achtet, immer wieder bei Null zu beginnen – sich selbst zu institutionalisieren, lässt etwa Fortbildung zum Experten eine immer größere Rolle spielen und knüpft die an sich sinnvolle Finanzierung von außen an die zwar verständlichen, aber gerade beim Sterben falschen Bedingungen von Dokumentationspflichten und Fallzahlenerhebung. Als ob die Bürgerbewegung der Hospizler erst durch die Erfüllung solcher Bedingungen so professionalisiert und institutionalisiert, also gereift, erwachsen und kontrollierbar sei, dass sie als anschlussfähig angesehen wird an das lange gewünschte und an sich für das wichtigste Hospizziel ideale Geschenk der „Spezialisierten ambulanten Palliativversorgung“ (SAPV), ironischerweise im Rahmen eines „Wettbewerbsstärkungsgesetzes“.
Dies jetzt aber in einer Situation und einer Version, die aufgrund des nun wohl unvermeidlich einsetzenden Macht- und Marktgerangels geeignet ist, die professionelle Chancenverbesserung für die Sterbenden und die ebenso notwendige Integrationswirkung der Hospiz-Bürger sich wechselseitig beeinträchtigen zu lassen. Denn zwar hat wohl noch nie ein Gesetz – trotz der rechtlich zu fordernden Gleichrangigkeit der „Pflegeeinrichtung“ – so geradezu emotionalparteiisch den Vorrang des Sterbens „in der vertrauten häuslichen Umgebung“ verlangt, wodurch die Erfüllung des letzten und vornehmsten Wunsches auch der Kränksten, vom „Letzten“ her, garantiert ist. Doch weil zumindest bisher immer dann,

wenn es zwischen Profi- und Bürgerhelfern um Geld und Einfluss ging, die Bürger als die Schwächeren auf der Strecke blieben, kann auf diese Weise auch die Hospizbewegung überflüssig werden oder durch Bedeutungsverlust und Profi-Abhängigkeit die Freude am Engagement verlieren: Palliativmedizin ist doch das „Eigentliche", Hospiz dagegen nur ein ganz nettes schmückendes Beiwerk! Sterben und Tod würden dann zu einem ausschließlich medizinischen Management. So heißt es im Flyer einer an sich sehr engagierten Palliativstation, es gehe hier um „Symptome körperlicher, psychischer, sozialer und spiritueller Art"; und unlängst meinte ein erfahrener Hospizler: Ab jetzt wird qualitätsgesichert gestorben; da stören wir Schmuddelkinder nur noch.
Wenn nun Hospiz-Verantwortliche sich um solche Gefahren sorgen, können sie leicht Fehler machen: Man beschwört etwa die alte ethische Wertorientierung der Hospize gerade dann übertrieben, wenn man sich der Sache nicht mehr sicher ist. So ist mir die „unbedingte" Würde, die mir die Veranstalter in meinen Titel hineingeschrieben haben, aufgefallen, als ob man anderen, z. B. Palliativmedizinern, nur „bedingte" Würde zubillige, vor allem wenn man (zum Workshop 2) fragt, ob sich die „Palliativmedizin hospizlich kultivieren" lasse. Wenn ich Palliativmediziner wäre, würde mir das Messer in der Tasche aufgehen: ich ließe mich nicht zum bloßen Techniker degradieren, bin vielmehr wie jeder Hospizler an Würde orientiert, also wohl kaum kultivierungsbedürftig.
Es geht also wohl weniger um Folgerungen, sondern mehr um die realen Voraussetzungen für meine ethische Grundhaltung. Daher empfiehlt es sich, wie immer in neuartigen Situationen, wo Chancen und Gefahren sich verwirren, drei Schritte zurückzutreten, um das Problem in einen größeren Zusammenhang zu stellen, um ihm neue Perspektiven abzugewinnen.

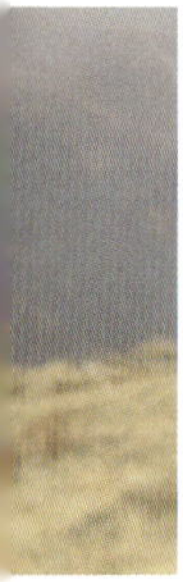

Das will ich im Folgenden aus unterschiedlichen Blickwinkeln versuchen:

SAPV und die Folgen

1. In der Geschichte der Medizin gibt es eine Art Naturgesetz, wonach jede medizinische Erfindung – so auch die neue Spezialisierung der SAPV – von ihren von sich selbst begeisterten Erfindern unvermeidlich in ihrer Bedeutung überschätzt wird, bis jenseits einer Art Begeisterungshalbwertzeit ebenso regelmäßig die Selbstkritik der Mediziner wieder einsetzt. In diesem Prozess wird zusätzlich das Expansionsgebot des Marktes dafür sorgen, dass die heute geschätzten 10 % SAPV-Bedürftigen unter allen Sterbenden sich zunächst ausweiten werden. Dafür sprechen schon die erstaunlich weichen Bedarfskriterien der SAPV-Richtlinie des „Gemeinsamen Bundesausschusses"; welchem an einer Krankheit Sterbenden könnte man nicht eine „ausgeprägte" kardiologische, respirative, psychische oder Schmerzsymptomatik attestieren, zumal wo heute immer geringere Schmerzen schon als unerträglich empfunden werden? Irgendwann werden dann fast alle Sterbenden diesen Anspruch haben.

Integrativer Ansatz mit doppelter Bedeutung

2. Eben diese Ausweitungstendenz wird aber zwei Erkenntnisse begünstigen: Einmal wird man es als absurd ansehen, zwar die spezialisierte, aber nicht zuvor die allgemeine ambulante Palliativversorgung mit hinreichenden Ressourcen auszustatten. Zum anderen – und noch wichtiger – wird die mit zunehmender Spezialisierung unvermeidliche Desintegration, der Verlust der Einbettung ins Ganze des gelebten Zusammenlebens sowie die Medizinisierung und damit Pathologisierung des Sterbens die eigentlich von allen gewünschte Wirkung be- oder verhindern, nämlich die Integration von Sterben und Tod in die „vertraute" häusliche Umgebung mit ihren konzentrischen Kreisen der Angehörigen, regionalen Nachbarschaft und der Gesellschaft.

Denn inzwischen dürfte hinreichend erwiesen und bekannt sein, dass im Zusammenspiel zwischen Profi- und Bürgerhelfern die Profis alles Mögliche können, bloß nicht integrieren, während umgekehrt nur Bürger andere Bürger integrieren können.

Nicht Profis, nur Bürger können integrieren

3. Weil das so ist, ließen sich die eben beschriebenen angeblich nicht absichtlichen Nebenwirkungen der SAPV heute noch vermeiden, wenn mit Hilfe einer Überarbeitung sowohl die „Richtlinie" als auch der gemeinsame „Vorschlag" zu den „Rahmenempfehlungen" von der „Deutschen Gesellschaft für Palliativmedizin" und des „Deutschen Hospiz- und PalliativVerbands" (die Umbenennung ist fragwürdig) genauer an den Gesetzestext des Paragraf 37b und 132d SGB V zurückgebunden würden. Denn das Gesetz sieht den „integrativen Ansatz" für die SAPV in doppelter Bedeutung vor: als Zusammenarbeit der Leistungserbringer und der Hospizdienste und als SAPV-Zielsetzung der Betreuung „in der vertrauten Umgebung".

Sterben und Tod sind keine Krankheiten

4. Dabei wäre die Ausräumung eines kategorischen Denkfehlers noch vordringlicher: Das ärztliche Berufsethos verlangt aus guten Gründen die Beschränkung der Ärzte auf die Auseinandersetzung mit Krankheiten, räumt ihnen hier auch koordinative Letztverantwortung ein. *Sterben und Tod* sind aber keine Krankheiten, haben auch keine Symptome und sind daher auch nicht zu pathologisieren. Zwar ist die Linderung der Symptome der todbringenden Krankheit mit Recht Aufgabe der spezialisierten ambulanten Palliativmedizin (freilich auch hier nur der „ausgeprägten" Symptome, weil für die normale Symptomausprägung die allgemeine Palliativmedizin da ist). Beteiligen die Palliativmediziner sich aber an der Sterbebegleitung, was in der Praxis unvermeidlich ist, überschreiten sie ihren Zuständigkeitsbereich, dürfen zwar noch die anderen medizinischen Leistungserbringer koordinieren, nicht aber die Hospizbürger oder die Angehörigen-Bürger und verlieren als Preis für ihre Grenzüberschreitung ihre Letztverantwortung, die nun mal beim Sterben der Sterbende selbst und noch häufiger die Angehörigen haben, weshalb denen alle anderen zu dienen haben.

Nur Bürger können integrieren

5. Als redaktioneller Tipp für die Überarbeitung der „Richtlinie" und des „Vorschlags" für die „Empfehlungen": Das häufig vorkommende Wörtchen „einbinden" ist fast immer sachlich und auch rechtlich falsch. Ärzte neigen immer dazu, alle anderen Menschen und Gruppen „einzubinden", was bei Angehörigen besonders absurd ist, weil diese beim Sterben ja diejenigen sind, die umgekehrt alle anderen einzubinden haben. Und das entspricht auch dem „integrativen Ansatz" des Gesetzes, das ist Integration. Im Verhältnis von Palliativ Profis und Hospiz Bürgern, beide auf derselben Ebene selbst-organisiert, treten an die Stelle von „Einbindungen" und „Koordination" in vergleichbaren Bereichen schon bewährte Begriffe wie „Bürger-Profi-Mix" oder auch der Rechtsbegriff der „geteilten Verantwortung" (Thomas Klie, FHH Freiburg). Denn – noch einmal – Profis können vieles, nur Integrieren können sie nicht (und Spezialisten schon dreimal nicht); integrieren (im Sinne der Lebens- und Sterbensalltagsbegleitung) können nur Bürger andere Bürger, hier also die Hospiz-Bürger, die primären Akteure im Sterbeprozess. Deshalb ist der Begriff aus dem Empfehlungs-„Vorschlag", nämlich „spezialisierte Hospiz- und Palliativversorgung" geradezu grundfalsch; denn würden Hospizler Leistungen (auch noch spezialisierte) in einem Versorgungssystem erbringen, wären sie nur Hilfskräfte der übrigen Leistungserbringer und hätten ihre gesetzlich geschützte Integrationswirkung – das einzige, wo sie unersetzbar sind – verloren.

6. Fazit

Die Hospizbewegung muss sich als Teil einer größeren Bürgerhilfebewegung verstehen

Nur mit Hilfe der Palliativbewegung kann die Hospizbewegung heute ihr vornehmstes Ziel erreichen, nämlich die Integration von Sterben und Tod aller, auch des kränksten Bürgers. Dies aber nur, wenn sie sich nicht marktorientiert in die Palliativmedizin einbinden lässt, sondern nur, wenn sie in der neuen Konstellation ihren unersetzlichen Beitrag gemeinwohlorientiert neu positioniert. Die besten Chancen dafür hat sie dann, wenn sie sich neu versteht und organisiert als Teil der viel größeren Bürgerhilfebewegung, die zeitgleich seit 1980 angefangen hat, sich der Tatsache auszusetzen, dass wir dank unserer zunehmenden Alterung in eine Gesellschaft mit dem größten Hilfebedarf der Menschheitsgeschichte (weit über die Sterbebegleitung hinaus) hineinwachsen.[1] Diese Gesamt-Bürgerhelferbewegung, von der die Hospizbewegung ein Teil ist, orientiert sich als Ganze an der Ersetzung der Institutionalisierung des Helfens durch die Integration des Helfens und ist organisiert in vielen Teilbewegungen, z. B. der Nachbarschaftsvereine, der Selbsthilfegruppenbewegung, der Bewegung des generationsübergreifenden Siedelns, der Pflegefamilien und der Bewegung der stadtviertelorientierten ambulanten Wohnpflegegruppen – alle und insbesondere Letztere als Alternative zum Heim in der Vertrautheit des eigenen Stadtviertels oder Dorfs, wenn die Familie nicht mehr trägt. Sie beschränkt ihren Aktionsradius bewusst auf den dritten Sozialraum (zwischen den Sozialräumen des Privaten und des Öffentlichen) eines Stadtteils oder einer Dorfgemeinschaft und kultiviert diesen dritten Sozialraum, indem sie z. B. hilft, dass die zu klein gewordene Familie sich von der Bluts- zur Wahlverwandtschaft öffnet und dadurch tragfähiger wird, oder dass Kirchengemeinden sich wieder dem obersten biblischen Gebot der Einheit von Gottes- und Menschendienst verpflichten und sich dadurch resozialisieren. Wenn die einzelnen Hospiz-Bürgerinitiativen, ebenso noch bewusster als bisher, solchen dritten Sozialräumen ihre Verantwortung zuordnen, verantwortlich zuräumen, treffen sie auf viele Bündnispartner, die ihr Verhältnis zu den Profihelfern mit Hilfe des Bürger-Profi-Mix oder der „geteilten" Verantwortung zurzeit schon auf dieselbe Ebene gebracht haben; und sie vervielfältigen damit nochmal ihr Integrationspotenzial. Nur dieser Weg ist zukunftsfähig.

Anmerkungen und Literatur

1 Sterben und Tod sind keine Krankheiten.

Ich habe das ausführlich beschrieben in „Leben und sterben, wo ich hingehöre", Neumünster: Paranus 2007.

Martinus von Biberach:
Ich komm

Vom christlichen Theologen Martinus von Biberach (bei Heilbronn) ist wenig überliefert. Sein Grabspruch ist vielen nicht unbekannt und die Quellen dieses altdeutschen Spruches sind unterschiedlich. Ob von Walther von der Vogelweide oder von Kaiser Maximilian I. bis hin zu Martin Luther. Und Sie finden ihn auch in der ehemaligen Franziskanerkirche zu Heilbronn.

Ich komm', weiß nit woher
ich bin, und weiß nit wer
ich leb', weiß nit wie lang
ich sterb' und weiß nit wann
ich fahr', weiß nit wohin
Mich wundert's, daß ich fröhlich bin.
Da mir mein Sein so unbekannt
geb' ich es ganz in Gottes Hand
die führt es wohl, so her wie hin
Mich wundert's, wenn ich noch traurig bin.

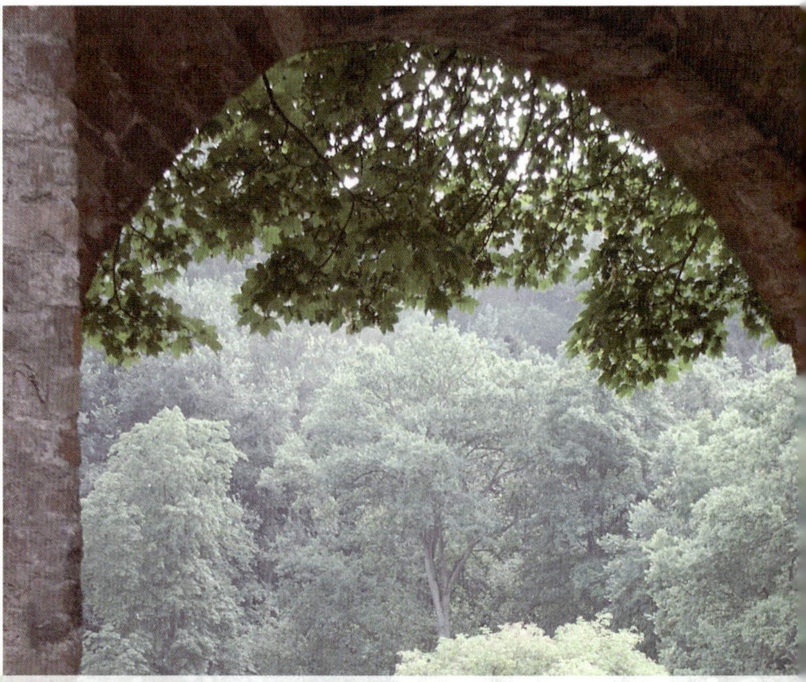

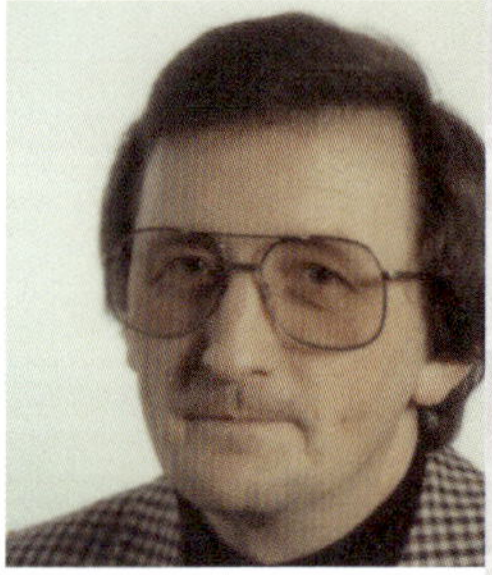

Gerhard Höver

1949, studierte Kath. Theologie, Latein und Sozialwissenschaften an der Universität Bonn. Nach der Promotion in Kath. Theologie 1980 Assistent am Moraltheologischen Seminar; nach der Habilitation 1986, 1988 zum Professor für Praktische Theologie an der Universität des Saarlandes, 1989 zum Professor für Moraltheologie an der Universität Bonn berufen. 1998–2000 Dekan der Kath.-Theol. Fakultät, 2000–2004 Prodekan, seit 2009 wieder als Dekan tätig. Von 2003–2006 Mitglied des Vorstandes der Bundesarbeitsgemeinschaft Hospiz (jetzt Deutscher Hospiz- und Palliativverband). Auch im Rahmen des Projektes über „Ethik, Wirkung und Qualität in der ambulanten und stationären Hospizarbeit" mit der Hospizbewegung und ihrer Idee eng verbunden.

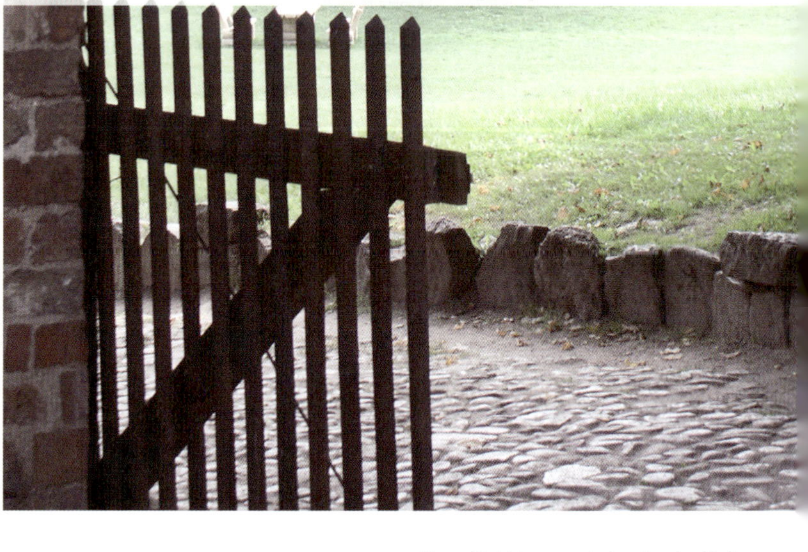

3.3 Spiritualität und Menschenwürde in der Begleitung am Lebensende

Spiritualität

1 Begleitung ist der Hintergrund allen Helfens; Helfen nämlich bedeutet nicht nur, für jemanden etwas tun, was er selbst nicht oder nicht mehr kann, sondern gründet in der Erfahrung eines unlösbaren Zusammenhangs zwischen Not und Hilfe; der notleidende Mensch ist wie ein „Rufender“, der in dem Maße, wie er in seiner Existenz betroffen ist, auf eine Antwort angewiesen ist, die für ihn sinnhaft ist. Eine „sinnhafte Antwort“ solcher Art hat ohne Zweifel zunächst die Möglichkeiten und Grenzen der konkreten Hilfeleistung im Rahmen institutioneller Verpflichtungen in Betracht zu ziehen; sie beinhaltet aber stets die Begleitung im Sinne einer „Hintergrundhilfe“.

Begleitung und Helfen

2. Hintergrundhilfe ist jene grundlegende Verantwortung in dem Sinne, dass man dem Antlitz des Anderen das Antwort-Geben schuldig ist. Ansatzpunkt dieser „Verantwortung“ ist nicht ein Bewusstsein von Aktivität, etwas tun zu müssen, sondern ganz ursprünglich das Antwortgeschehen, das nicht notwendig in Sätze gekleidet sein muss. Es vollzieht sich manchmal vorab allen zweckhaften Tuns nur im Bewusstsein oder Spüren, dass auf längere Zeit hin jemand da ist, im Bewusstsein von Nähe, die man nicht für dieses oder jenes „braucht“. Ein solches Antwort-Geben drängt sich nicht auf, sondern ist eher eine „Hintergrund-Haltung“, die bereit ist, von Angesicht zu Angesicht gerade jene Fragen auszuhalten, die man nur noch dadurch zu beantworten vermag, dass man sich dem anderen nicht entzieht.

Helfen als „Hintergrund-Haltung“

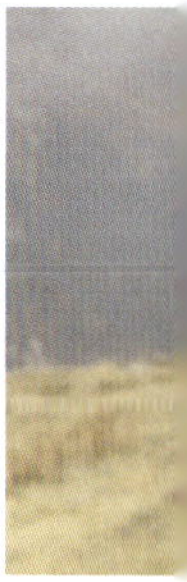

3. Solche Hintergrundhilfe ist in besonderer Weise dort gefordert, wo Menschen sich in „Grenzsituationen“ befinden und auf andere angewiesen sind. Grenzsituationen sind Situationen, in denen wir der Verletzlichkeit, der Gefährdung, des Ungesichertseins, der Nicht-Selbstverständlichkeit unserer Existenz gewahr werden. Erfahrungen von Grenzsituationen sind Erfahrungen der Endlichkeit unseres geschichtlichen Daseins, in denen wir zugleich aus dem bloß Faktischen und Alltäglichen unserer Lebenswelt je schon herausgerufen und gefordert sind, unsere Existenz aus einer Zukunft heraus zu begreifen, über die wir nicht verfügen können, die uns aber vor die Frage nach dem „Eigentlichen“, d. h. nach einem tragenden Sinn unseres Daseins in allem Ernst stellt.

Sorge und Fürsorge

4. Diese Grundstruktur menschlichen Daseins lässt sich in den Worten des Philosophen Martin Heidegger als „Sorge“ in einem existentiellen Sinn charakterisieren. Dies ist insofern von Bedeutung, als dass jedes Konzept von „Fürsorge“ und Begleitung der Gefahr vordergründiger Technizität und Veralltäglichung ausgesetzt ist, wenn es nicht zugleich der Grenzsituation der existentiellen Sorge eines Menschen in Form angebotener Hintergrundhilfe als Gemeinschaftsbeziehung Rechnung trägt.

Eine neue „ars moriendi“

5. Die heutige Hospiz- und Palliative-Care-Bewegung, wie sie sich vor allem im 20. Jahrhundert entwickelt hat, dient dem Ziel, ein Leben in Würde bis zuletzt zu ermöglichen und dauerhaft eine neue Kultur des Sterbens im Sinne einer ars moriendi zu schaffen. Sterben gehört zum Leben; es ist der letzte, entscheidende Lebensakt, der gelebt und durchlebt werden will. Begleitung im Sterben ist daher Lebensbegleitung intensivster Art; im Mittelpunkt stehen der sterbende Mensch und die ihm Nahestehenden. Sie benötigen gleichermaßen Aufmerksamkeit und Wahrhaftigkeit. Die Hospiz- und palliativmedizinische Arbeit orientiert sich bei ihrer Hilfe und ihrer Organisation an der Würde sterbender und schwerstkranker Menschen, an ihren Bedürfnissen und Rechten.

6. Dies erfordert – als primäre Qualität – eine Haltung der Achtung und der Achtsamkeit, des Respekts und der Fürsorglichkeit angesichts des Sterbens eines Menschen. Eine hospizlich-palliativmedizinische Ethik kann sich von daher als eine Verantwortungsethik im Spannungsfeld von Autonomie und Fürsorge verstehen. Verantwortung und Sorge kann man, wie der Philosoph Hans Jonas deutlich gemacht hat, nur für etwas übernehmen, das der Veränderlichkeit, der Vergänglichkeit, der Widerfahrnis unterliegt. Da Naturhaftigkeit und Endlichkeit dem Menschen nicht nur akzidentell, sondern wesenhaft zukommen – die biblische Sprache kennt dafür das Wort „Geschöpflichkeit/Kreatürlichkeit" – ist diese Befindlichkeit im Sinne einer menschlich-leiblichen Grundsituation als Bezugspunkt einer hospizlich-palliativmedizinischen Ethik einzufordern.

Haltung der Achtung

7. Eine existentielle Grundsituation aber, die einen nicht überschreitbaren Ausgangspunkt philosophisch-ethischer Reflexion bedeutet, entzieht sich prinzipiell der völligen Objektivierbarkeit, wie dies in der Grenzsituation des Sterbens eines Menschen manifest wird. Eine Verantwortungsethik, die den Menschen in seiner Naturhaftigkeit, Verletzlichkeit und Endlichkeit im Blick hat, hebt ihn somit notwendigerweise aus der Verfügbarkeit eines Objekts heraus und fordert in allen Lebenslagen die Anerkennung seiner Subjekthaftigkeit in einer jeden Begegnung zwischen Personen.

Sterben und Tod sind nicht objektivierbar

8. Dieses Konstitutionsverhältnis von je schon gegebener Existenz des Menschen als Zweck an sich selbst und den daraus resultierenden sittlichen Verpflichtungsverhältnissen ist entscheidend dafür, das Spannungsfeld von Autonomie und Fürsorge im Kontext einer hospizlich-palliativmedizinischen Verantwortungsethik bewältigen zu können. Es bedeutet zunächst einmal, dass die konstitutive Autonomie und Selbstzwecklichkeit eines Menschen bereits kraft seiner bloßen Existenz unabdingbar und unverlierbar mit gegeben ist, gleichviel er etwa durch Krankheit, Schmerz oder Demenz in der Ausübung dieser Grundbestimmung seiner Existenz durch die Praktizierung von Pflichten gegenüber sich selbst und anderen eingeschränkt oder gehindert ist und unabhängig davon, ob sich sein Verhalten so verändert, dass es seinem Umfeld als würdelos erscheinen mag. Und umgekehrt muss die Existenz des Menschen als Zweck an sich selbst der Orientierungspunkt sein, an dem sich für die in Hospiz und Palliativmedizin Tätigen die Achtungs- und Liebespflichten auszurichten haben.

Spannungsfeld von Autonomie und Fürsorge

9. Soziale Pflichten, also Tugendpflichten gegenüber anderen Menschen, können aufgrund des konstitutiven Menschenwürdeprinzips nicht die fremde Vollkommenheit zum Inhalt haben, was letztlich auf eine Missachtung und Entmündigung anderer hinausliefe. Der den Tugendpflichten gegenüber anderen adäquate „Affekt" kann zunächst nur die „Achtung" sein, insofern es nur auf dieser Basis eine Ordnung von Liebespflichten geben kann. „Achtung" aber wird durch die praktisch-moralische Haltung der Anerkennung der Menschheit in der eigenen wie in der Person eines jeden anderen bewirkt. Achtungspflichten sind daher strukturell symmetrisch, d. h. sie existieren auf Basis einer fundamentalen Gleichheit in der Würde; ihr Inhalt bestimmt sich primär negativ, d. h. durch Unterlassungspflichten, indem man sich all dessen enthält, was die physische, psychische oder moralische Integrität eines anderen verletzen könnte. Das bedeutet, dass Fürsorge in keinem Fall von der unbedingten Pflicht zur Achtung der Würde einer Person dispensiert.

Achtung

10. In diesem Horizont verstehen sich auch die Initiativen, eine Charta zur Betreuung schwerstkranker und sterbender Menschen zu entwickeln. Im Zentrum dieser Überlegungen steht der sterbenskranke Mensch mit seinen spezifischen körperlichen, seelischen, sozialen und spirituellen Problemen, d. h. in seiner Würde und Identität. Das

Sterben stellt eine Phase des Lebens dar, daher besteht eine Verbindung zwischen dem Recht, in Würde zu leben, und dem Recht, in Würde zu sterben. So wie Sterben zum Leben gehört, gehört das Recht, in Würde zu sterben, zum Recht jedes einzelnen Menschen auf ein Leben in Würde. Eine „Würde haben" ist aber keineswegs gleichzusetzen mit einem subjektiven Selbstbestimmungswillen, sondern stellt für jeden Menschen, d.h. auch für den Einzelnen als Träger der Menschenwürde, eine objektive Verpflichtung dar. Menschenwürde nämlich ist unverfügbar, sowohl für andere als auch für einen selbst. Obwohl sie den Kern der sittlichen Identität eines Menschen ausmacht, ist sie für den Träger kein Gegenstand eines Verfügungswillens, sondern begegnet ihm als ein Anspruch, an dem er seine sittliche Selbstbestimmung zu orientieren hat, wo er aber niemals sagen kann, er habe diesen Anspruch irgendwann eingelöst oder er sei zu einem bestimmten Zeitpunkt, unter bestimmten Umständen von diesem Anspruch dispensiert und nicht mehr daran gebunden. Wenn sie aber für den Einzelnen unverfügbar mit dem bloßen Faktum seiner Existenz gegeben ist, sind alle anderen Menschen ihm gegenüber zur Achtung der Menschenwürde im Sinne einer strikten, sogenannten „negativen", d.h. ausnahmslos verbietenden Rechtspflicht gebunden. Aus diesem Zusammenhang heraus geht eine jede hospizlich-palliativmedizinische Menschen- oder Grundrechtsbewegung davon aus, dass ein Schwerstkranker oder Sterbender zwar ein Recht auf Selbstbestimmung bezüglich des Verlaufs des Sterbevorgangs hat, jedoch kein Recht, auf sein Verlangen hin getötet zu werden. Der Wunsch zu sterben stelle keine gesetzliche Rechtfertigung zu dessen Tötung durch einen anderen Menschen dar.

Würde ist unverfügbar

11. Die Würde und die Rechte von schwerstkranken und sterbenden Menschen sind zwar das solide Korpus einer jeden hospizlich-palliativmedizinischen Ethik. Anfang und Ziel aber bleiben die je einzelne menschliche Person in ihrer zwischenmenschlichen Begegnungswirklichkeit. Denn die Beziehung in der Begleitung und Versorgung Schwerstkranker und Sterbender entsteht nicht dadurch, dass wir uns in Beziehung denken, sondern sie ist gewissermaßen schon vor unserem vergegenständlichenden Denken lebendige Gegenwart, d.h. eine Care-Ethik, die sich als hospizlich-palliativmedizinisch verstehen will, käme je schon „zu spät", setzte sie bei einer vergegenständlichenden Klärung einzelner Pflichten sich selbst und anderen gegenüber an, so unumgänglich dies im zweiten Schritt ist; vielmehr steht am Anfang der Idee hospizlich-palliativmedizinischer Begleitung und ihrer Ethik die Haltung, genau genommen – und das eben ist das ethische „Moment", ohne das ein Anfangspunkt gar nicht erreicht werden könnte – die Änderung, die Änderung unserer Denkhaltung. In ihr geschieht eine ethische Sinngebung, die aus einer andersartigen Präsenzerfahrung resultiert als die Evidenz der sittlichen Sollenserfahrung, ohne letzteres damit aufzuheben. Sie bedeutet aber, in eine intersubjektiv geöffnete, d. h. lebendige Identität hineinzugehen, deren sich durchhaltende Substanz die Treue zum gegebenen Wort des Daseins und der Begleitung bis zuletzt ist.

Lebendige Gegenwart ist Anfangsgrund der Care-Ethik

12. „Spiritualität" ist daher der „Geist", der einer jeden Ethik der Zwischenmenschlichkeit die Lebendigkeit der ersten Änderung unserer Begegnungshaltung je neu zu verleihen vermag. Somit stellen der sogenannte „moral point of view" von Hospiz und Palliativmedizin und der „spiritual point of view" im Sinne einer subsistierenden Relation untrennbar eine lebendige Einheit dar. Dies ist auch der Grund dafür, dass die Spiritualität nicht ein Moment von „Hospiz" neben anderen ist, sondern das tragende Ganze, ohne dass Hospiz und Palliativmedizin nicht einmal den Anspruch von „Qualität" erheben könnten. Der „spirituellen Begleitung" kommt somit in der hospizlich-palliativen Arbeit eine substantielle und nicht eine bloß ergänzende Bedeutung zu. Sie

Spiritualität ist tragendes Ganze

stellt den integralen Bestandteil einer person- und bedürfnisorientierten Begleitungsqualität am Lebensende dar.

Spiritualität umfasst Religion

13. Zur näheren Bestimmung „spiritueller Begleitung“ am Lebensende ist daher auch zunächst die Verwendung eines möglichst offenen Begriffs von Spiritualität erforderlich. Hilfreich kann es dabei sein, die Begriffe Religion und Spiritualität nicht synonym zu verwenden, sondern aufgrund der wesenhaften Untrennbarkeit von „moral point of view“ und „spiritual point of view“ Spiritualität als ein Gesamtkonzept zu verstehen, welches Religion bzw. Religiosität mit einschließt.

Spirituelle Begleitung trägt nicht von außen heran, sondern nähert sich „von innen“

14. Die Erarbeitung spiritueller Aspekte der Sterbebegleitung konzentriert sich gemäß einer solch offenen Herangehensweise auf anthropologische Kategorien, um zu bestimmen, was spirituelle Bedürfnisse und Ressourcen, spirituelles Leiden etc. sein können. In den Blick gerückt wird mit der Betrachtung des Themas Spiritualität somit allgemein die subjektive Suche des Menschen nach Sinn und Transzendenz, seine Sehnsucht nach Identität, Ganzheit und Erfüllung, nach Befreiung und Heilung, aber auch die Art und Weise, in der Menschen ihr Leben verstehen oder als Beziehungs- und Bedeutungsnetz, das dem Leben einen Zusammenhang verleiht. Spiritualität bedeutet daher die „person-nächste“ Ebene; „spirituelle Begleitung“ kann somit auch keineswegs meinen, den Menschen „von außen“ mit religiösen Sinn- und Wertfragen zu konfrontieren, sondern vielmehr zu sehen, was ihm seinem Wesen nach, von „innen her“ entspricht.

Ethik der Zwischenmenschlichkeit

15. In der Frage nach der sinnhaften Gestaltung des Lebens angesichts von Krankheit. Leiden und Sterben kommt somit die Suche nach spirituellen Aspekten der Sterbebegleitung mit der ethischen Frage nach dem Wesen des Menschen und dem Gelingen menschlichen Lebens zusammen. Eine „Ethik der Zwischenmenschlichkeit“ kann hierbei geradezu wie eine „Optik“ verstanden werden; sie schärft insbesondere auch die Wahrnehmung für die Wechselseitigkeit jeder zwischenmenschlichen Beziehung, zu der ebenso Ungleichheiten und Asymmetrien gehören, die es gerade im Kontext von Abhängigkeit und Schwächung eigener Ressourcen in Krankheit und Leid zu beachten gilt.

Spirituelle Begleitung meint Hören auf den Anderen statt Erreichen bestimmter Ziele

16. Die ethische Betrachtung des Menschen in seiner Beziehung zum Anderen macht somit Folgendes deutlich: „Spirituelle Begleitung“ kann nicht als Erreichen bestimmter Begleitungsziele verstanden werden, sie erscheint nicht als „Zweck“, um dem Anderen ein „sinnvolleres“ (resp. besseres) Sterben zu ermöglichen. Fürsorge und Verantwortung, mit dem es dem Sterbenden im Sinne einer „spirituellen Begleitung“ zu begegnen geht, meint: Ein Hören auf den Anderen, eine Antwort, die mehr als „Information“ ist, die mit dem ganzen Wesen, d. h. personal, gesprochen wird – letztlich ein Sich-dem-Anderen-Versprechen.

Kunst des Augenblickes

17. Gekennzeichnet durch die ihr eigene „Absichtslosigkeit“ zeigt sich die „spirituelle Begleitung“ Schwerstkranker und Sterbender wesentlich auch als eine „Kunst des Augenblicks“. Als „erste Präsenz“ (Da-Sein, Gegenwart, Offenheit des ersten Moments der Ich-Du-Beziehung) kann sie zur Quelle der Hoffnung in Ausweglosigkeit und Verzweiflung werden.

Spiritualität ist integrierendes Moment

18. „Spirituelle Begleitung“ kann als solche nicht auf bestimmte Berufsgruppen beschränkt werden. Sie gilt vielmehr für alle an der Sterbebegleitung Beteiligten, für Professionelle wie Ehrenamtliche, und bildet als integrierendes Moment die Grundlage für eine Behandlungsqualität, die für Pflege und Schmerztherapie, für die psychosoziale Betreuung und die seelsorgliche Begleitung gleichermaßen bedeutsam ist. „Spirituelle Begleitung“ kann sich dabei auch nicht in ethischer Kompetenz erschöpfen. Als Seel-Sorge kann sie im Sinne einer spezifisch geistlich-rituellen Kompetenz besonderen Beistand bieten,

einen Raum, in dem der einzelne Mensch an der Grenze seines Lebens eine Perspektive auf die Vollendung hin erhält.

19. Die strukturelle Relevanz „spiritueller Begleitung“ für die Tragfähigkeit hospizlich-palliativmedizinischen Selbstverständnisses liegt vor allem darin, sich stets neu daran auszurichten, dass die moderne Hospiz- und Palliative-Care-Bewegung nicht mit dem Ziel angetreten ist, eine weitere Institutionalisierung des Sterbens voranzutreiben, sondern einen Beitrag zu einer neuen Kultur des Sterbens zu leisten und damit einer funktionalen Zergliederung von Sterben und Tod in voneinander unabhängige Bereiche – Medizin, Politik, Recht, Ökonomie etc. – entgegen zu wirken. Es geht ihr darum, durch eine öffentlichen Artikulation von Verantwortung für den Anderen der Angst vor Fremdbestimmung, Hilflosigkeit und Einsamkeit am Lebensende entgegenzutreten.

Neue Sterbekultur statt Institutionalisierung

Anmerkungen und Literatur

Den Thesen und Überlegungen liegen folgende Publikationen zugrunde:

Baranzke, H.: Kants Pflichtenlehre. Ethik der körperlosen Würde und verantwortungslosen Gesinnung?, in: Ingensiep, H. W. / Baranzke, H. / Eusterschulte, A. (Hg.): Kant-Reader. Was kann ich wissen? Was soll ich tun? Was darf ich hoffen? Würzburg 2004, S. 217–248.

Breuckmann-Giertz, C.: Hospiz erzeugt Wissenschaft. Eine ethisch-qualitative Grundlegung hospizlicher Tätigkeit = Studien der Moraltheologie Bd. 33. Münster 2006.

Graf, G. / Roß, J.: Brauchen wir Qualitätssicherung in der Hospizarbeit? In: Die Hospiz-Zeitschrift 5, Ausg. 17 (2003) S. 14–17.

Graf, G. / Höver, G. zus. mit Baranzke, H. u. a.: Hospiz als Versprechen. Zur ethischen Grundlegung der Hospizidee = Schriftenreihe der Bundesarbeitsgemeinschaft Hospiz e.V. Bd. 9. Wuppertal 2006.

Höver, G. / Schaeffer, A.: Spirituelle Begleitung als hospizlich-palliative Aufgabe. Erforschung und Entwicklung „spiritueller Begleitung“ als Herausforderung für Hospizarbeit und Palliativmedizin – eine Projektarbeit des Moraltheologischen Seminars an der Universität Bonn, in: Die Hospiz-Zeitschrift 10, Ausg. 38 (2008), S. 13–15.

Roß, J.: Unterwegs zu einer Spiritualität in Organisationen, in: Die Hospiz-Zeitschrift 10, Ausg. 38 (2008), S. 4–8.

Schaeffer, A.: Menschenwürdiges Sterben – Funktional differenzierte Todesbilder. Vergleichende Diskursanalyse zu den Bedingungen einer neuen Kultur des Sterbens = Studien der Moraltheologie Bd. 39, Münster 2008.

Schaeffer, A.: Spirituelle Begleitung im hospizlich-palliativen Handlungsfeld. Herausforderung und Bedingung der modernen Gestaltung eines menschenwürdigen Sterbens, in: Baranzke, H. (Hg.): Menschenleben – Lebenszeit. Impulse für eine Ethik der Hoffnung, Göttingen 2009, S. 221–240.

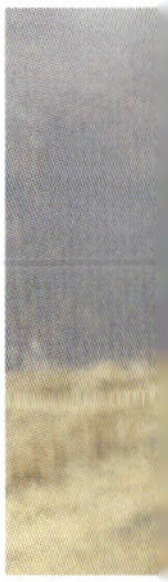

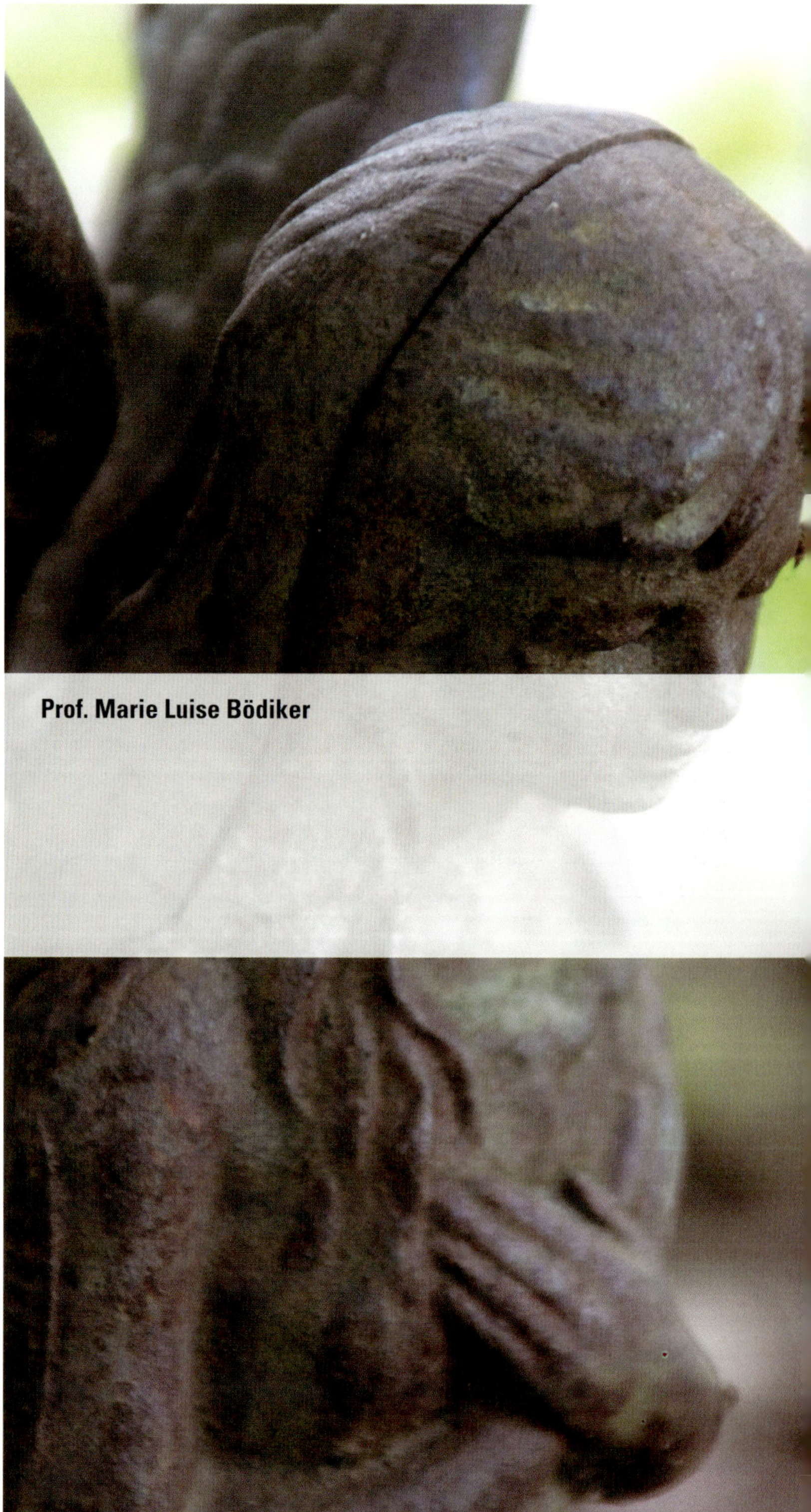

Prof. Marie Luise Bödiker

3.4 Besser ausgebildet als die Profis?! Befähigung der BegleiterInnen

Schulung, Vorbereitung, Qualifizierung, Ausbildung (um Gottes Willen, bloß nicht), Zurüstung, Ermutigungskurs, Befähigung – so die Bezeichnungen für das, was Ehrenamtliche als Vorbereitung auf ihr Engagement durchlaufen. Dieser Eiertanz um die rechte Bezeichnung, damit Berufsgruppen im Hospiz- und Palliativbereich und „Experten" sich nicht abgewertet fühlen und Ehrenamtliche nicht zu aufgewertet und selbstbewusst werden, trägt zum Teil manchmal auch komische Züge.
Eine nachweisbare Qualifizierung ist für den Auftrag der Sterbe- und Trauerbegleitung so selbstverständlich wie Ehrenamtliche im Hospiz. Ehrenamtliche fordern diese im Übrigen auch ein, denn sie wollen sich ihren zu Begleitenden auch zumuten können und keine Zumutung sein, wie sie bei einer Befragung glaubwürdig versicherten. Und sie fragen selbst:

- Welche Voraussetzungen muss ich mitbringen?
- Was muss ich lernen, wissen, um diese Arbeit für die Betroffenen, Beteiligten und mich zufriedenstellend zu machen?

Voraussetzungen:

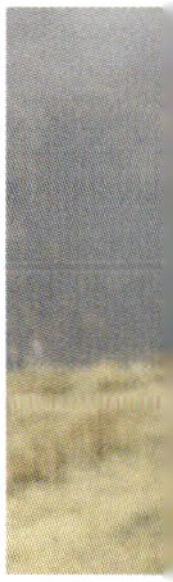

Voraussetzungen für die Hospizarbeit

- Menschen, die sich in der Hospizarbeit engagieren wollen, sollten das Ziel haben, sterbende Menschen, ihre Angehörigen oder trauernde Menschen zu begleiten. Wer „eigentlich nur" den Wunsch hat, an der Peripherie, in der Verwaltung oder der Hauswirtschaft, tätig zu werden, ist sicher falsch am Platz.
  Es gibt keinen Ort im Hospiz, der vor Begegnung und Konfrontation schützt.[1]
- Grundsätzlich bringen alle Bewerber Berufs- und Lebenserfahrung mit, die in das hospizliche Tun mit einfließen (können). Sie haben aber auch alle Verluste gleich welcher Art erfahren und Grenzsituationen, eigene und fremde, kennengelernt. Diese müssen aufgearbeitet sein bzw. AUFGEARBEITET werden, damit sie nicht in Begleitungen übertragen werden. Aus diesem Grund ist es günstig, wenn Verluste einige Zeit zurückliegen, auch UM EINE GEWISSE STABILITÄT ZU GARANTIEREN. Es kann nicht nur schwierig für die zu Begleitenden werden, sondern es ist auch nicht sinnvoll für die Begleitung selbst, wenn alte Verletzungen oder belastende Erinnerungen in unpassenden Situationen wieder hochgespült werden.
- Welche persönlichen Motive die BewerberInnen haben, ist sekundär, MOTIVE verändern sich im Laufe der Tätigkeit, sollten allerdings BEWUSST SEIN oder bewusst gemacht werden. Es ist darüber ein Einvernehmen herzustellen, dass Therapie-Ersatz, Therapie-Ergänzung und die Aufarbeitung eigener Verluste in Begleitung, Ausbildung und Supervision nicht geleistet werden können und auch nicht sollten.
- Dass sich der Blick auf alte Verluste in der Arbeit verändern kann, ist selbstverständlich.
- Der Wunsch und die Fähigkeit, IM TEAM ZUSAMMENZUARBEITEN, sollte vorhanden sein.
- Fähigkeit und WILLE ZUR KRITISCHEN REFLEXION des eigenen und fremden Tuns (in der Gruppe)
- Beziehungsfähigkeit, die KONTAKT- UND KOMMUNIKATIONSBEREITSCHAFT einschließt,
- ein gewisses überschaubares Zeitbudget ist für die Arbeit ebenfalls vonnöten.
- Diese Voraussetzungen so wie auch die Verpflichtungen (vgl. Haltungen) für die spätere Arbeit sollten in einem Vorgespräch geklärt werden.[2]

Rahmenbedingungen

Rahmenbedingungen für die Hospizarbeit

Die Befähigungskurse umfassen ca. 100 Stunden[3] mit einem zusätzlichen Praxisteil (Hospitation mit mindestens 20 Stunden in stationären oder ambulanten Hospiz- oder Palliativ-Einrichtungen, in Pflegeheimen oder Krankenhaus).

Die Stundenzahl fürs „Theoretische“ kann und wird in der Regel unterschiedlich aufgeteilt: Abendveranstaltungen, Tagesveranstaltungen, Wochenendveranstaltungen, je nach Themen und Möglichkeiten des Veranstalters.

Wissenskompetenz

Kenntnisse erwerben über

- Hospizgeschichte
- hospizliche Grundhaltungen, Regeln
- Struktur des Vereins, Aufbau, Vernetzung der Bewegung
- Berufe, Institutionen im Umfeld von Hospiz
- somatische, kognitive, psycho-soziale, spirituelle Befindlichkeit von sterbenden Menschen
- Ängste, Wünsche Bedürfnisse von sterbenden Menschen
- Sterbeverlauf
- Vom Umgang mit der Leiche
- Situation und Befindlichkeit von betroffenen Angehörigen
- Copingstrategien von Menschen in Krisen
- Krankheitsgewinn, Sterbegewinn

Gesetzliche Ansprüche im Umfeld von Sterben – Tod und Trauer

- Rechte von Sterbenden (Patientenrechte incl.)
  - Patientenverfügung
  - Generalvollmacht
  - Testament

Kontraktarbeit

- Sterben-Tod-Trauer in anderen Kulturen

Bestattungsmöglichkeiten, Bestattungsrituale

- unterschiedliche Glaubensvorstellungen in Bezug auf das Leben, Nachtodvorstellungen
- Kenntnisse über Rituale und deren Wirkweise
- Helfersyndrom
- Burnout
- Rollenaufgaben der Begleitung
- Rollendiffusion

Handlungskompetenz

handlungsfähig sein in bezug auf

- Da-Sein: aushalten, zulassen mitgehen (mit Händen auf dem Rücken und Pflaster auf dem Mund)
- Handreichungen, Hilfen, Entlastungen Alltag gewährleisten
- hilfreiches Gesprächsverhalten und Gesprächstechniken
  - Sprache von Sterbenden
  - nonverbale Kommunikation
- Systemische Kontextarbeit (in Ansätzen)
- Anlässe schaffen für Reminiszenzarbeit, Biografie-Arbeit
- Hilfe bei der Regelung „letzter Dinge“
- Mitgestalten bei Möglichkeiten das Leben zu feiern
- Hilfestellung beim Waschen und Ankleiden der Leiche
- Gestaltung von kleinen Ritualen

Auch die eventuell anfallenden Kosten[4] sollten an- und abgesprochen werden.
Es geht wie in anderen Ausbildungen auch um einen Zugewinn aus Wissens-, Handlungs-, Sozial- und Selbstkompetenz.

Sozialkompetenz

fähig sein...

- authentische (echte) Begegnungen zu ermöglichen und gestalten

kein Pädagogisieren, kein Missionieren

- adäquater Umgang mit Nähe und Distanz

gleiche Augenhöhe, kein Mitsterben

- Einhalten von Grenzen:
  - Begegnungen gestalten, in denen der Sterbende im Mittelpunkt steht (sich selbst zurücknehmen)
  - Verlässlichkeit und
  - Wahrhaftigkeit leben
- im Team sich konfliktfähig zeigen und Kooperationsangebote nutzen
- mit Menschen aus anderen Kulturkreisen zusammenarbeiten
- ressourcen-orientiertes Arbeiten

Selbstkompetenz

Können

- sich Auseinander setzen mit dem eigenen Sterben, persönlichen Verlusten Aufarbeitung kritischer Lebensereignisse
- sprechen können über die Bedeutung des Lebens für mich meine Fragen an den Tod
- Bereitschaft und Offenheit zu selbstkritischer Reflexion
- Auseinandersetzung mit eigenen und fremden Grenzen
- Klärung der eigenen Motivation zur Mitarbeit
- Umgang mit Zurückweisung und Ablehnung
- Klärung von Konfliktfähigkeit und -bereitschaft

(Harmoniebedürfnis)

- Mut zur Ehrlichkeit, Wahrheit
- Umgang mit Unsicherheit, Helfersyndrom
- Klärung der eigenen Spiritualität
- Auseinandersetzung mit hospizlichen Werten in meinem Leben
- sprechen können auch über Frust, Berührungsängste, Ekel
- Teilen von Erfolgserlebnissen, Glücksmomenten

Außerdem legt jedes ambulante und stationäre Hospiz eigene Schwerpunkte. Es sollte auch nicht vergessen werden, dass gerade Ehrenamtliche einige der geforderten Handlungs- Sozial- und Selbstkompetenzen schon besitzen. Sie brauchen nur Angebote, um diese zu modifizieren und um zu lernen, sie bewusst einzusetzen und auf die entsprechende Zielgruppe zu übertragen / transferieren. Sie sind in der Regel auch nicht so vorgeprägt und in ihren beruflichen Verhaltensmustern eingeschliffen, dass sie eigene Verhaltensmuster auf diese Zielgruppe mit „Gewalt“ zu übertragen versuchen.[5]

Themen / Inhalte

Natürlich bedarf es, um diese Ziele zu erreichen, „Schulung“, „Zurüstung“.
Dies geschieht dann mittels Themen / Inhalte. Die Konzepte der einzelnen „Befähigungsmodelle“[6], die in der Hospizlandschaft angewandt werden, unterscheiden sich in ihren Inhalten erstaunlicherweise nicht so sehr, wohl aber die Schwerpunktsetzung (Stundenzahl, inhaltliche Gestaltung, Methodenwahl….).

Inhalte einer Ausbildung

- Als wichtigstes Element wird dabei die PERSÖNLICHE AUSEINANDERSETZUNG MIT DER EIGENEN STERBLICHKEIT angesehen, dem Altern, den Erkrankungen und der Angst, den Hoffnungen, Befürchtungen und Wünschen, die damit verbunden sind. Dazu gehört auch die Auseinandersetzung mit eigenen Verlusten (und der Trauer). Jemand kann ja nur so weit begleiten, wie er selbst gekommen ist. Wer seine eigenen Ängste nicht angeschaut hat, kann auch mit den Ängsten anderer nicht hilfreich umgehen. Verdrängung kann die Folge sein, was wiederum Wahrnehmung einschränkt, Aufrichtigkeit in der Begegnung erschwert, u. a. m.
- SENSIBILISIERUNG FÜR EIGENE BEFINDLICHKEITEN UND BEDÜRFNISSE. Nur wer imstande ist, sich selbst „im Blick“ zu haben, hat auch den Blick für / auf andere, auf deren Befindlichkeiten, Stimmungen, Bedürfnisse[7] – alles Voraussetzungen, um achtsam damit umzugehen.
- KOMMUNIKATION UND INTERAKTION ist ebenfalls ein wichtiger Bereich. Es reicht nicht nur, dass Stimmungen wahrgenommen werden und Bedürfnisse erspürt, sich empathisch eingefühlt werden kann…..man / frau muss es auch kommunizieren können, und darum ist dies ebenfalls ein wichtiges Thema in den Befähigungsseminaren. Kommunikation kann ja auf verschiedenen Ebenen erfolgen, und auch die Steuerungselemente in der Kommunikation sollten bewusst eingesetzt werden können so wie auch die Kommunikationstechniken.
- EINÜBUNG VON BEGLEITUNG anhand von Fallanalysen, Rollenspielen (der Erstkontakt, die Verabschiedung), schwierige Gesprächsthemen

Informationsbausteine, wie

- Patientenrechte (insbesondere auch der Anspruch auf Wahrheit am Sterbebett),
- Pflegeversicherung,
- Patientenverfügung, Generalvollmacht, Testament...
- Verhalten von Menschen in Krisen (Sterbende und Angehörige)
- Befindlichkeit von sterbenden Menschen im somatischen, kognitiven, emotional / affektiven und spirituellen Bereich – auch
- die Situation und die Befindlichkeit von Angehörigen
- Unterstützungsmöglichkeiten für Angehörige
- Kenntnisse über die Geschichte der Hospizbewegung, Aufbau und Organisation in Deutschland, ihre Grundpfeiler, Regeln, Rechten und Pflichten von Ehrenamtlichen…
- Differenzierung von Sterben und Trauer
- Unterschiede im Sterben und in der Trauer von Männern, Frauen und Kindern
- Unterschiede zwischen Sterbe- und Trauerbegleitung und der unterschiedliche Umgang mit beiden
- Umgang mit Nähe und Distanz, Rollen und Gefahr der Rollendiffusion sind wichtige Themen
- Sprache von Sterbenden

- EINSTELLUNG, WERTUNG, VORURTEILE gegenüber den zu Begleitenden
- KLÄRUNG DER EIGENEN MOTIVATION durch Konfrontation mit Motiven / Motivbündel anderer Ehrenamtlicher
- Auseinandersetzung mit eigenen Bedürfnissen (vgl. Bedürfnispyramide von Maslow im Hospiz auf Ehrenamtliche bezogen – welchen Gewinn erwarte ich aus meinem Engagement)
- UMGANG mit (eigener) SPIRITUALITÄT: Fragen nach dem Sinn des Lebens – des Sterbens, hilfreiche Rituale für Sterbende und Trauernde
- SOZIALES LERNEN IN DER GRUPPE wird gelernt durch Kleingruppenarbeit, Plenum, Diskussionen und Projekte…
- GRUNDLAGEN SYSTEMISCHEN DENKENS UND HANDELNS

Mit der „Befähigung" hört die Qualifizierung natürlich nicht auf. Ehrenamtliche sollen und wollen weiterlernen. Selbstverständlich wollen sie hauptamtliche Mitarbeiter nicht „ersetzen", aber ihrem Wunsch nach Fort- und Weiterbildung sollte nachdrücklich entsprochen werden und nicht auf niedrigem Niveau – auch wenn sie dadurch schwieriger und anspruchsvoller werden, und der DHPV sollte sie hier auch gegenüber den hauptamtlich Arbeitenden unterstützen. Sie haben vorwiegend gutbürgerliches Bildungsniveau und verbinden mit ihrer ehrenamtlichen Tätigkeit auch einen Anspruch. Dem sollte entsprochen werden. Und wenn sie mit ihren Kenntnissen, ihrem Tun, ihrer Haltung bestimmten Berufsgruppen auf die Zehen treten, ist das auch gut so.

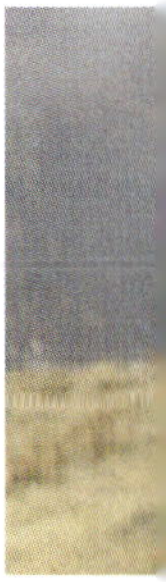

Anmerkungen

1 Auch AltenpflegerInnen, Schwestern und Pfleger, die lieber Betten waschen oder Rollstühle putzen, oder sich in Toiletten einschließen wenn sie mit Sterbenden konfrontiert werden, haben im Hospiz keinen Platz, wo es u. a. auch um die Integration der schwerkranken und sterbenden Menschen geht.

2 U. a. Schweigepflicht, Einsatzbereitschaft, Verpflichtung zur Supervision…

3 Vorschrift des DHPV, in der Regel wird mehr angeboten. Befähigungskurse, die Ehrenamtlichen weniger anbieten, handeln für sterbende Menschen, ihren Angehörigen, die Hospizbewegung und vor allem die Ehrenamtlichen selbst verantwortungslos.

4 Unserer Meinung nach sollte die Ausbildung, wie auch Fort- und Weiterbildung für Ehrenamtliche selbstverständlich kostenfrei sein, wenn der Verpflichtung zur Mitarbeit über eine gewisse Stundenzahl nachgekommen wurde.

5 Vgl. Krankenschwester, Altenpfleger…

6 Vgl Literatur am Ende des Kapitels und bei Begleitung der Begleiter.

7 Und dabei gibt es mehr als nur Krankheitssymptome und Schmerzen.

Literaturübersicht zu unterschiedlichen Ausbildungskonzepten

Bödiker, M.: Ehrenamtliche in der Hospizarbeit. Mit aufrechtem Gang trotz schweren Gepäcks. In BAG Hospiz (Hg.): Ambulante Hospizarbeit. Wuppertal 2004.

Bödiker, M. (Hg.): Vermächtnis Sterbender, Science Publication 2009.

Bödiker, M./Theobold, M.: Trauergerichter, der hospiz verlag 2007.

Bundesministerium für Arbeit und Sozialordnung: Empfehlungen für Vorbereitungskurse von Hospizhelfern der Arbeitsgemeinschaft zur Förderung der Hospizbewegung in der BRD, 1995.

Dahms, U.: Ehrenamtliche Arbeit in Hospizen. Bestandsaufnahme, Analyse von Konzepten. Hamburg 1999.

Ebert, A. / Godzik, P. (Hg): Verlaß mich nicht, wenn ich schwach werde. Handbuch zur Begleitung Schwerkranker und Sterbender. Hamburg 1993.

Lamp, I. u.a.: Hospiz-Arbeit konkret. Grundlagen, Praxis, Erfahrungen. Gütersloh 2001.

Müller, M.: Handreichungen für Multiplikatoren. Bonn 2005 (2. Aufl.).

Student, J.-C. / Student, K.: Fünf Thesen zum Umgang mit lebensverkürzenden Maßnahmen bei Menschen im Wachkoma. In: Napiwotzky, A / Student, J.-C. (Hrsg.): Was braucht der Mensch am Lebensende? Ethisches Handeln und medizinische Machbarkeit. Stuttgart 2007, S. 84-94.

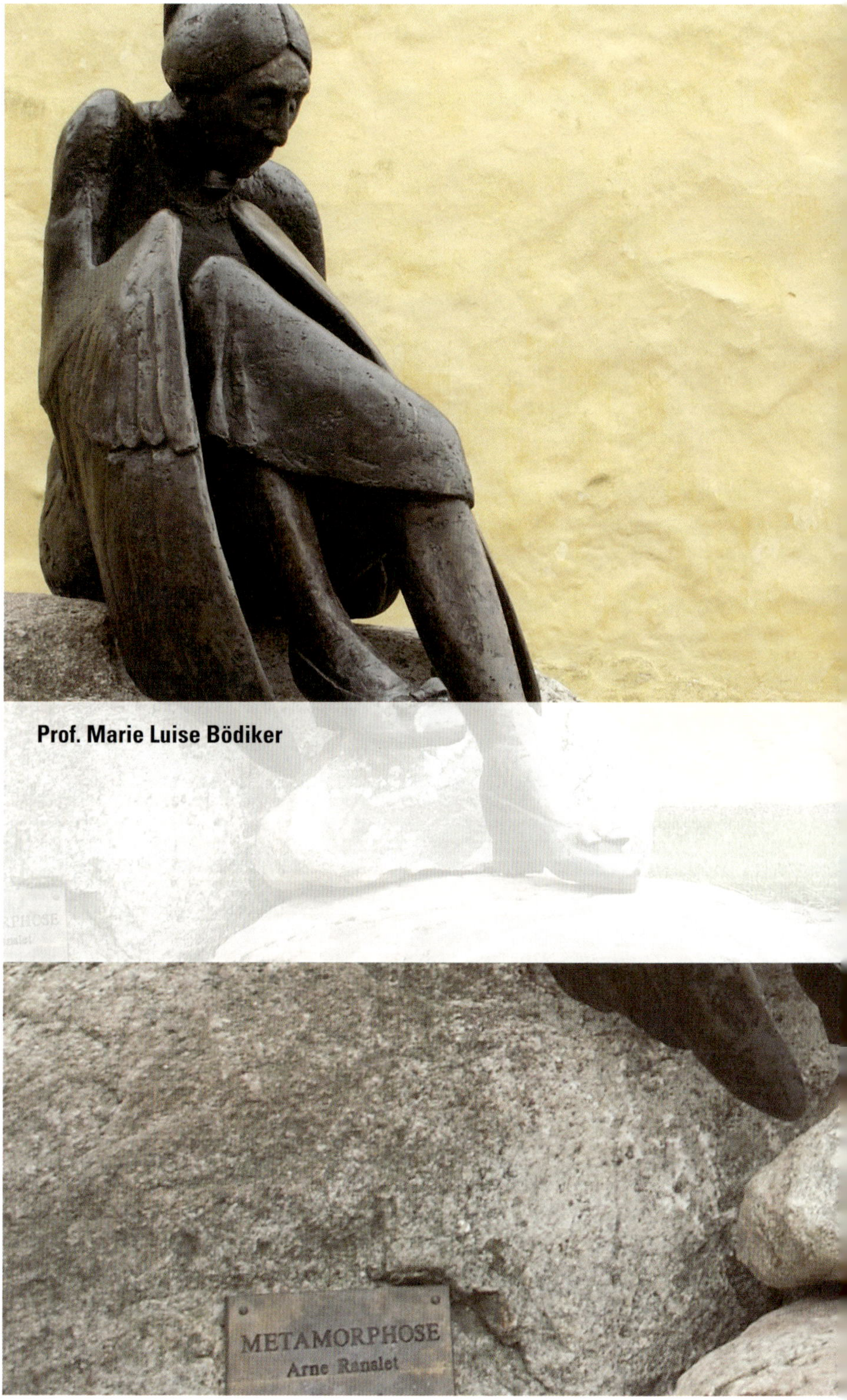

Prof. Marie Luise Bödiker

3.5 Guter Wille und gesunder Menschenverstand?! Begleitung der BegleiterInnen

Persönliche Verlusterfahrungen sind oft Anlass für Hospiztätigkeit

Bei gegebenen Anlässen kommt in Hospizen immer mal wieder die Diskussion auf, was den Sterbenden mehr hilft bzw. was sie sich mehr wünschen: den unverbildeten, einfühlsamen Menschen mit gutem Willen (GW) und gesundem Menschenverstand (GMV) oder den kühlen, verschulten, kontrollierten Profi. Vielleicht möchten Sterbende und deren Angehörige wirklich keine Profis in ihrer Begleitung, da sie sich weder behandlungsbedürftig empfinden noch als Versuchskaninchen missbraucht werden wollen, aber sie wollen sicher auch keine Dilettanten, die im „Ernstfall“ mehr mit sich, ihren Gefühlen und ihren unaufgearbeiteten Erfahrungen zu tun haben und den anstehenden Fragen, Ängsten, Aggressionen hilflos gegenüberstehen, geschweige denn bei einer evtl. anstehenden Aufarbeitung der Lebenswege mit den dazugehörigen Widrigkeiten, Versuchungen und Versagen Hilfestellung leisten können.

Die meisten Ehrenamtler kommen aufgrund persönlicher Betroffenheit zum Hospiz. Unaufgearbeitete Verlusterfahrung im privaten oder beruflichen Bereich sind mit Hauptanlass, sich der Hospizbewegung anzuschließen. Der Wunsch nach Auseinandersetzung mit vergangenen oder zukünftigen Situationen ist groß. Bei einer Befragung antworteten ca. 25 % der Befragten u. a., dass sie sich angstfreier den Themen Sterben, Tod und Trauer stellen wollen. Übrigens mehr als 30 % der Hospiz-Mitarbeiter kommen aus (nicht-)medizinischen Heil- und Pflegeberufen.[1] Viele wurden schon mit Situationen konfrontiert, die sie sprachlos, hilflos machten, die sie in unangemessener Weise mit-leiden ließen, in denen GW und GMV offensichtlich nicht ausreichten. Geblieben sind Gefühle von Schuld und Angst mit Wünschen nach Wiedergutmachung, nach Kompensation. Denen wird nun gesagt: „Vergiss, du brauchst nichts zu lernen“ bzw. „wenn du keinen GMV und GW hast, bist du nicht geeignet“. Abwertung statt Unterstützung und zusätzliches Vorprogrammieren weiteren Versagens.

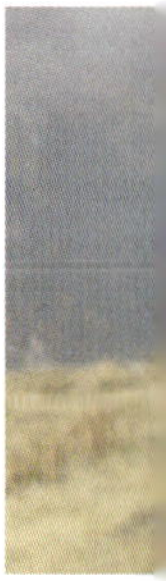

Menschen kommen zur Hospizarbeit, um zu helfen und weil sie lernen, sich entwickeln wollen (vgl. Untersuchungen). Wo sollen sie hin mit ihren Fragen, Wünschen, Bedürfnissen? In der erwähnten Umfrage wollen 85 % der Ehrenamtlichen intensive Aus-, Fort-, Weiterbildung, Supervision und Fallbesprechungen. 15 % stehen diesen Angeboten gleichgültig gegenüber oder sie meinen, dass die Angebote übertrieben umfangreich sind, und guter Wille (GW) und gesunder Menschenverstand (GMV) im wesentlichen fur die Arbeit ausreichend sein müssten. „Was gutes Sterben ist, weiß ich von Kübler-Ross und aus anderen Büchern, und da ich weiß, wie ich sterben will, kann ich mir alles andere auch gut vorstellen und übertragen“. Sie vertreten die These „Hauptsache, das Menschliche stimmt“[2] und beziehen sich auf den Besuchsdienst im Krankenhaus, „der sich ja auch nur zweimal im Jahr trifft, zu einem Vortrag und zu einer Gartenparty bzw. einer Weihnachtsfeier“[3]; ihnen genügt das Menscheln, sie möchten ihre sozialen Kuschelecken nicht gefährdet wissen.

Guter Wille und gesunder Menschenverstand statt guter Ausbildung?

In der Regel stehen hinter solchen Gedanken und Äußerungen Unsicherheit, Sorgen und Befürchtungen von Menschen, die nicht gelernt haben, mit ihren Gefühlen umzugehen, sich selbst nicht gut aushalten können, und sich nicht anfragen lassen wollen, die auf dem Standpunkt stehen, man opfere seine Freizeit für das Hospiz, da wolle man nicht kritisiert werden oder Rechenschaft ablegen müssen. Vielleicht sind es auch Menschen, denen die Hospizgemeinschaft (ohne Sterbende und Trauernde) mehr bedeutet als die Aufgabe. Vielleicht ist hier auch der Ort, einmal nachzufragen.

Was ist eigentlich „Gesunder Menschenverstand" (GMV)?

Ist der GMV ein Generalfaktor, der auf alle Lebenssituationen / Lebenskrisen transferierbar ist, oder gibt es einen speziellen GMV nur für Sterbebegleitung?

Gesunder Menschenverstand

Wie misst man ihn? Aber das ist eine schlechte Frage, denn sie impliziert doch, dass ihn jeder normale Mensch hat. Doch woher? „In den Genen" liegt er sicher nicht! Von Zuhause? Herr bewahre! Neben Sexualität sind die Themen Sterben und Tod immer noch standfeste Familientabus. Aus der Schule oder anderen Bildungseinrichtungen? Wohl kaum! Wer an Pisa scheitert, der hat auch hier wenig zu bieten!

Die Möglichkeiten zur Auseinandersetzung mit dem Themenkreis in der Gesellschaft sind wenige und damit gibt es auch kaum Lern- und Erfahrungsmöglichkeiten, und ein notwendiges selbstverständliches Hintergrundwissen kommt nicht angeflogen. Das Wissen um die Situation von Menschen in Krisenzeiten ist zu komplex, vielschichtig und kompliziert, um sich auf einen GMV zu verlassen. Wir leben in einer multikulturellen Gesellschaft, in der es viele kulturelle und religiöse Unterschiede gibt, nebst einer Vielfalt ethischer Auffassungen. Gibt es also viele GMVs?

Einstein hat gesagt: „Der gesunde Menschenverstand ist eine Anhäufung von Vorurteilen, die man bis zum 18. Lebensjahr erworben hat".

Was ist „Guter Wille" (GW)?

Guter Wille

Der Begriff erinnert an Arbeitszeugnisse und die Formulierung „Sie hat sich stets bemüht...", im Klartext: „sie hat versagt..", gefolgt von der Rechtfertigung: „...aber ich habe es doch gut gemeint...". „Gut gemeint ist auch daneben", sagt eine Redensart und ein Sprichwort lautet: „Des Menschen Wille ist sein Himmelreich". Bleibt die Frage, was mit dem Willen der Betroffenen und Beteiligten ist. In Goethes Schauspiel Torquato Tasso heißt es übrigens treffend: „...der Wille lockt die Taten nicht herbei."

Danach kann nur konstatiert werden: GW und GMV könnten höchstens als Voraussetzungen für die Hospizarbeit brauchbar sein, ausreichend für Sterbebegleitung und / oder Trauerarbeit sind sie keinesfalls.

Nach der bereits erwähnten Umfrage in den Hospizen wird viel getagt, gekurst, gelernt, geredet, meist (leider) hospizintern. Doch noch zählen Ehrenamtliche im Hospizteams zu den mit am besten betreuten Menschen in der Freiwilligenarbeit.

Alle, die mit Menschen in Krisen arbeiten, wo mit Abhängigkeiten zu rechnen ist, wo Helfer die „Mächtigen" sind, brauchen diese notwendigerweise Wissens- , Handlungs-,Sozial- und Selbstkompetenz, die es ständig zu überprüfen und zu ergänzen gilt, da sie den Tätigen

- Sicherheit geben
- Übertragungen verhindern.

Da sie Möglichkeiten bieten,

- Versäumnisse, Versagen, Schuldgefühle auf- und abzuarbeiten und verhindern, dass die Arbeit jetzt und in Zukunft belastet wird
- zu lernen, gut für sich gut zu sorgen, sich abzugrenzen, Distanzen einzuhalten
- Ressourcen bei sich und anderen zu mobilisieren
- mit Helferanteilen sinnvoll und nicht selbstzerstörerisch umzugehen
- zur Auseinandersetzung mit der Thematik, und damit Schweigetabus aufbrechen und Übungsmöglichkeiten für einen angemessenen Sprachgebrauch bieten
- für den Austausch von Erfahrungen, und damit Gelegenheiten das eigene Erfahrungsrepertoire zu erweitern.
- die Belastungen, unter denen Ehrenamtler im Hospizbereich sicher auch stehen, nicht in dem privaten Bereich zum Hauptthema werden zu lassen

Durch Fort- und Weiterbildung und mehr noch durch Supervision lernt man, sich und andere Menschen besser zu erfahren und auszuhalten, mit ihren Stärken und Schwächen, ihren Ressourcen und Grenzen umzugehen, und es ergeben sich Chancen, toleranter, aber auch kritischer gegenüber gesellschaftlichen Verhältnissen zu werden, u. a. m. Das alles ist jedoch nur in einer Arbeits-Atmosphäre möglich, nicht in einer kuscheligen Nische, in der Unterschiede „weggeliebt" werden. Das Gefühl „wir sind alle gleich, alle gut, alle motiviert" kann gut gelebt werden in einer Häkelrunde oder einer Vorbereitung für ein Gemeindefest, nicht aber, wenn sterbende und trauernde Menschen in Krisensituationen begleitet werden sollen. Sicher ist nicht jede / r für diese Aufgabe geeignet, und schon lange nicht für alle „Fälle". Hospize, die ernsthaft Auslese betreiben, lehnen in Durchschnitt ca. 30 % der BewerberInnen ab. Nach Ausbildung und Praktikum tritt wiederum ein Teil zurück, da dieser sich (noch) überfordert fühlt. Was ist mit deren GMV? Helfen wollen, Liebe, feste Glaubensgrundsätze, Kenntnisse übers Lagern etc., ein freundliches zugewandtes Wesen sowie der GW / GMV sind wie gesagt hilfreich aber nicht ausreichend.
Ehrenamtliche MitarbeiterInnen gehören „gehegt und gepflegt". Hege und Pflege äußert sich aber nicht in erster Linie im Ausrichten von Festen und Feiern, sondern im Ernstnehmen und in der Wertschätzung ihrer Tätigkeit. Das geschieht vor allem durch ein breites Spektrum an Angeboten. Solche Äußerungen über GW und GMV sagen dagegen: Eure Arbeit ist leicht (und damit wenig wert), die können alle machen. Und es heißt weiter: ins Ehrenamt braucht man wenig zu investieren. Alles und jedes reicht, auch niedrigschwellige Angebote. Außerdem sollen sie doch dankbar sein, dass sie hier eine sinnvolle Freizeitbeschäftigung gefunden haben. Und natürlich sagt es auch: un(aus)gebildet sind sie besser zu „gebrauchen". Die Fort- und Weiterbildungsangebote werden in der Regel von Hauptamtlichen bestimmt – selten werden die Ehrenamtlichen gefragt, was sie brauchten, und es gibt Supervisionsteams, in denen Vorgesetzte sitzen und zuhören – aus purem Interesse versteht sich. Was sagt uns das?

Ehrenamtliche brauchen Fortbildung

Ehrenamtliche in der Hospizarbeit brauchen Fort- und Weiterbildung und natürlich Supervision, und sie brauchen das Beste von allem! Denn gute Sterbebegleitung ist weder Glückssache noch ein Ergebnis von GW und GMV. Das ist sicher nicht umsonst zu haben. Doch Sparen wäre ein Verrat an der Hospizidee, eine Beleidigung und Abwertung für die zu Begleitenden und eine Zumutung für die Ehrenamtlichen.
Sie brauchen Rückmeldung über das Geleistete, Rat und Hilfe für schwierige Situationen, ein Forum, um über Eindrucksvolles berichten zu können…
Eine strukturierte Einbindung in ein Team mit Austauschmöglichkeiten zwischen anderen Ehrenamtlichen und Hauptamtlichen, u. v. a. m.
Kurz, eine Anbindung ans Hospiz und eine Einbindung in das Gesamtteam, um ein Zusammengehörigkeitsgefühl entwickeln zu können. Das ist wichtig, nicht nur, um eine möglichst reibungslose Zusammenarbeit zu gewährleisten und einer hohen Fluktuation vorzubeugen. Nur wenn Ehrenamtliche sich im Hospiz „wohlfühlen" und Wertschätzung erfahren, bleiben sie und arbeiten motiviert und engagiert. Ehrenamt ist keine Lohnarbeit, und sich bürgerschaftlich engagieren kann man / frau in vielen Bereichen.
Auch um die Gleichwertigkeit unterschiedlicher Aufgaben deutlich zu machen und den anderen Profis auf gleicher Augenhöhe zu begegnen, bedarf es der Begegnung, der Interaktion.

Auch die sicher unterschiedlichen Erwartungen von Ehrenamt und Hauptamt können so eher angesprochen, präzisiert, gegebenenfalls neu formuliert und an vorhandene Gegebenheiten angepasst werden.

Dafür gibt es unterschiedliche Formen:

- Teamsitzungen
- Fachbegleitung
- Gesprächsrunden
- Supervision
- Fort- und Weiterbildungsveranstaltungen.

Und zum Feiern gibt es auch Jahresrituale, Jahreszeitenfeste u. a. m., die aber keinen Kindergeburtstagen ähneln.

In den TEAMSITZUNGEN geht es in der Regel um

- organisatorische Fragen des Vereins,
- Planungen von Aktivitäten,
- das Einbringen von Arbeitsergebnissen aus den verschiedenen Arbeitsgruppen,
- Informationen über anstehende Aufgaben und Veränderungen im Hospiz und aus dem DHPV,
- Berichte aus den Vorstandssitzungen,
- Berichte von Kongressen,
- Informationen über gesellschaftliche und politische Entwicklungen,
- formellen Informationsaustausch über Begleitungen,
- Absprachen über Urlaubsvertretungen, u. a.m.

In den FACHBEGLEITUNGEN geht es vornehmlich um

- Fallbesprechungen,
- Praxisbegleitung,
- Auffrischen von Standardwissen bei Patientenverfügung, Generalvollmacht,
- Dokumentation,
- Fälle aus Ethik-Kommissionen.
- Die Erweiterung und Vertiefung des Wissens über soziale und institutionelle Rahmenbedingungen

In der SUPERVISION[4/5] geht es u. a. um

- Erweiterung und Differenzierung des praktischen Handlungsrepertoires
- Erfassen von Zusammenhängen zwischen Handlungsabsicht, Handlung und Handlungswirkung
- Diskrepanzen zwischen Anspruch und Wirklichkeit bei sich und anderen zu erkennen
- Klärung der eigenen Motivation
- Das Bearbeiten von Problemen, die durch unterschiedliche Rollen entstehen, z. B. zwischen Ehrenamt, beruflicher Identität und privatem Umfeld
- Probleme, die zwischen Ehrenamtlichen aufkommen können
- Klärung des ehrenamtlichen Selbstverständnisses
- Sie dient der Psychohygiene durch die Möglichkeit frustrierende Erfahrungen und Highlight in der Begleitung abzuarbeiten, um frei für neue Erfahrungen zu werden und beugt damit
- Rollendiffusion, Helfersyndrom und Burnout vor

Definition

Exkurs:

> Supervision wird aus dem Lateinischen SUPER VIDERE abgeleitet, d. h. überschauen, überblicken. Somit geht es darum, die Arbeit von oben – aus der Vogelperspektive – kritisch anzuschauen. Für MitarbeiterInnen in der Hospizarbeit bedeutet das – etwas verkürzt – methodisch strukturierte Reflexion der eigenen Praxis.

Definition Supervision

Damit unterscheidet sich Supervision von Fachbegleitung, Teamsitzung, Gesprächsrunden, Fort- und Weiterbildung, denn hier werden auch personale Anteile der TeilnehmerInnen in die Reflexion mit eingebracht, z. B. Erfahrungen, Motivation, Einstellungen, Gefühle, Wertungen, Rollenverhalten (gegenüber Sterbenden, Angehörigen, gegenüber Kollegen, Hauptamtlichen, der Leitung...).

Supervision ist keine Kontrolle

Eher Tabuthemen scheinen zu sein:

- Überengagement
- Burnout
- Fluktuation der Mitglieder
- Einsatzbereitschaft – Einsatzfähigkeit (EA und HA)
- Begleitabbrüche
- Konflikte zwischen Ehrenamt und Hauptamt[6]

Erhofftes OUTCOME ist:

- größere Handlungskompetenz
- konkrete Hilfe in Einzelfällen
- Entlastung des eigenen Tuns (auch positives Feedback)
- Lernen / Hören über bestimmte Tabuthemen (Sexualität von Sterbenden, Begleitungsabbrüche, Konfrontation mit Ärzten und Pflege...)
- Untermauerung eigener Professionalität durch die Teilnahme
- möglicher Transfer für berufliche und / oder private Probleme

Natürlich gibt es auch Voyeure (ohne Sterbebegleitung und ohne Wunsch nach Begleitung), die Supervision als Peepshow oder (Ergänzungs-) Therapie nutzen möchten.
Für die meisten Ehrenamtlichen hat Supervision einen hohen Stellenwert. Sie bezeugt die wichtige und schwierige Aufgabe der Begleitung. Sie bietet die Möglichkeit, sich persönlich weiterzuentwickeln und Kompetenzen für die Arbeit „trocken" einzuüben und sich für die Themen Sterben-Tod-Trauer zu sensibilisieren.
Allerdings gibt es immer noch eine kleine Zahl von Ehrenamtlichen, die Supervision als Kontrolle empfinden, sich verweigern und selbst ausgrenzen. Sie sollten eine Zeit lang mit anderen Aufgaben betraut werden, um sich einzugewöhnen, Vertrauen zu gewinnen, sich Sicherheit im Team und eine angemessene Distanz zu den Themen Sterben-Tod und Trauer zu erarbeiten. Allerdings sollte bei dauerhaft nicht veränderter Einstellung man / frau sich von ihnen trennen.[7] Sie sind weder für die Hospizgemeinschaft tragbar noch sind sie ein Aushängeschild für die Hospizbewegung.[8] Wenn eine Begleitung durchgeführt wird, sollte eine Verpflichtung zur Supervision bestehen. BegleiterInnen, die sich Menschen in Krisen zumuten, ohne ihre Tätigkeit kritisch zu hinterfragen und sich von anderen spiegeln zu lassen, sind niemanden zuzumuten und haben im Hospiz nichts zu suchen.

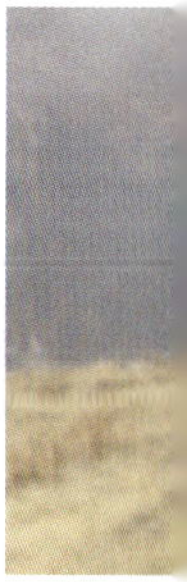

Von Hospiz-Leitungen hört man / frau öfter, dass Supervision teuer ist und dass Fallbesprechung unter Hospizleitung oder Gruppenleitung für Ehrenamtliche angemessen und ausreichend sei. Das ist gelinde gesagt den ehrenamtlich Arbeitenden gegenüber eine Unverfrorenheit. Einerseits wird von ihnen voller Einsatz erwartet („... einen Großteil ihrer freien Zeit.."). Auf der anderen Seite hält man „niedrigschwellige" Angebote und wenig qualifizierte Ersatzangebote für ausreichend. Für ehrenamtliche Hospiz-MitarbeiterInnen ist das Beste gerade gut genug! Ehrenamtler, die ihre Arbeit unentgeltlich, engagiert und verlässlich verrichten und z. T. auch noch die Gehälter der Hauptamtlichen mit erarbeiten, haben nicht nur Anspruch auf, sondern sie verdienen auch die beste Unterstützung.[9]

Doch es gibt noch mehr Gründe, Supervision für Ehrenamtliche mit allen Kräften zu unterstützen:

- Wenn Vorgesetzte, Hauptamtliche Fallbesprechungen machen – kommt nicht einmal ein Drittel auf den Tisch. Verluste (Ideale, Austritte, Ausschlüsse, Konflikte...) werden im Hospiz eher selten sauber bearbeitet. Das spiegelt sich auch in manchen Aufträgen an die Supervision wider, bei denen Tabuthemen benannt werden, die ausgespart bleiben sollen, alles nach dem Motto: „Wasch ihnen den Pelz, aber mach mich nicht nass."
- Eine kritisch distanzierte Betrachtung ist aus Vorgesetztensicht häufig auch gar nicht möglich, da MitarbeiterInnen, die „guten Willens" sind, nicht kritisiert werden dürfen.
- Da Disharmonien häufig nicht ausgetragen werden dürfen.
- Da es für die Leitung schwierig ist zu sagen „Du bist nicht geeignet" und „Ich habe einen Fehler gemacht."
- Da Dinge, die in der Supervision nicht auf den Tisch kommen (das gilt auch fürs Teamgespräch, Fachgespräch) intensiv im Nachhinein, hinter dem Rücken der Leitung diskutiert werden.

SupervisorIn

Neben den üblichen Kompetenzen eines Supervisors /Supervisorin sollte er / sie
- von außen kommen und nicht in die Hierarchie des Trägers eingebunden sein
- nicht gleichzeitig im Feld arbeiten (Übertragungsgefahr)
- „mehr als etwas Ahnung" in bezug auf die Thematik Sterben – Tod - Trauer – mitbringen und über die Hospizbewegung Grundkenntnisse haben
- nach fünf Jahren spätestens wechseln

Zum Schluss bleibt noch, die selbstverständliche Verschwiegenheitspflicht von allen Seiten nachdrücklich einzufordern und den Kontrakt zwischen SupervisorIn und den Ehrenamtlichen über Zeiten, Inhalte und Methoden, Mitgestaltung zu erwähnen, den es jährlich neu auszuhandeln gilt.

Fort- und Weiterbildung

Fortbildung

Fort- und Weiterbildung sollten sich an den Bedürfnissen der ehrenamtlichen Mitarbeiter/Mitarbeiterin und an den Leistungsempfängern orientieren, d.h., Wellness-Wochenenden, Weihnachtsfeiern etc. gehören nicht in diese Kategorie.

Sicher gibt es kaum eine Gruppe von ehrenamtlich Arbeitenden, die solche Möglichkeiten der Fort- und Weiterbildung angeboten bekommt, wie Ehrenamtliche in der Hospizarbeit. Es gibt interne und externe Möglichkeiten der Fort- und Weiterbildung, wobei allerdings die externen Möglichkeiten von Hospizleitungen eher weniger unterstützt werden. In der heutigen Zeit, wo das hospiz-palliative Netzwerk so engmaschig ist, dürfte es an und für sich kein Problem sein, gemeinsam mit Nachbarhospizen Fortbildungen gemeinsam durchzuführen, sowohl im Vortragsbereich wie auch bei Tages- und Wochenendveranstaltungen. Das ist preiswerter, fördert den Austausch, wird aber offensichtlich von vielen Leitungen als bedrohlich erlebt – der Austausch fördert den Informationsfluss, den Vergleich, legt Fehler offen.

Die Angebote der LAGs haben sich in den letzten Jahren – sicher nicht ohne Zutun der palliativen Seite – häufig zu medizinischen oder pflegerischen Fachtagungen entwickelt mit wenig Relevanz für Hospizbelange, also den psycho-sozialen Bereich, und auf Anfrage werden in der Regel dann Themen im spirituellen Sektor – niedrigschwellig versteht sich – nachgeschoben.

Hier sind auch die Ehrenamtlichen gefragt, ihre Fachtagungen, -fortbildungen einzufordern und sich nicht mit Sommerfesten, Advents- und Weihnachtsveranstaltungen und alle zwei Jahre mit einem Wellness-Wochenende zufriedenzugeben.

Auch Tagungen, Kongresse und Seminare sind für Ehrenamtliche wichtig, und es ist im Rahmen der Hospizbewegung nicht einzusehen, dass die Teilnahmegebühren für Ehrenamt-

liche die gleiche Höhe haben wie diejenigen der Hauptamtlichen. Außerdem sollten Ehrenamtliche den Mut haben, ihrer Unzufriedenheit Ausdruck zu verleihen, indem sie sich z. B. nicht als Deko bei medizinischen Fachvorträgen benutzen lassen, sondern aufstehen und gehen. Hauptamtliche – denen die Tagungen in der Regel bezahlt werden – reisen schon aus niedrigeren Motiven vorher ab.
Ehrenamtliche sind keine Milchkühe für Tagungsveranstalter.

Literatur

Albrecht, E. / Lindner-Schmidt,B. / Störk, E.: Wer sich ehrenamtlich engagiert, braucht Begleitung und Fortbildung. In: Caritas, 98. Jg., H.3, S. 119ff, 1997.

Hildenbrand, B.: Begleitung von Menschen in der Sinnkrise. Erwartungen an ehrenamtliche Mitarbeiter im Hospizbereich. In: Ewerts, M. / Schaeffer, D. (Hg): End-of-Life-Care. Bern 2004.

Hotze, E.: Sterben kommt vor dem Tod. Sterbebegleitung durch professionelle Helferinnen und Helfer im Krankenhaus. In: Forum Gesundheitswissenschaften, 2. Jg., H. Suppl. 1, S 10ff, 1991.

Anmerkungen

1 Vgl. Kurzbeschreibung „Ehrenamtliche in der Hospizarbeit: Trotz zitternder Knie mit aufrechter Haltung" in Die Hospiz-Zeitschrift, 1, 2003, S. 20 – auch wenn die Untersuchung schon eine Weile her ist, so sehr viel hat sich hier nicht verändert.

2 Wobei wieder die Frage der Definition auftaucht.

3 Was so übrigens nicht stimmt.

4 In diesem Rahmen kann nur eine sehr verkürzte Darstellung von Notwendigkeit, Zielen, Inhalten und möglicher Ertrag der Supervision erfolgen. Es sei ausdrücklich auf entsprechende Literatur hingewiesen.

5 Vgl. auch Bödiker, M: Ehrenamtliche in der Hospizarbeit. Mit aufrechtem Gang trotz schweren Gepäcks. In BAG Hospiz (Hg.): Ambulante Hospizarbeit. Wuppertal 2004, S. 17ff.

6 Die Supervision sollte ein waches Auge für diese Themen haben.

7 Die Konfrontation mit Sterben und Tod kann auch im Hospiz nicht am Schreibtisch oder in der Küche ausgespart werden, und es schafft auf Dauer im Hospiz eine Zwei-Klasse-Gesellschaft.

8 Meiner persönlichen Erfahrung nach sind es gerade die engagierten MitarbeiterInnen, die Supervision sehr nachdrücklich fordern.

9 Institutionen und Hauptamtliche sollten sich von ihrer Vorstellung der Ehrenamtlichkeit aus Vorkriegszeiten schnell lösen. Es wird auch als störend empfunden, dass es eine Vielzahl von hauptamtlich Arbeitenden im Hospiz diesem Verein nicht angehören und damit auch keine Beiträge zahlen.

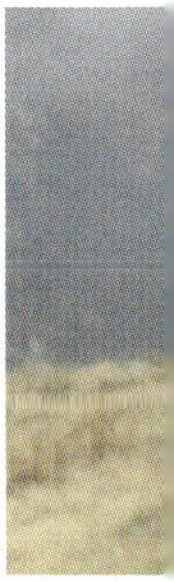

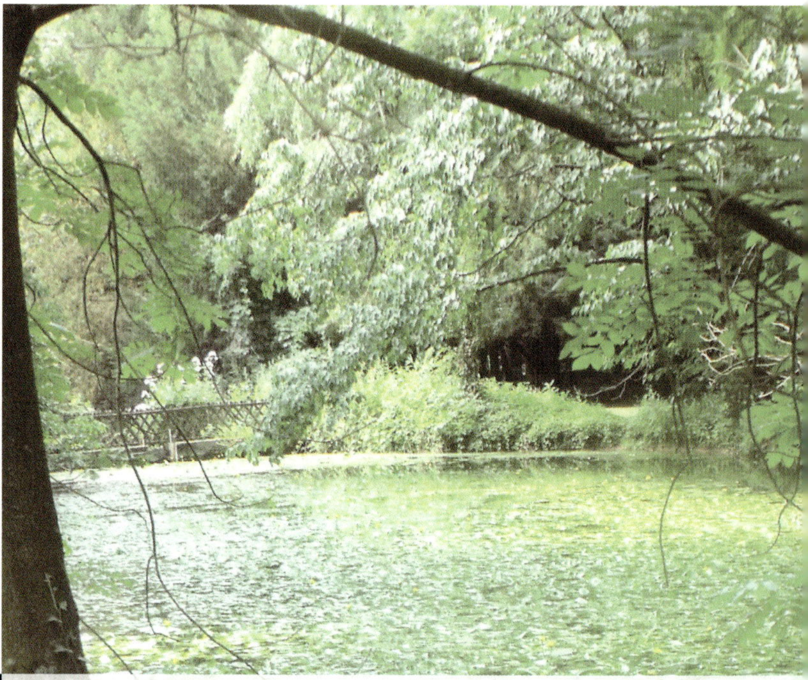

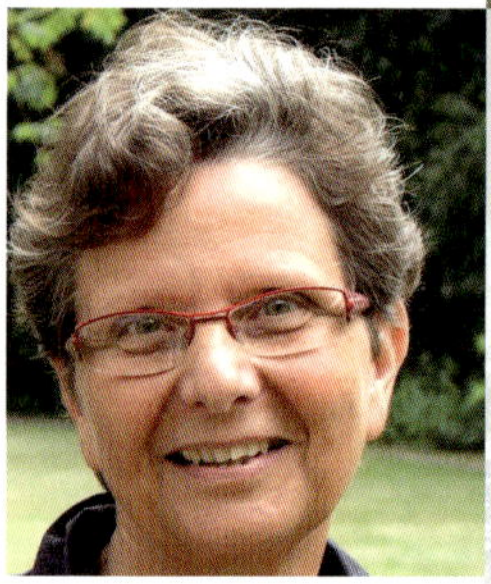

Angelika Westrich,

Ehrenvorsitzende des Christophorus

geb. 1946, 15 Jahre sozialpädagogische Arbeit mit älteren Menschen (Volkshochschule - Seniorenprogramm, Stadtteilarbeit als Leiterin eines offenen Seniorenzentrums, Leitung eines Alten- und Pflegeheimes). Berufsbegleitendes Studium der Sozialen Gerontologie mit erfolgreichem Abschluss. 1995 Übernahme der Geschäftsführung des Christophorus Hospiz Vereins in München. Ausbau der ambulanten Hospiz- und Palliativberatung; Kooperation mit der Palliativstation des Städt. Krankenhauses Harlaching; Gründung der Christophorus Akademie (Förderung durch die Deutsche Krebshilfe), späterer Übergang der Akademie an die Universität München, Interdisziplinäres Zentrum für Palliativmedizin; Eröffnung eines stationären Hospizes mit jetzt 16 Betten; SAPV-Team ab 10/2009. Alle Arbeitsbereiche stehen planerisch und organisatorisch unter dem Ziel: durch die Arbeit spüren, was notwendig ist und gebraucht wird, um eine bessere und verlässliche Versorgung von schwerstkranken und sterbenden Menschen zu erreichen.

und

Gerda Graf

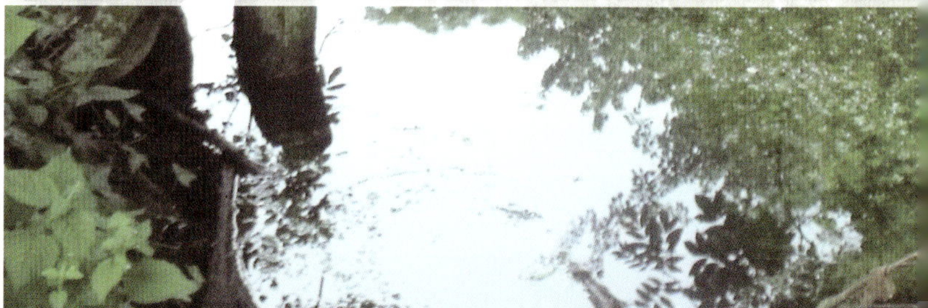

3.6 Angehörige außer Takt
Begleitung der Angehörigen

Vor Jahren begleitete ich eine 76jährige Frau. Sie litt an einem metastasierenden Bauchspeicheldrüsenkarzinom. Ihre erste Begegnung mit mir war geprägt von der differenzierten Darstellung dessen, was sie sich von mir erhoffte: „Sie brauche ich, um mich zu begleiten. Mein Arzt hat mich gestern mit dieser Diagnose konfrontiert und ich weiß, was mir bevorsteht. Zu einem späteren Zeitpunkt werde ich Pflege brauchen, dann sollen Sie mich beraten. Mit Ihnen möchte ich über meine Krankheit und auch über den Tod sprechen, denn damit kann ich meine Kinder und meinen Mann nicht ständig belasten. Sie würden das nicht aushalten."

Eine Sterbenskranke brachte mit dieser klaren Aussage zum Ausdruck, wo sie in den nun kommenden Ereignissen ihre Angehörigen sieht und wie sie sich und ihre Familie schützen will. Durchaus kann man auch annehmen, dass hinter solch einer Aussage die Sorge darum steht, wer sich um die Begleitung von Familie und Angehörigen kümmern wird. In gleichem Kontext ist die Haltung vieler alter Menschen zu verstehen, die eine Institution zum Leben und Sterben aufsuchen, wie zum Beispiel das Pflegeheim oder das Hospiz, mit der Begründung: „Ich will meiner Familie nicht zur Last fallen."

Hier schimmert nicht nur eine gesellschaftliche Verarmung durch, sondern gleichzeitig ist es auch die Sichtweise auf das, was Angehörige heute nicht mehr leisten können. Eine schwere Erkrankung bedroht die kleine Organisationseinheit „Familie" und bringt buchstäblich das alltägliche Leben aus dem Takt.

Wandlung des Angehörigen

Dabei hat sich der „Angehörige" im Laufe der Jahrzehnte gewandelt. Die heutige Familie ist in der Regel eine kleine Einheit, die, bedingt durch die Lebensumstände, eine Erweiterung des Begriffes „Angehöriger" um Freunde, Zugehörige, Nahestehende erfährt. Die vielfältige Umschreibung zeugt davon, dass die Kleinfamilie nicht mehr in der Lage ist, die Belastung alleine zu tragen und zu ertragen. Somit wird der Verwandtschaftsgrad als Parameter der Begleitung heute weit weniger genutzt, als es früher der Fall war. Damit ein Sterben im familiären Umkreis gelingen kann, braucht es die Angehörigen, die in der Regel das gleiche Maß an Begleitung brauchen wie der Sterbenskranke selbst. Ehrenamtliche, die schon in ihren Hospizdiensten über einen langen Zeitraum Sterbende und ihre Angehörigen begleitet haben, berichten in ihren Supervisionen von der Wichtigkeit eines Umfeldes, das eine Atmosphäre der Geborgenheit aller Beteiligten beinhaltet.

Schmerzerfahrungen

Ein Interview, das ich mit einer Ehefrau 18 Monate, nachdem ihr Mann verstorben war, geführt habe, zeigt an dieser Stelle noch einmal auf, wie die Belastung für Angehörige sich darstellt. Anni, die ich während einer Hospizbegleitung kennen lernte, war 30 Jahre mit Helmut verheiratet. Er starb im Alter von 65 Jahren an unheilbarem Prostatakrebs, nachdem die Familie zwei Jahre zwischen Bangen und Hoffen verbracht hatte.

Das Thema Schmerz war in dieser Zeit für beide ein ständiger Begleiter. Der Begriff Schmerz steht hier für den emotionalen Schmerz eines Angehörigen bzw. für die Angst, die in dieser Zeit vorherrscht.

Fallbeispiel

> Anni erzählt, dass die erste Konfrontation mit der Diagnose Krebs „den Schmerz des lähmenden Entsetzens" auslöste.
>
> Sie beschreibt die Zeit bis zum Tod als eine „zweispurig gelebte". Die eine Spur trug das Kennzeichen des Alltags, d. h. Hausarbeit, Beruf, Kindererziehung – ein Teil gelebten Lebens. Die zweite Spur war getragen von der Krankheit, d. h. Fachliteratur lesen, sich kundig machen über das Krankheitsbild, von Hoffnung, Furcht, Vermögen und Unvermögen der Medizin.
>
> Sie spricht von einer großen Offenheit zwischen ihr und ihrem Mann, wenn es um das Thema

Krebs, Sterben und die Zeit danach ging. Kennzeichen der Zeit vor dem Tod war der „Schmerz des unerhörten Kampfes" gegen den Krebs. So beschreibt sie in einer Anekdote, wie beide gemeinsam ein Fachbuch lasen, das über den schlechten Ausgang dieser Krankheit berichtete. Beide beschlossen, dieses Buch weg zu legen.
„Wir haben beide nicht erkennen wollen, wie schnell der Tod naht." „Kennzeichen eines ‚wertvollen Schmerzes' war für uns beide das große Bedürfnis nach Nähe", sagt Anni. Helmut beschrieb es einmal so: „Früher hat es mir gereicht, wenn ich wusste, dass du da warst, heute wünsche ich mir, dass du etwas näher kommst."
„Diese Nähe hat uns zeitlos getragen, und im Nachhinein empfinde ich es als die intensivst erlebte Zeit unserer Ehe. Helmut hatte keine Angst vor dem Tod, im Gegenteil, in seinem tiefen Glauben war er neugierig auf das, was kommt. In der Sterbephase hat er zum Teil auf Schmerzmittel verzichtet, weil er immer geistig dabei sein wollte", so Anni.
Sie sprachen in dieser Zeit auch mit der befähigten Hospizhelferin viel über das Sterben im Leben, und beide berichteten, dass durch diese Gespräche das Leiden erträglicher wurde.
„Kurz nach dem Tod ergriff mich der ‚Schmerz der Leere', ausgebrannt habe ich mich gefühlt. Ein Teil von mir war ausgelöscht. Die Zerrissenheit, funktionstüchtig sein zu müssen für den Beruf und mein Umfeld, wurde zum Wechselbad der Gefühle. Ich spürte mich nicht, aber ich nahm mir auch nicht die Zeit, mich zu spüren. Aus dem Gefühl, dass es weiter gehen musste, und aus der Angst heraus, was ich da fühlen würde. Ich war wie ein zugefrorener See – eisig und erstarrt. Und ich fühlte den schmerzlosen Schmerz."
„Erst heute nach vielen Monaten fühle ich Trauer. Ich vermisse Helmut, erlebe mich als allein, und ohne seine emotionale Zuwendung fühle ich mich nicht getragen."
Auf meine Frage, was hilft, antwortet Anni: „Weinen ist hilfreich, mit ihm reden im Stillen und ihn einbeziehen in den Alltag, dann fühle ich, dass er bei mir ist. Manchmal, wenn Probleme auftauchen innerhalb der Familie, überwältigt mich der einsame Schmerz, und ich glaube, er hat den besseren Teil.
Die tiefe Traurigkeit, dass ich ein Miteinander nicht mehr leben kann, ist gleichbedeutend mit dem Schmerz, wenn das Du fehlt." Anni beschreibt das Gefühl so: „Ich fühle mich wie amputiert". Sie nennt es „den Schmerz der Verlassenheit".
Während des Gesprächs über die unterschiedlichen Schmerzerfahrungen ist für Anni – wie schon vor dem Tod von Helmut – immer die Hoffnung ein wichtiger „Zeitgeber". Sie meint, die lange Leidenszeit habe den Trauerprozess positiv beeinflusst. „Die wahrhaftigen Gespräche mit Helmut haben es uns leichter gemacht." Und in dem Glauben an ein bejahendes Leben und Sterben sieht Anni das Leben auch als eine zugedachte Aufgabenerfüllung. Die Sinnhaftigkeit des Sterbens und des Sterbeprozesses stellt sie nicht in Frage und das lässt sie den Schmerz annehmen[1].

Dimensionen emotionalen Schmerzes

Konfirmation mit der Diagnose Krebs
- Schmerz des lähmenden Entsetzens

Zeit zwischen Diagnoseeröffnung und Tod
- Schmerz des zweispurigen Lebens
- Schmerz des unerhörten Kampfes
- Schmerz der wertvoller Nähe
- Schmerz der Hoffnung

Eintritt des Todes
- Schmerz der Leere
- Schmerzloser Schmerz

Unbestimmte Zeiträume je nach persönlicher Trauer
- Schmerz der Einsammkeit
- Schmerz der Veralssenheit
- Schmerz der Annahme

Dieses Interview macht deutlich, wie das Mit-Leiden eines Angehörigen erträglich werden kann durch die Begleitung befähigter Ehrenamtler. Eine Befähigung des Hospizhelfers bleibt dabei die oberste Maxime, da das Eindringen in familiäre Strukturen eine emotionale Intelligenz einfordert, die, von der Metaebene kommend, nicht „grenzenlos" wirksam wird, sondern eher, wie Professor Bödiker es beschreibt,[2] die „Interaktion im Familiensystem" berücksichtigt, um die „Belastungsprobe" für Angehörige bestehen zu lernen. „Die physischen und psychischen Belastungen sind groß. Die betroffene Familie muss ja nicht nur das Sterben verarbeiten, sondern auch den eigenen Verlust, ihre Trauer annehmen und das zukünftige Leben mit dem Verlust antizipieren. Viele begleitende Angehörige haben das Gefühl, die Kontrolle über das Leben entgleitet ihnen."

Diese emotionalen Ängste beschreibt ja auch das oben genannte Fallbeispiel.

Sterbebegleitung darf sich nicht nur auf den Sterbenskranken konzentrieren, da die existentielle Erfahrung des Verlustes gleichermaßen von Angehörigen mit aufgenommen werden muss, um Sinn gebenden Trost spenden zu können, damit die wertvolle Trauer gelebt werden kann. Koordinatoren und befähigte Hospizhelfer, die oftmals gemeinsam mit den Palliativen Pflegediensten besonders komplizierte und komplexe Begleitungen mit einem Halt gebenden Netzwerk versehen, erkennen schon beim Erstbesuch die Notwendigkeit, partnerschaftlich den Angehörigen und den Sterbenskranken zu begleiten. Hilfreich kann es sein, dass ggf. ein Team von „Kümmerern" zusammengestellt wird, d.h. mehrere Ehrenamtliche kümmern sich um das Umfeld, damit Stabilität wachsen kann und die leidvolle Erfahrung begleitend gelebt wird. Auch die Begleitung Angehöriger muss sich dem „Paradigmenwechsel" stellen, „der nicht mehr primär das Wohl des Patienten, sondern mehr seinen Willen als Maßstab der Pflege setzt."[3] In der multidisziplinären Zusammenarbeit heißt das „...eine Balance zwischen Fürsorge einerseits und Gewährleistung und Achtung von Autonomie andererseits herstellen...". Diese Gratwanderung stellt für den Ehrenamtlichen eine besondere Herausforderung dar und kann nur im Austausch mit allen Akteuren gelingen.

Sterbebegleitung meint auch Begleitung der Angehörigen

Eine Untersuchung von Frau Dr. Pfeffer „Ent-Täuschung im hospizlichen Alltag" (2003) hat gezeigt, dass die Sterbebegleitung zuhause den Angehörigen entlastet, und je weiter der Sterbenskranke sich räumlich entfernt, d.h. im Krankenhaus, Pflegeheim oder Hospiz stirbt, umso mehr Begleitung benötigt der Angehörige. Diese Erkenntnis ist für Ehrenamt und Hauptamt gleichermaßen wichtig, um Angehörige aufzufangen. Das institutionelle Sterben birgt die Gefahr des schlechten Gewissens beim Angehörigen, das zusätzlich gesellschaftlich geprägt wird, obwohl die Erfahrung zeigt, dass Angehörige oft über ihre Grenzen hinaus Sorge tragen.

Wie Ehrenamtliche den Angehörigen helfen

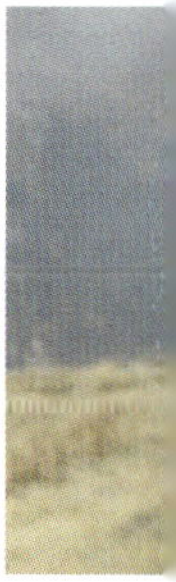

Oft haben Angehörige eine lange Zeit der vorhergehenden Pflege übernommen und sind nun selbst erschöpft oder gar krank. Hilflos ausgeliefert, können sie sich kaum damit abfinden, was geschieht. Begleitung für diese Angehörigen bedeutet, ihnen die jeweilige Situation, in der sich der Kranke befindet, so zu erklären, dass sie verstanden werden kann; ihnen entlastende Handgriffe zu zeigen, die dem Kranken gut tun und bei denen der pflegende Angehörige weiß, dass er damit nichts falsch machen kann. Begleitung der Angehörigen heißt aber auch, ihre Überlastung, ihre Angst, ihre Wut, ihre Ohnmacht und ihre Verzweiflung zu spüren, sie verständnisvoll und wertungsfrei anzusprechen und ihnen das Recht zugestehen, auch an sich selbst denken zu dürfen. Durch ein gutes Case Management der Koordinationsfachkräfte von Hospiz- und Palliativdiensten kann auch eine zeitlich geregelte Abfolge von An- und Abwesenheit des Freundeskreises bzw. der Angehörigen ein Sterben zuhause ermöglichen. Das Gefühl der Überforderung von Angehörigen wird durch die bereitgestellte Hilfe nivelliert.

Ehrenamtliche können hier zu einer besonderen Entlastung beitragen, das Netz gemeinsam multidisziplinär zu flechten, damit Angehörige, die durch die Sterbesituation außer Takt geraten, wieder in Takt kommen und gesellschaftliche Anerkennung erfahren.

Literatur

1 Vgl. die hospiz zeitschrift Ausgabe 12 „Der Schmerz", Jahrgang 4, 2002/2.

2 Vgl. die hospiz zeitschrift Ausgabe 24, 7. Jahrgang, 2005/2.

3 Vgl. Graf,G./Höver, G.: Hospiz als Versprechen – Zur ethischen Grundlegung der Hospizidee. Wuppertal 2006.

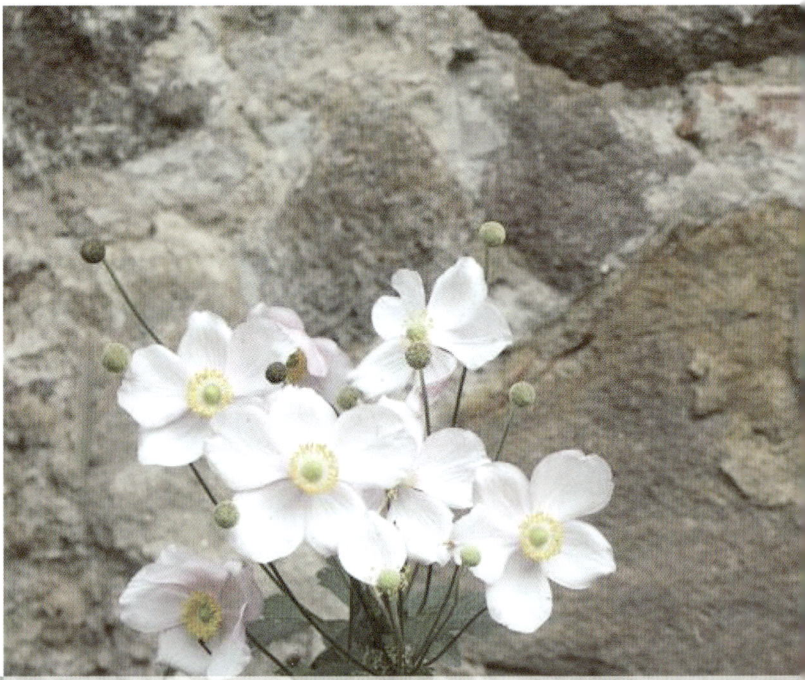

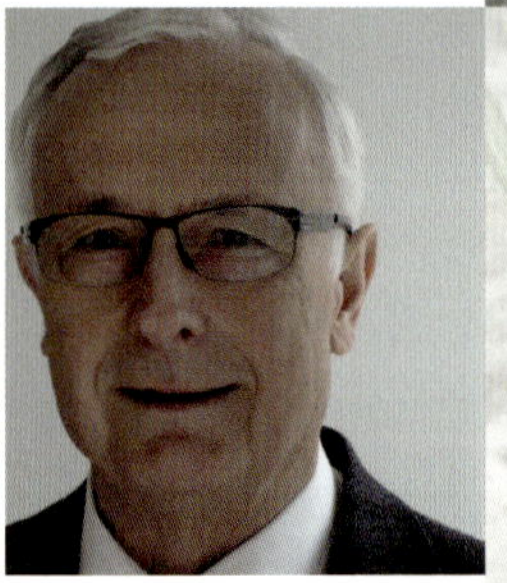

Heinz Hinse

geb. 1936 in Brasilien, aufgewachsen im Siebengebirge am Rhein. Studium der katholischen Theologie, danach kirchlicher Senderbeauftragter beim NDR in Hamburg.
Erster Kontakt mit der Hospizbewegung 1971 durch den Film eines Freundes über das St. Christopher Hospice in London. Ab 1976 Erwachsenenbildungsreferent, Schwerpunkt Hospizarbeit. Mitbegründer verschiedener Hospizinitiativen. Seit Beginn des Ruhestandes 2001 Seminare für KoordinatorInnen in der ehrenamtlichen Hospizarbeit. Mitautor des Karikaturenbuches „Wer bis zuletzt lacht, lacht am Besten – Humor am Krankenbett“.

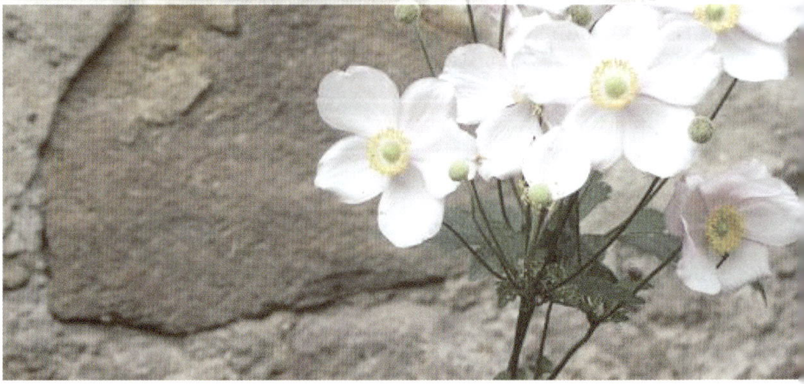

3.7 Angehörige außer Takt
Zehn Pflegemittel

Viel Mühe und Phantasie investieren oft Initiatoren eines Hospizvereins, um Mitglieder für den Verein oder Ehrenamtliche zur Mitarbeit zu gewinnen. Sind diese einmal gewonnen, lässt der Eifer langsam nach. Doch eine fortwährende Pflege von Mitgliedern und Mitarbeitern tut nicht nur not, sie tut auch gut, entwickeln diese doch in einem gepflegten Klima ihrerseits Motivation und Phantasie.
Folgende „Pflegemittel" bieten sich an oder haben sich bewährt:

1. Ziele vereinbaren, Aufgaben anvertrauen

Ziele vereinbaren

Im Rahmen des Gesamtzieles eines Vereins können mit einzelnen Mitarbeitern je nach Interessen und Erfahrungen persönliche, „maßgeschneiderte" Ziele für ihre Arbeit vereinbart werden. Die aus dieser Zielsetzung sich ergebenden Aufgaben werden dem Mitarbeiter verantwortlich anvertraut. Dabei ist die nötige Balance zwischen Freiwilligkeit und Selbstverpflichtung im Ehrenamt zu bedenken.

2. Regelmäßig informieren

Informieren

Wer von der Leitung ahnungslos gehalten wird, hat keine Ahnung vom Verein und kann auch nach außen keine Auskunft geben. Informieren lässt sich über Mitgliederversammlungen, Gruppentreffen, Vereinsrundbriefe, Jahresberichte mit der Auflistung der ehrenamtlich geleisteten Arbeitsstunden (Wert der Dokumentation). Wichtig ist auch eine offene Information über Finanzangelegenheiten, über Spenden, Zuschüsse und Ausgaben. Regelmäßige Information ist die wichtigste Vertrauen bildende oder erhaltende Maßnahme.

3. An Entscheidungen beteiligen

Informieren

Nur wer gefragt wird, fühlt sich auch gefragt. Wer um Mitdenken und um Vorschläge gebeten wird, denkt auch mit und bringt seine Erfahrungen und Kompetenzen in Vorschlägen ein. Wer an wichtigen Entscheidungen eines Vereins nicht beteiligt wird, kann sich nicht damit identifizieren, lässt sich auch nur schwer motivieren, diese Entscheidungen umzusetzen. Einsame Entschlüsse der Leitung machen sie auch einsam. Zu bedenken ist auch: Verantwortliche Träger eines ehrenamtlichen Hospizdienstes sind die Ehrenamtlichen.

4. Aufgabenverteilung klären

Klärung der Aufgaben

Regelmäßig zu erledigende Arbeiten, „Bereitschaftsdienste", zeitlich begrenzte Aufgaben oder Projekte sind gerecht zu verteilen. Die Aufgaben sollten klar beschrieben sein. Die damit verbundenen Kompetenzen sind eindeutig abzusprechen. Auch die Dauer, der zeitliche Einsatz, die Organisation der Arbeit, die Erfolgskontrolle und mögliche Hilfen bei Überlastung und Überforderung sollten geregelt sein.

5. Inhaltlich etwas bieten

Inhaltliche Gestaltung

Gerade die Hospizarbeit bietet eine solche Fülle interessanter und lebenswichtiger Themen, dass sich leicht ein regelmäßiges Angebot von Veranstaltungen erstellen lässt: Vortrag, Seminar, Konzert, Film, Lesung, Gottesdienst. Die Teilnahme an Fortbildungsangeboten ist weniger als Verpflichtung, vielmehr als Belohnung zu sehen. Auch die inhaltliche Gestaltung der Gruppentreffen kann sehr bereichernd sein. Der Teilnahmeverpflichtung der Mitarbeiter an den Gruppentreffen entspricht die Verpflichtung der Gruppenleitung, diese

Treffen so zu gestalten, dass sie ihr Ziel der gegenseitigen Unterstützung erreichen und sich die Teilnahme für die Mitglieder auch lohnt.

6. Rückmeldungen geben

Feedback

Wenn gesetzte Ziele erreicht wurden, die Arbeit reibungslos läuft, werden Dank, Lob und Anerkennung leider oft vergessen. Sie sind aber nötig, auch wenn die Bedankten sagen: „Das war aber nicht nötig." Auf der anderen Seite dürfen bei nicht erreichten Zielen oder Unzufriedenheit mit der Arbeit kritische Nachfragen und Verbesserungsvorschläge nicht fehlen. Auch die in jeder Gruppe unvermeidlichen Konflikte sind offen anzusprechen und zu lösen, vor allem, wenn Vereinbarungen nicht eingehalten werden. Falsche Rücksichtnahme kann nie richtig sein. Ein Verhalten, das keine Konsequenzen hat, wird nicht verändert.

7. Persönliche Beziehungen und eine Anerkennungskultur pflegen

Anerkennung

Glückwünsche zum Geburtstag oder zu besonderen Anlässen, telefonische Fragen nach dem persönlichen Befinden, persönliche Einladungen und Hilfsangebote in schwierigen Situationen können die Gemeinsamkeit und das Gefühl gegenseitiger Unterstützung in einer schwierigen Aufgabe stärken. Zu achten ist auch darauf, dass alle Tätigkeiten in einer Hospizgruppe, also nicht nur die Begleitung sterbender Menschen, von allen Mitarbeitern in gleicher Weise anerkennt werden, auch die Arbeit des Vorstandes.

8 Gemeinsame Erlebnisse schaffen

Gemeinschaftlichkeit

Eine gemeinsame Wanderung, ein gemeinsamer Besuch im Theater, Kino, Konzert oder Kabarett, ein Sommerfest, eine Weihnachtsfeier, ein Wohlfühl-Wochenende, ein Meditationsabend, ein festliches Abendessen... Es gibt so viele Möglichkeiten, sich „zweckfrei" zu treffen und gemeinsam der Seele und dem Klima in der Gruppe Gutes zu tun.

9. Selbstbewusstes Wir-Gefühl entwickeln

Selbstbewusstsein

Durch eine kontinuierliche Pressearbeit, durch einen gut gestalteten Flyer, durch öffentliche Veranstaltungen, durch Informationsstände auf Märkten und Ehrenamtsbörsen, durch Jubiläumsveranstaltungen mit prominenten Ehrengästen, durch die Kooperation mit wichtigen Partnern und vor allem durch Dank und Anerkennung der begleiteten Familien entsteht bei den Mitarbeitern das Gefühl, bei einer wichtigen Einrichtung mitzuarbeiten. Spätestens dann, wenn sie auf der Straße darauf angesprochen werden.

10. Abschied nehmen können

Abschied nehmen

Im Laufe eines Vereinslebens hat man sich nicht nur von anfänglich großen Ideen zu verabschieden, sondern auch von Personen, die aus dem Vorstand oder dem Verein ausscheiden, aus welchen Gründen auch immer. Aus einem Ehrenamt sollte man sich auch ehrenvoll verabschieden können. Für solche Anlässe sind Rituale zu entwickeln, die von allen Beteiligten als hilfreich empfunden werden, z. B. eine kleine Abschiedsfeier, ein bescheidenes Abschiedsgeschenk zur Erinnerung an die gemeinsame Arbeit.
Auch wenn Mitglieder oder Mitarbeiter sterben, sollte eine Hospizgruppe Rituale entwickeln für eine Begleitung auf der letzten Wegstrecke oder für das letzte Geleit.

Peter Turrini:
Ich möchte

Peter Turrini, österreichischer Schriftsteller, ist bekannt für seine Provokation. Vielleicht ist es aber auch hilfreich, wenn Ehrenamt sich einmal aus einer anderen Perspektive dem guten Menschen nähert.

Ich möchte
meine Feinde solange lieben
bis sie unter meiner Liebe zusammenbrechen

Ich möchte
meiner Freundin solange verzeihen
bis sie an ihrer Schlechtigkeit verzweifelt

Ich möchte
meinen Freunden solange helfen
bis sie ihre Unfähigkeit einsehen

Ich möchte
mit allen Mitteln ein guter Mensch sein

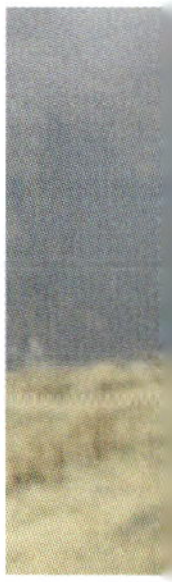

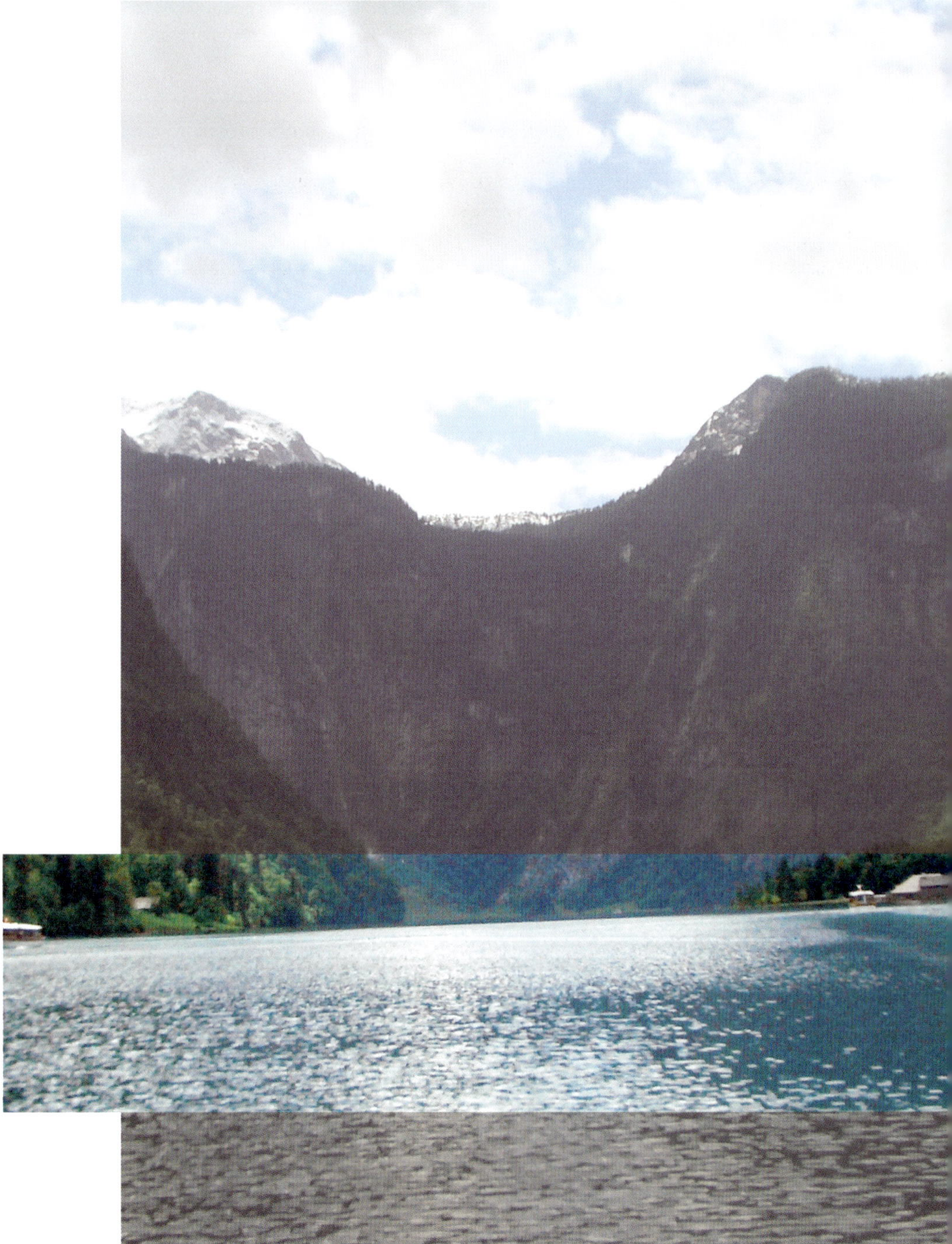

Kapitel IV

Identität im Wandel: Unser soziales Kapital sichern

Dieses Kapitel ist geprägt durch die zehn Thesen von Prof. Reimer Gronemeyer. Alle Verfasser aber prägt die große Sorge um die Entwicklung, um die Zukunft der Hospizbewegung. Die Rolle des Ehrenamts steht dabei im Mittelpunkt. Gibt es die Arbeit auf gleicher Augenhöhe mit den anderen? Wird es in Deutschland eine Ehrenamtskultur geben? Oder wird die „Marktorientierung" ihre zerstörerische Kraft auch im Hospizbereich entfalten?
Also keine Schönmalerei, sondern eine kritische Reflektion die alle Hospizler wach rütteln sollte.

Horst Schmidbauer

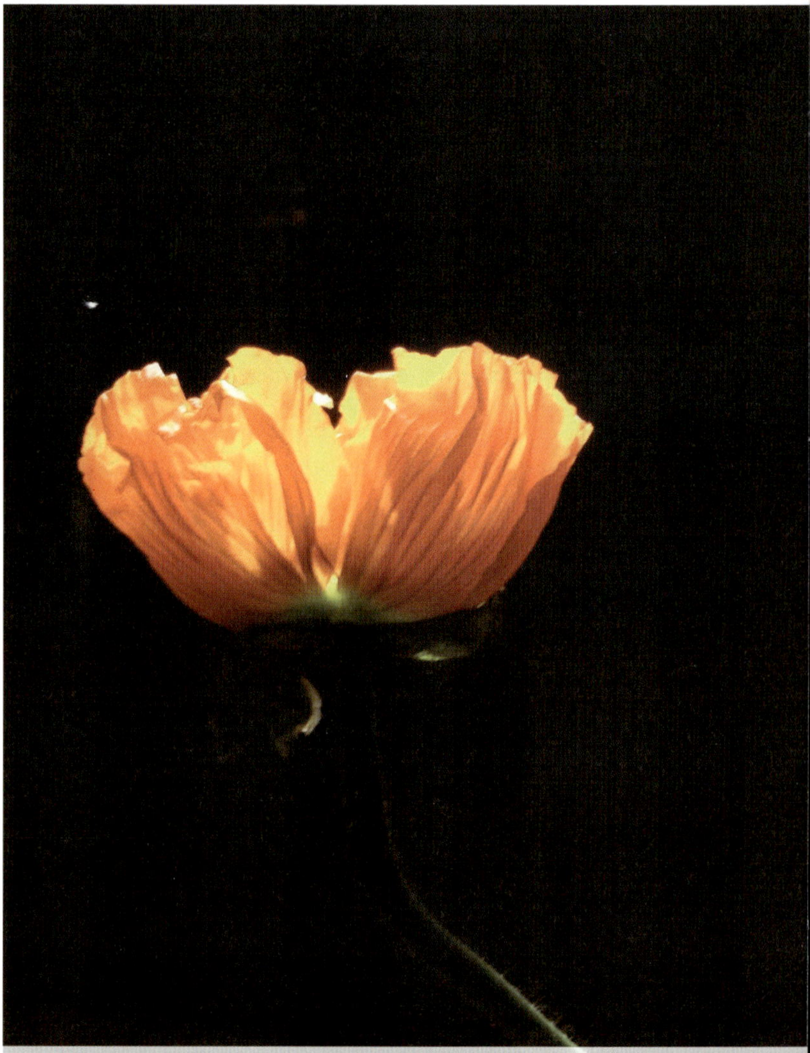

Gerda Graf

4.1 Auch Ehrenamt braucht Halt

Aufgaben und Stellenwert eines ehrenamtlichen Vorstands in der Hospizarbeit

Wer in den 80er Jahren einen Hospizverein gründete, kam dem Begehren der Bürger nach, die Sterbesituation vor Ort zu verändern. Aus der Euphorie des ideellen Ansatzes nahmen die Vereine (oder die Hospizbewegungen oder -dienste) den Auftrag an und sorgten in der Regel dafür, dass der Vorstand das Fundament der Hospizidee widerspiegelte:
Medizin, Pflege, Seelsorge und Psychologie oder Sozialarbeit waren die identifikatorischen Berufsgruppen, die sich in den Vorständen fanden. Zunächst brauchte es weder Struktur noch Formales, außer dem notariellen Akt der Vereinsgründung. Die ersten ambulanten Hospizbewegungen waren stolz auf ihre absolute Unabhängigkeit. Gerade das sahen sie als eine Bedingung für die Sterbebegleitung. Da zur Etablierung nur geringe finanzielle Mittel notwendig waren, wundert es nicht, dass in der ambulanten Hospizarbeit bis heute weit mehr unabhängige Vereine zu finden sind als bei den stationären Hospizen. Sie brauchten den starken Träger zum Werden und Wachsen. Nebenher entstanden Fördervereine, die sich um finanzielle Unterstützer kümmerten. Die Aufgabe war besonders in den Anfängen getragen von dem, was Christen Nächstenliebe nennen und Andersgläubige als Mitmenschlichkeit ansehen. Die Aussage von Manfred Lütz: „Bezahlte Nächstenliebe gibt es nicht. Auch der Samariter war kein Profi“[1] untermauert das, was die Hospizbewegung als Verpflichtung beschreibt, wenn es darum geht, Sterbenden beizustehen. Ein Ehrenamt, welches in den Anfängen wenig beachtet und seit der Förderung durch die gesetzlichen Krankenkassen hoch geachtet wird, ist somit zu einer Organisation geworden, in der die Aufgabenstellung in den Vorständen sich verändert hat. Sie ist mannigfaltiger, bürokratischer und führungsverantwortlicher geworden.

Der Vorstand in den Anfängen...

Aufgaben wie:

- Vertragsgestaltung, Dokumentation und Statistiken
  z. B. Kooperationen mit Pflegediensten, Zusammenarbeit mit Haus- und Fachärzten, Arbeitsverträge, etc.
- Fort und Weiterbildungsangebote
  Befähigung und Begleitung der Ehrenamtlichen, Einsatzgestaltung, Hospiz macht Schule, Jahresfortbildungskalender, etc.
- Qualitätsmanagement
  z. B. Fallbesprechung und Supervisionen, etc.
- Öffentlichkeitsarbeit
  z. B. Medienpräsenz, Flyer, Mitgliederwerbung, Benefizveranstaltungen
- Konzeptionelle Arbeit
  z. B. bedürfnisorientierte Sterbebegleitung, hospizliche Haltung

... und heute

Die Vorstände sind somit zu Arbeitgebern geworden, die in der Regel mindestens eine Koordinatorin beschäftigen und ggf. Bürokaufleute, um die Ansprechbarkeit zu gewährleisten (siehe hierzu die Rahmenvereinbarungen). Einige Vereine bzw. Hospizdienste haben bewusst auf die Mitfinanzierung durch den §39a SGBV verzichtet, da sie in dieser Art von „sich zu organisieren“ schon eine Einmischung in ihre Unabhängigkeit sahen. Das Modell Hospiz wird aber ohne Vorstand seinen Auftrag kaum erfüllen können. Die Zusammenarbeit zwischen Hauptamt und Ehrenamt birgt gewiss ein zusätzliches Konfliktpotential, hervorgerufen durch den hohen Anteil emotionalen Erlebens. Eine gute versachlichte Vorstandsarbeit, die für das befähigte Ehrenamt eine Rahmenbedingung schafft, welche es Ehrenamtlichen ermöglicht, sorglos ihrer originären Aufgabe der Sterbebegleitung nachgehen zu können, ist mehr als hilfreich. Sie stellt das ehrenamtliche Tun in den Mittelpunkt, und der Vorstand hält sich im Hintergrund, um die oben erwähnten Dienstleistungen qualitätsgesichert vorzubereiten.

Zurück zu den Wurzeln

Dabei braucht es aber die Rückführung zu den Wurzeln der Hospizarbeit. Als Impulsgeber in einer Gesellschaft, die Leben im Sterben lernen soll, ist die Betrachtung der Handlungsvielfalt im Vorstand angezeigt. Folgende Fragestellungen sind brauchbar und sollten berücksichtigt werden: Was ist die hospizliche Kernarbeit in der Region, in der wir uns befinden? Wie viele befähigte Ehrenamtliche für die Sterbebegleitung benötigen wir? Brauchen wir weiteres Ehrenamt? Wer sind unsere Partner? Wie organisieren wir uns im Vorstand? Wie arbeiten wir für Haupt- und Ehrenamt im Vorstand? Was sind unsere Ziele? Was leitet unser Handeln? Der Stellenwert hospizlicher Arbeit ist in unserer Gesellschaft enorm hoch. Vielleicht auch deshalb, da wir nunmehr das Sterben getrost in die Hände von Profis und befähigten „Samaritern" legen können. Wenn wir unsere Aufgaben im Vorstand jedoch reflektieren und zu den Wurzeln zurückkehren, dann wird die Frage des Stellenwertes zweitrangig und weicht der Aufgabe, Sorge dafür zu tragen, dass Menschen im Leben vom Sterben so viel lernen, dass sich die institutionelle Hospizarbeit erübrigt. Der nunmehr vollzogene Paradigmenwechsel konterkariert dieses Bestreben. Umso wichtiger scheint die Reflektion des gesellschaftlichen Auftrags zu sein. Die ehrenamtlichen Vorstände sind gut beraten, wenn auch sie ihre Ziele jährlich überprüfen und sich gerade in Zeiten des Umbruchs supervidieren lassen. Auch ehrenamtliche Vorstände brauchen Halt und Haltung, um ihrem eigenen Anspruch gerecht zu werden. Gepaart mit der Freude, Veränderungen herbeizuführen, die in eine Sterbekultur münden, die der Persönlichkeit des Einzelnen entspricht, kann die Vorstandsarbeit gelingen.

Auch Vorstände brauchen Supervision

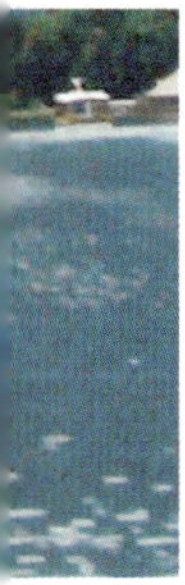

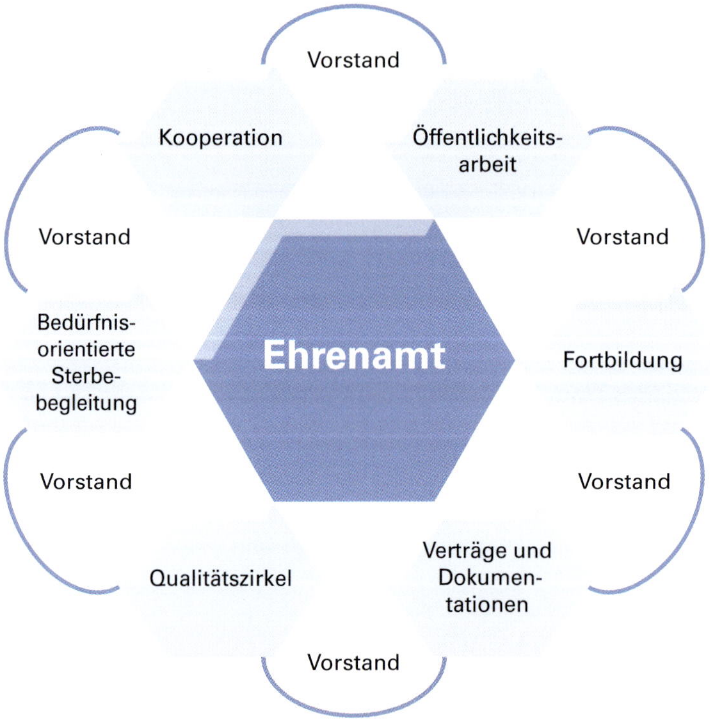

Ein Text zum Nach-Denken

Was sich ein Hospizvorstand so alles fragen soll?
(von Robert Raß, Gestalten statt Verwalten)

Fragen, die sich der Vorstand stellen muss

- Gibt es ein Leitbild und wird es regelmäßig überprüft?
- Wie erfolgt die Umsetzung des Leitbildes in die konkrete Arbeit?
- Sind die zu betreuenden Zielgruppen definiert?
- Werden besondere Gruppen (z. B. verwaiste Eltern, AIDS-Patienten etc.) betreut?
- Bestehen Vorgaben für die Auswahl der haupt- und ehrenamtlichen MitarbeiterInnen?
- Wird der Vorstand bei der Auswahl der ehrenamtlichen MitarbeiterInnen beteiligt?
- Werden die Bildung und der Erhalt der Hospizgemeinschaft gefördert?
- Sorgt sich der Vorstand um die Sicherheit und Gesundheit der Mitarbeitenden?
- Nimmt der Vorstand Einfluss auf die Bildung von Kooperationen?
- In welcher Weise wird das Leitbild des Hospizes den Mitarbeitenden vermittelt?
- Gibt es Rahmenbedingungen für einen Ausschluss von bestimmten „Leistungen", wie z. B. Aktive Sterbehilfe, Beihilfe zur Selbsttötung etc.?
- Gibt es vertragliche Regelungen für diese Fragen?
- Werden Eignungsbelege für die Führungskompetenz der Koordinatorin obligat eingefordert?
- In welcher Weise wird die Kompetenz der Koordinatorin gefordert?
- Gibt es Führungs- bzw. Managementgrundsätze für die Koordinatorin?
- Welche Organisationsform liegt vor?
- Gibt es strukturierte Informationswege?
- Besteht eine Kriterienliste für die MitarbeiterInnen-Auswahl?
- Gibt es Kriterien bei einer notwendigen Entlassung?
- Wie zeigt sich die Wertschätzung der MitarbeiterInnen durch den Vorstand?
- Über welche Informationen verfügt der Vorstand?
- Erfolgt regelmäßig eine Auseinandersetzung mit ethischen Fragestellungen?
- Stehen Möglichkeiten der ethischen Beratung zur Verfügung?
- Legt der Vorstand Wert auf Öffentlichkeitsarbeit?
- Sind die Rahmenbedingungen für Aus-, Fort- und Weiterbildung gegeben?
- Wie ist die Aus- und Weiterbildung organisiert?
- Wer ist dafür verantwortlich?
- Welche Erfolgskontrolle wird durchgeführt?
- Bestehen Rahmenbedingungen für die Aus- und Weiterbildung über das eigene Hospiz hinaus?
- Wie werden diese Angebote in die hospizliche Weiterbildung eingebunden?
- Liegt ein Begleitungskonzept vor?
- Wer ist für die Beratung von belasteten MitarbeiterInnen zuständig?
- Gibt es hierfür eine verbindliche Regelung?
- Stehen Räume für vertrauliche Gespräche zur Verfügung?
- Werden wirtschaftliche Daten systematisch erfasst?
- Wie wird die finanzielle Situation des Hospizes sichergestellt?
- Gibt es ein Spendenkonzept?
- Für welche Hospizleistungen können Gebühren erhoben werden?
- Gibt es Kriterien, nach denen Stellenpläne erstellt werden?
- Wie wird ein Beschwerdemanagement sichergestellt?

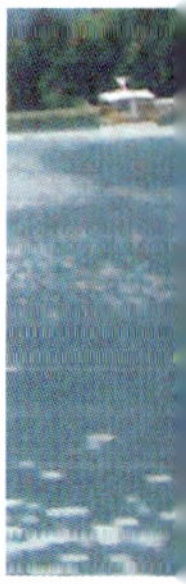

Literatur

1 Chrismon – Das evangelische Magazin, 11 / 2010.

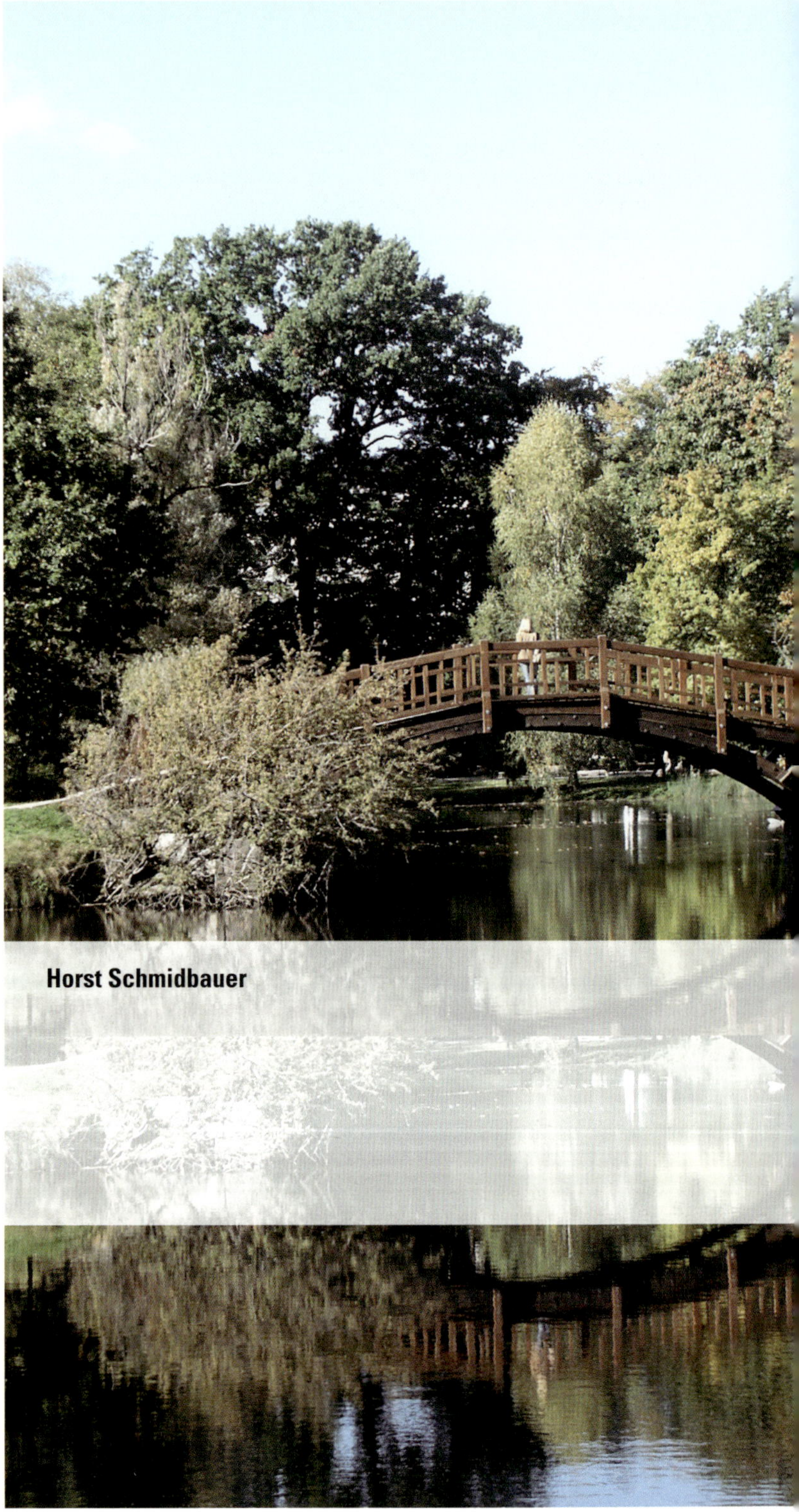

Horst Schmidbauer

4.2 Das Ehrenamt vor der Weichenstellung – Kritische Anmerkungen

> „Der Begriff des EHRENAMTS bezeichnet stärker formulierte, in Regeln eingebundene und dauerhafte Formen des Engagements .In seiner Verlässlichkeit ist das Ehrenamt in vielen Bereichen nach wie vor ein wichtiger Stabilitätsfaktor."[1]

Sozialwissenschaftliche Definition des Ehrenamtes

Ob sich die Einschätzung der beiden Sozialwissenschaftler für das Ehrenamt auch für den Hospizbereich halten lässt, ist mehr als fraglich. Gerade die Formulierung „nach wie vor" zeigt, dass es auch bei ihrer Bewertung eine Grenze gibt, wo eine entscheidende Weichenstellung stattfindet.
Einen Weg in die Zukunft, eine neue Weichenstellung für das „Ehrenamt" gibt es nur dann, wenn sich im Kernbereich etablierter Sozialpolitik und sozialer Organisationen ein grundlegender Wandel der Leitbilder und der Organisation durchsetzen lässt. Damit wird klar: Wenn die „Ehrenamtlichen" erst einmal „mit den Füßen" abgestimmt haben, also das Arbeitsfeld verlassen haben, dann ist es zu spät, die Weichen richtig zu stellen.

Die „Triebfedern" der Ehrenamtliche müssen berücksichtigt werden

Wenn es der Hospizarbeit nicht gelingt, sich auf die „Triebfeder" der Ehrenamtlichen einzustellen, ist zu befürchten, dass die Vielfalt bürgerschaftlicher Handlungsformen in Zukunft mehr außerhalb der Institutionen stattfinden wird als in den Hospizinstitutionen. Vergessen wir nicht, dass die bisherige Entwicklung das Arbeiten „außerhalb der Institutionen" gefördert hat. Davon hat die „Bürgerbewegung Hospiz" profitiert. Wenn aber in der Hospizarbeit mehr denn je die Entwicklung in Richtung „Institutionen" geht und dabei gleichzeitig die „Triebfedern" der Ehrenamtlichen falsch eingeschätzt oder ignoriert werden, dann geht es mit der „Bürgerbewegung Hospiz" und den Ehrenamtlichen bergab. Gewarnt sind wir alle – bereits 2004 hatte Frau Prof. Bödiker in ihrer Arbeit „Ehrenamtliche in der Hospizarbeit. Mit aufrechtem Gang trotz schwerem Gepäck" festgestellt, dass die aktiv Mitwirkenden sehr genaue Vorstellungen haben, unter welchen Bedingungen sie ihre Zeit und ihre Kraft zur Verfügung stellen wollen. Es ist eben keine „Freizeitbeschäftigung" oder ein Ausfüllen von „Leerzeiten". Die bei der Untersuchung herausgearbeiteten Motivationskreise Helfen, Gestaltungswille, selbstbezogene Motive und Prestigewert unterstreichen die Einschätzung. Noch deutlicher werden die „Triebfedern" bei der angestrebten gesellschaftlichen Veränderung, wo genannt wird: Soziales Engagement für die Gesellschaft, Enttabuisierung von Sterben und Tod in der Gesellschaft, den Hospizgedanken in der Gesellschaft verankern oder das anonyme Sterben in Krankenhaus und Pflegeheim aufheben.

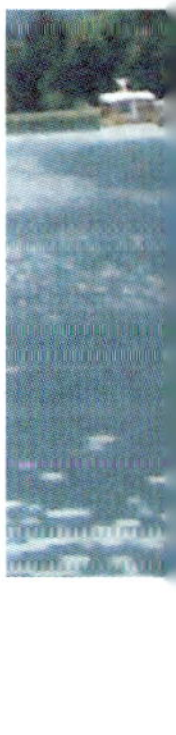

Das Ehrenamt in der Theorie

In der THEORIE ist das Ehrenamt fester Bestandteil im zentralen Wertekanon. Im Versorgungskonzept wird der ehrenamtlichen Hilfe und Unterstützung eine herausragende Rolle zugeschrieben und besondere Bedeutung beigemessen.
In der Theorie geht es weniger um einen kostendämpfenden gesundheits- und sozialpolitischen Lösungsansatz und schon gar nicht um einen Ersatzkräftestatus in den restriktiver werdenden ökonomischen Rahmenbedingungen, vielmehr ist ehrenamtliche Tätigkeit ein eigenständiger Beitrag.

In der Theorie schafft das Ehrenamt die Gewähr dafür, dass die Begleitung der Menschen im Bewusstsein der Öffentlichkeit nicht zu einer Aufgabe wird, die komplett an hauptamtliche Spezialisten zu delegieren ist. In der Darstellung gibt es keine Faltblätter ohne den Hinweis

auf das Ehrenamt. Lehrbücher und Kongresse widmen ihnen Artikel und Vorträge, und zahlreiche Selbstbekundungen weisen auf die Bedeutung des Ehrenamtes hin.
In der Theorie wird auch immer betont, dass die Einrichtungen gerade in der Hospizarbeit auf das „Ehrenamt" angewiesen sind, um ihre sozialen und gesellschaftspolitischen Zielsetzungen zu erreichen.

Alltag Ehrenamt

Dagegen sieht der ALLTAG GRAU AUS. Der Einsatz der Ehrenamtlichen wird selten als Lösungsansatz für die zahlreichen Herausforderungen gesehen. Die Ehrenamtlichen beenden auch im Hospizbereich ihre Arbeit aus Enttäuschung. Sie sehen sich als Ersatzprofis missbraucht.
Die Ehrenamtlichen müssen lernen, über sich selbst und über ihre Situation zu sprechen und zu schreiben. Nach wie vor ist das Behandlungs- und Betreuungsgeschehen primär von professionellen bezahlten Helfern und deren Sichtweisen geprägt.

Wir brauchen deshalb eine Ehrenamts-Kultur, gerade in der Hospizarbeit.

Was wir brauchen

Bei der Integration von Ehrenamtlichen in das Versorgungssystem braucht es auch auf Seiten der Professionellen zahlreiche Anpassungsreaktionen und eine Veränderung bislang vorherrschender Versorgungsroutinen und Kooperationsstrukturen.
Wir brauchen bedarfs- und situationsgerechte und -orientierte Muster der Arbeitsteilung. Die Trennung in „richtige, wichtige Behandlung" und „richtige, wichtige Pflege" auf der einen Seite und Dasein und Handhalten auf der anderen Seite ist künstlich und der Bedarfslage der Patienten nicht angemessen.
Um eine vertrauensvolle Zusammenarbeit zwischen Patienten, Angehörigen, Hauptberuflern und den Ehrenamtlichen zu ermöglichen und deren vorhandenen Potentiale ausschöpfen zu können, müssen die Ehrenamtlichen frühzeitig in das Versorgungsgeschehen eingebunden werden.

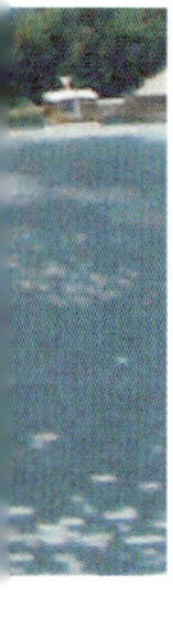

Dsd Ehrenamt als eigenständige Form der sozialen Hilfe

Die Ehrenamtlichen stellen nicht die weniger qualifizierte Variante professioneller Dienstleistungen dar. Sie bieten vielmehr eine eigenständige und selbstbewusste Form sozialer und gesundheitlicher Alltagshilfe, die einer eigenen Logik folgt und deshalb besondere Bedingungen braucht.
Wir müssen gemeinsam Formen finden, die eine funktionale Einbindung assistierender Hilfe erlauben. Vergessen wir nicht, dass das ehrenamtliche Element zu einer Bereicherung des professionellen Tätigkeitsspektrums führen wird.
Die wichtigste Voraussetzung für das Ehrenamt ist die Öffnung von sozialen Einrichtungen und Diensten für eine bürgerschaftliche Mitwirkung. Diese Mitwirkung ist nicht verkürzt bezogen auf die Erhöhung der Zahl der Ehrenamtlichen, sondern umfasst eine breite Palette von Aktivitätsformen. Dies verlangt den Aufbau lokaler Vernetzungsstrukturen mit anderen Akteuren und Einrichtungen.

Daran sieht man:

Nicht nur die Ehrenamtlichen brauchen eine Befähigung, auch die Dienste müssen lernen.

Ehrenamt ist Teil der Bürgergesellschaft

Das Ehrenamt ist für die Gesellschaft kein überflüssiger Zierrat. Die Übernahme freiwilliger sozialer Verantwortung in den unterschiedlichsten Formen ist ein wichtiges Kennzeichen für eine funktionierende zivile Bürgergesellschaft. Es gilt, nicht vorhandene oder verloren gegangene Nähe zu organisieren, als Zeichen unserer Kultur.

Die Ehrenamtlichen brauchen Vertrauen und Wertschätzung, kompetente, sensible, schützende Koordination und Einsatzleitung. Hinzu kommen die laufende Weiter-Befähigung, Praxisbegleitung und Supervision.
Ob sich diese Alternativen zu den vorherrschenden marktorientierten Modernisierungsperspektiven durchsetzen können, wird nicht zuletzt davon abhängen, ob es gelingt, sowohl übergreifende Politikkonzepte als auch institutionelle Reformstrategien und Konzepte zu entwickeln.
Die Arbeit AUF GLEICHER AUGENHÖHE zwischen Ehrenamt und Professionellen sollte beginnen, bevor es zu spät ist.

Anmerkungen

1. Zitat aus: Dieter Kreft, Ingrid Mielenz (Hg.): Wörterbuch Soziale Arbeit. Aufgaben, Praxisfelder, Begriffe und Methoden der Sozialarbeit und Sozialpädagogik

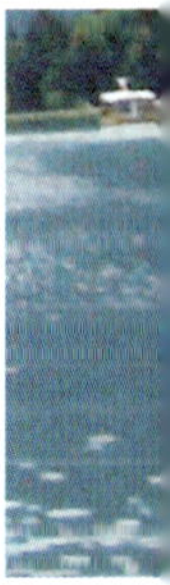

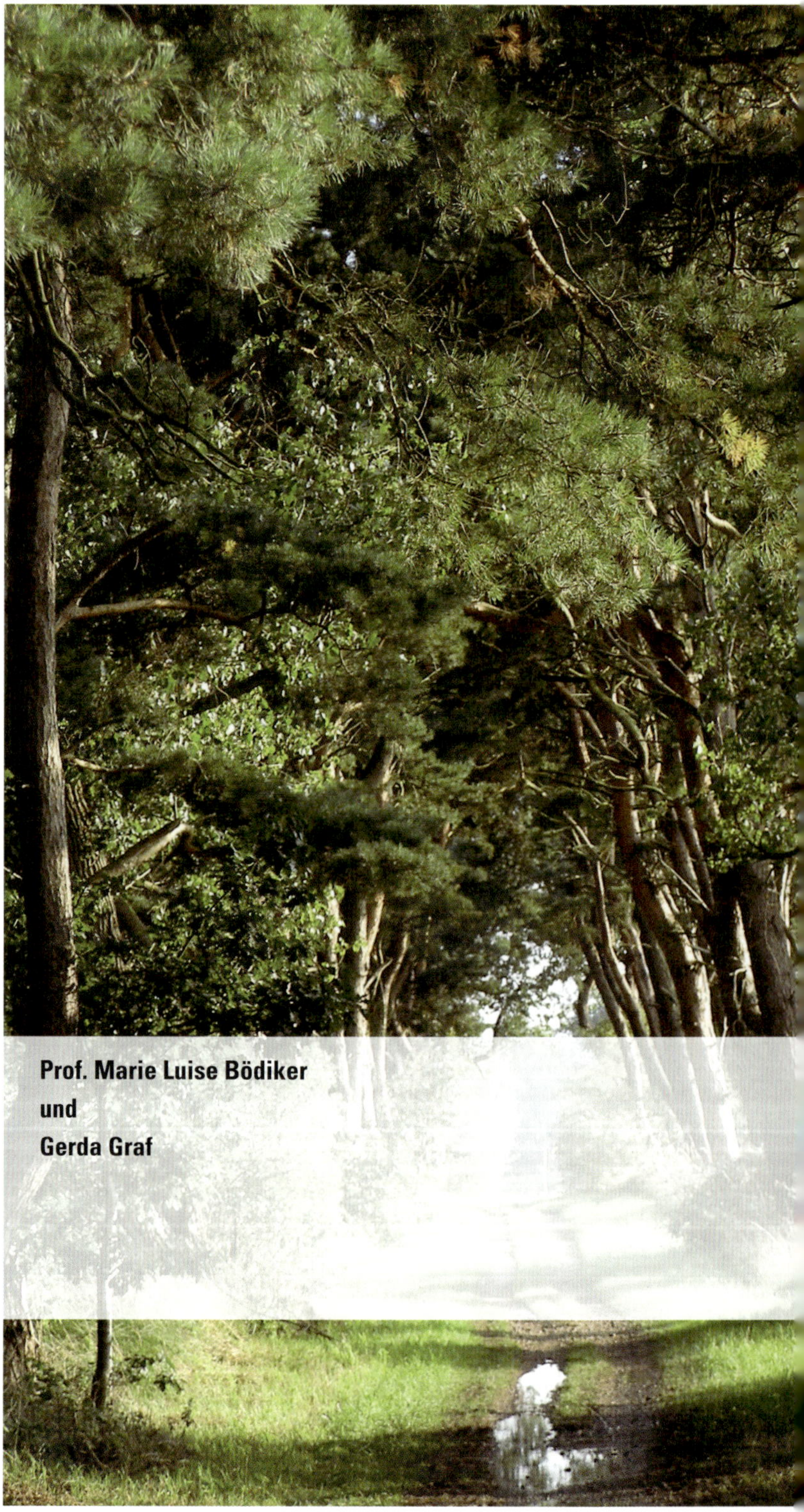
Prof. Marie Luise Bödiker
und
Gerda Graf

4.3 Quo vadis: Zukunft des Ehrenamtes im Hospiz

1. Zukunft allgemein

Das Gesundheitssystem in Deutschland befindet sich im Umbruch. Dies hat auch erhebliche Auswirkungen auf das Sozialsystem und umgekehrt – die Sozialsysteme befinden sich im Umbruch und haben Auswirkungen auf das Gesundheitssystem. Fest steht, dass wir den Anforderungen in der Gesellschaft in dem oben genannten Kontext nicht mehr gewachsen sind. Diese Umbruchsituation nimmt auch erheblichen Einfluss auf die Hospizbewegung. Haben wir in den 80er und 90er Jahren noch das Thema Sterben, Tod und Trauer als ein klassisches Tabuthema beschrieben, so müssen wir feststellen, dass das Numinose verloren gegangen ist und heute eher eine (öffentliche) Inszenierung des Sterbens stattfindet. So können wir von einer „Nabelschau" bei der Bearbeitung des Themas sprechen, da die öffentliche Inszenierung das Problem auf Distanz hält. Die Gründe, die dazu geführt haben, sind mannigfaltig. Im Besonderen liegen sie aber in der Professionalisierung und in der Differenzierung. Sprachen wir in den Anfängen von ambulant oder stationär, so ist der Aspekt der additiven und teiladditiven Leistungen bei der spezialisierten Palliativversorgung hinzugekommen. In dem Rahmen, wie heute öffentlich oder institutionalisiert gestorben wird, war die frühere Tradition gekennzeichnet von einer familiären Atmosphäre und einer privaten Inszenierung, die geprägt war von Dasein, Handhalten, Aushalten und dem Abschiednehmen.

Sterben wird heute nicht mehr tabuisiert, sondern öffentlich inszeniert

Wenn wir dem Auftrag der Hospizbewegung folgen, müssen Ehrenamtliche sich weiter in Bewegung halten, da sie u.a. durch ihre Unabhängigkeit das größte Veränderungspotential in sich bergen. Ihr Ziel war und ist, ein Sterben in Würde zu ermöglichen. Dazu gehören eine Begleitung, die die gewünschte Selbstbestimmung am Lebensende achtet, Schmerz- und Symptomkontrolle sowie eine adäquate Pflege und psychosoziale Betreuung – wenn gewünscht. Eine weitere Aufgabe der Hospizbewegung wird neben dem Individualauftrag nach wie vor ein gesellschaftlicher bleiben, um auch in der jetzigen Umbruchsituation Bürger immer wieder zu ermuntern, diese Werte zu ermöglichen und mitzutragen. Dabei müssen Betroffene (Sterbende und Trauernde) sowie alle Beteiligten im Haupt- und im Ehrenamt in dieser Netzwerkarbeit miteingebunden werden, die wiederum qualitätssichernd die Arbeit reflektiert. Dafür bedarf es Kooperationen im Rahmen des multidisziplinären Teams.

Das Ehrenamt im ständigen Wandel

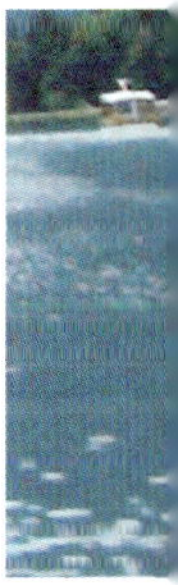

Die ehrenamtliche Hospizbewegung erhält somit eine Wächterfunktion der nunmehr institutionalisierten Hospiz- und Palliativarbeit. Das ist notwendig, damit ambulant und stationär (Zuhause, Palliativstationen, stationäre Hospize, Krankenhäuser, Pflegeheime) länderübergreifend Qualität in allen Bereichen sichergestellt wird. Diese bewusste Einflussnahme endet nicht in der institutionalisierten Hospizarbeit, sondern erstreckt sich auch auf Bereiche wie Schule, Ausbildung, Politik und Kirchen, damit die Auseinandersetzung mit Sterben, Tod und Trauer eingeübt wird. Ein Problem der jetzigen Entwicklung innerhalb des Gesundheitswesens besteht darin, dass Hauptamtliche wie auch Betroffene sich eher wieder von diesen Themen entfernen. Die Institutionalisierung und die Verschiebung des Begleitungsschwerpunktes hin zu physiologischen Belangen birgt eine Gefahr zu einer Entwicklung hin zur Beihilfe beim Selbsttötungswunsch – angestoßen durch das Gesetz vom 1.09.2009.

Ehrenamtliche sind „Wächter" der institutionalisierten Hospizarbeit

These:

Die Zukunft der Hospizbewegung liegt in der Wahrnehmung öffentlicher Interessen, die nur dann gelingt, wenn die Einbindung von Ehrenamtlichen nicht nur in der Sterbebegleitung erfolgt, sondern deren Wissen sich auch in den Konzeptionen/Projekten/Zukunftsplanungen widerspiegelt.

2. Betroffene/Beteiligte

Sterbende Menschen brauchen heute und auch zukünftig noch mehr das Zeitgeschenk des befähigten Ehrenamtlers. Dabei ist eingeforderte Begleitung nicht verschiebbar, sondern der Kümmerer (Hospiz-Mitarbeiter) muss zeitnah zur Verfügung stehen. Erfahrungen in der Sterbebegleitung haben gezeigt, dass die Menschen sich oft erst melden, wenn die Not nicht mehr zu wenden ist. Dann heißt es, pragmatisch sofort zu handeln und nicht die anstehenden Bedürfnisse auf einen späteren Zeitpunkt zu vertrösten. Der sterbenskranke Mensch braucht die Anwaltschaft des Ehrenamtlers, der die Bedürfnisse des Sterbenden bedingungslos annimmt und nicht hinterfragt. Nach wie vor gilt, dass die Hospizbewegung eine ganzheitliche Betreuung anstrebt, wir diese aber häufig noch nicht gesichert sehen. Die Körperlichkeit des Sterbenden im Sinne einer Schmerz- und Symptomkontrolle steht immer noch im Vordergrund. Doch der Sterbende braucht Hilfestellung in allen Bereichen, neben der körperlichen Versorgung auch im Bereich der sozialen Bezüge (Beziehungen), seinem Gefühlserleben (Affekte und Emotionen), seinem kognitiven Erleben (Träume, Denken...), im spirituellen Bereich und in seinem Handeln. Und seine ihm Nahestehenden benötigen diese Fürsorge ebenso. Nur damit wird Respekt, Würde und Achtung gewährleistet. Das wird auf Dauer aber nur möglich, wenn der Ehrenamtler und sein Zeitgeschenk auch eine ausreichende Würdigung erfahren. Oftmals werden Sterbenskranke als schwache Menschen bezeichnet[1]. Verkennen wir hier nicht die Erfahrung der Endlichkeit? Sind nicht gerade die Sterbenskranken schon dort angekommen, wo wir noch hingehen müssen? Macht es sie nicht stark, des Lebens Fülle hinter sich zu lassen und die Reduzierung auf das Wesentliche im Sterbeprozess zu erfahren? Sind dann nicht eher wir die Schwachen, die von dieser Erfahrbarkeit lernen können? So sollten wir uns davor hüten, Sterbende schwach zu reden, damit „Helfer“ stark werden, sondern ihnen ihre Stärke belassen. Das gelingt, wenn wir eine Überversorgung ebenso ablehnen wie die Nicht-Annahme oder Wertung ihrer Wünsche.

Der Ehrenamtliche ist Anwalt des Sterbenden

Sterbenskranke sind Lehrer der Endlichkeit

These:

Das respektvolle Verhalten vor dem Sterben findet nur dann statt, wenn wir den Sterbenskranken als Lehrer akzeptieren und wir uns als Lernende der Endlichkeit wahrnehmen.

3. Hauptamtliche

Die hauptamtlichen Akteure brauchen die Unterstützung des Ehrenamtes, um hospizliches Denken und Handeln wirksam werden zu lassen. Die Fortbildung von 160 Stunden (Basiscurriculum) ist kein Garant dafür, dass Haltung erworben wird. Das Erwerben von Haltung gelingt nur, wenn der Sterbende kein Patient (patiens/patientis – der Erduldende) ist und Begegnung auf gleicher Augenhöhe stattfindet. So erfolgen Gespräche über Therapie und Netzwerkaufbau grundsätzlich nicht in seiner Abwesenheit, sondern werden gemeinsam mit ihm und seinen Nahestehenden erörtert. Das heißt, wir reden nicht über ihn, sondern mit ihm. Diese Haltung führt zu einem neuen gemeinsamen Verantwortungsgefühl, da keiner schwach geredet wird und alle Akteure zur Entscheidungsfindung beitragen. Die Hauptamtlichen sind somit wertvolle Multiplikatoren, um auch Strukturen in Krankenhäusern, Pflegeheimen etc. zu verändern. Sich dieser Aufgabe bewusst werdend, darf ihre Einflussnahme nicht nur im internen organisatorischen Bereich enden, sondern sie sollten darüber hinaus Einfluss nehmen auf Richtlinien und Verordnungen, die die Individualität des Sterbens berücksichtigen (siehe MDK-Richtlinien).

Hauptamtliche sind Multiplikatoren

Ein Bewusstseinswandel in der Berufsgruppe Kranken- und Altenpflege muss auch daraufhin erfolgen, dass beim Sterbenden in der Regel nicht mehr, sondern weniger zu tun ist. Sterbende sind bei sich und brauchen Ruhe, um nach innen wachsen zu können (siehe hierzu Monika Müller „Nach innen wachsen"). Die neuere Entwicklung darf nicht dazu führen, dass jeder Sterbenskranke zum „Palliativfall" erklärt wird. Die kritische Selbstbetrachtung führt dann besonders in der Leitungsfunktion zu einer anderen Sichtweise. Beispielhaft sei hier genannt, dass ein kundenorientiertes Verhalten durchaus einen Blickwinkel eröffnet, der die Gastrolle eines Sterbenden manifestiert. Im Bedenken, dass alle Interventionen auch Nebenwirkungen haben, sind Grenzen von Medikation, Pflege und Betreuung zu beachten.

Grenzen der Pflege müssen beachtet werden

Supervisionen, die fallbezogen Ehrenamtliche, Hauptamtliche und Angehörige in die supervidierende Arbeit mit aufnehmen, machen diese Art der Reflexion zu einem wertvollen Instrument. Grenzen werden erkannt, Grenzenlosigkeit wird abgelehnt. Rollenbilder erfahren Einschränkungen und stellen die zentralen Aufgaben, die Sterbende uns stellen, in den Vordergrund. Auseinandersetzungen mit ethischen Handlungsweisen sensibilisieren den Hauptamtlichen wie den ehrenamtlich Arbeitenden. Berufsverbände könnten dabei wertvolle Arbeit leisten, wenn sie anstehende Themen dort bearbeiten, wo sie hingehören. Die noch vielerorts praktizierte Ritualisierung von medizinischer Versorgung und Pflege ist im hospizlichen Kontext unangemessen. So braucht es weder Sprechstunden noch Dienstkleidung, um dem Menschen am Lebensende zu begegnen. Hier gehört auch die kritische Anfrage an die Spezialisierte Ambulante Palliativversorgung, die bei enger Auslegung den Menschen erneut auf Schmerz- und Symptomkontrolle reduziert und die Einbeziehung des Ehrenamtes als eine Randerscheinung abtut.

Der Mensch darf nicht auf Schmerzkontrolle reduziert werden

These:

> **Die Hauptamtlichen können ihre hospizliche Aufgabe nur dann leben, wenn ihr Tun in eine Haltung mündet, die auf gleicher Augenhöhe beruht, ob Hauptamt, Ehrenamt, Sterbender oder Nahestehender. Nur gemeinsam reflektiertes Handeln bahnt den Weg zur Zielerreichung.**

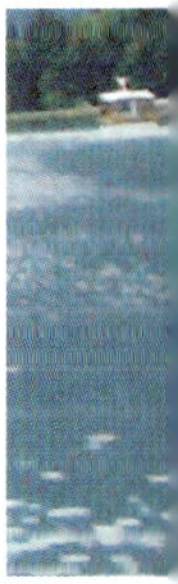

4. Ehrenamt

Das Wesen des hospizlich engagierten Ehrenamtes ist gekennzeichnet von der Gleichstellung mit allen Beteiligten. Sie sind weder Befehlsempfänger noch irgendeiner Berufsgruppe untergeordnet, sondern handeln autark im Rahmen der hospizbewegten Aufgabe. Die angemessene Vertretung der fast 100 000 Ehrenamtlichen muss auf allen Ebenen (kommunal, Land, Bund) erfolgen. Die Loyalität erfährt ihre Prägung durch die Interaktion zwischen Sterbenskranken und Ehrenamtler und darf nicht durch verbandliche Strukturen verunstaltet werden.

Ehrenamtliche brauchen die beste Ausbildung

Ehrenamtliche der Hospizarbeit sind nicht zu verwechseln mit den sogenannten „Grünen Damen". Ihre Kompetenzen sind weitaus größer und verlieren sich nicht in Hilfstätigkeiten. Somit kann ihre Fort- und Weiterbildung auch nicht durch niedrigschwellige Angebote abgedeckt werden. Sie brauchen und verdienen das Beste. Und in regionalen Zirkeln (z. B. Pflege-, Gesundheitskonferenzen) sollten sie mit Stimmrecht versehen und eingegliedert werden, um ihren Standort dort klar zu positionieren. Ehrenamtliche sind eben nicht (nur) für den Alltag da, sondern gerade sie sind es, die gemeinsam mit dem, der sich vom Leben verabschiedet, das verbleibende Leben feiern hilft. Dabei lebt diese Beziehung durch das rechte Maß von Distanz und Nähe. Ihr Zeitgeschenk erfordert

Absprachen, klare Abgrenzungen gegenüber dem Hauptamt und sollte sich in einem eigens geschaffenen Leitbild des jeweiligen Hospizvereins wiederfinden. Der Arbeitsauftrag kommt vom Sterbenden und mündet ins individuelle hospizliche Versprechen. Dabei werden versorgungsfreie Räume geschaffen, die es dem sterbenskranken Menschen u.a. ermöglichen, in Ruhe und Würde zu sterben. Das rechte Maß für die ehrenamtliche Arbeit wird durch Selbsthygiene und Fallsupervision gesucht und gefunden, wobei es um Einstellungen und Verhaltensweisen des Ehrenamtlers geht.Darüber hinaus kann auch ein wissenschaftlicher Beitrag geleistet werden unter dem Postulat „Hospiz schafft Wissen". Wenn Ehrenamtliche mit mehr Selbstbewusstsein ihre hospizliche Arbeit umsetzen, wird es dazu führen, dass sie sich in Gremienarbeit wiederfinden, Kongresse selbst gestalten, öffentliche Arbeit in Stadt und Gemeinden wahrnehmen, die Entwicklung von Leitbildern nicht anderen überlassen und ggf. neue Abschiedsrituale entwickeln.

„Hospiz schafft Wissen"

These:

> **Hospizliches Ehrenamt kann sich nur dann entwickeln, wenn es sich und seine Arbeit in der Öffentlichkeit präsentiert.**

5. Institution/Organisation

Die heutige institutionelle hospizliche Arbeit lässt sich oftmals von Gesetzen und Verordnungen leiten. Das führt dazu, dass der individualistische Anspruch des Sterbenden, bezogen auf seinen Lebensrhythmus, konterkariert wird und den Arbeitsgewohnheiten von Systemen zum Opfer fällt. Die hospizliche Organisation, wie z.B. das stationäre Hospiz, muss seinen ihm eigenwilligen Charakter auch gegenüber festgelegten Normen (MDK-Begutachtung) behaupten. Weniger Standardisierung und mehr personenorientierte Handlung ist im Modell Hospiz durchzusetzen. So gehört ein Hospiz nicht im Heimgesetz verankert, da die Interessenlage des Sterbenden nicht systematisiert werden kann. Hilfreich sind klare Grenzen sowohl zwischen palliativer und hospizlicher Arbeit als auch zwischen bezahlter Fürsorge und dem nicht bezahlbaren Ehrenamt, unter Berücksichtigung der zu entwickelnden Netzwerkarbeit. Ob tatsächlich der sterbende Mensch und die Zugehörigen von der Netzwerkarbeit profitieren und nicht in erster Linie hauptamtliche Akteure, bedarf noch der Prüfung bzw. des Nachweises. Die Frage nach dem Profit der Vernetzung obliegt dem Bedürfnis des Sterbenden und nicht dem der Akteure. Die Übernahme systemischen Denkens und Handelns als eines zusätzlichen Instruments, das den Betroffenen in den Mittelpunkt stellt und ggf. zur „Respektlosigkeit" gegenüber Regeln und Normen aufruft, gilt es zu implantieren. Dabei stehen das Lernen von Ressourcenorientierung anstatt das defizitäre Denken wie auch das Ermöglichen anstatt das Bevormunden im Vordergrund. Hospize sollten sich ihrer Ursprünge bewusst werden, sowohl im ambulanten wie auch im stationären Bereich, und nicht der Ghettoisierung Vorschub leisten, also einer erneuten Ausgrenzung von Sterbenden. Um dem hohen Anspruch von Hospiz gerecht zu werden, ist die Frage nach der Leitung im Netzwerk (Case Management) wichtig, die eigentlich nur durch einen Generalisten geleistet werden kann, wobei die Regie im individuellen Netzwerk selbstverständlich dem Sterbenden gebührt. Den Willen des Sterbenden respektierend, ist der häuslichen Versorgung Vorzug zu geben. Die Akzeptanz der Gastrolle im statio-nären Hospiz und einer Palliativeinrichtung führt zu einer Akzeptanz des Gaststatus. Und die Akzeptanz der Einrichtung als die eines Gasthauses mit Herbergscharakter führt wiederum zur Akzeptanz von Essensgewohnheiten inkl. Rauch- und Alkoholgenuss sowie einer Auslegung von Pflege- und Hygienevorschriften, die zugunsten des Gastes und seiner Wünsche entschieden werden. Hier wird deutlich, dass die Hospizbewegung einen Beitrag geleistet hat, wie sich Institutionen verändern können. Beispielhaft sei hier das Bestattungs-

Modell Hospiz: Mehr Eigenständigkeit, weniger Normen

Hospize sind Gasthäuser

wesen genannt, wobei dennoch der kritische Hinweis bleibt, ob die „End-sorgung" über ein Bestattungsunternehmen dem Trauernden gerecht wird. So braucht es ein zeitgemäßes Zusammenwirken von Haupt- und Ehrenamt, das geprägt ist von der Mitgestaltung in allen Aufgabenfeldern.

These:

Nur eine lernende Hospiz-Bewegung, die den gastlichen Status in den Mittelpunkt rückt, wird dem Bedürfnis des Menschen am Lebensende gerecht.

6. Gesellschaft

Wie wird es gelingen, dass Sterben, Tod und Trauer im Leben als lebendiger Bestandteil verortet wird? Was ist Lebensqualität für den sterbenden Menschen? Wie geht die Gesellschaft mit Trauernden um?

Der Hospizgedanke in der Gesellschaft

- Ganzheitlich
- Ambulant vor Stationär
- Personen – Prozessorientiert
- Fortführung von Lebensgewohnheiten (auch Alkohol und Zigaretten)
- Pflege- und Hygienegewohnheiten

Ursprünglich war Hospiz ein Konzept für Krebskranke, heute ist es ein Konzept für sterbende Menschen, ihre Angehörigen und trauernde Menschen. Politik, Kirchen und Berufsverbände haben inzwischen auf dieses Pferd gesetzt und versuchen es in ihre Richtung zu lenken.

Nur wer Distanz hat (zu Parteien, Kirchen, Verbänden) kann eine Wächterfunktion wahrnehmen und die Interessen sterbender und trauernder Menschen und ihrer Angehörigen annehmen und vertreten.

Das bedeutet u. a.:

- Keine Politisierung des Sterbens
- Diskussionen anstoßen zu Themen wie
  - Abgrenzung chronisch Kranker zu Sterbenden
  - Unterschiedliche Abschiedskulturen in Ost und West
  - Wie kann Abschied gelebt werden?
  - Welches sind die originären Aufgaben von Ehrenamt?

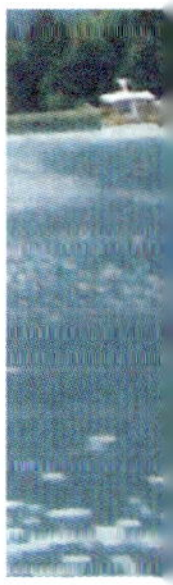

These:

Ein hospizliches Selbstverständnis in der Gesellschaft wird zu einem Bewusstseinswandel führen, der die Annahme von unterschiedlichen Aufgabenfeldern für den Sterbenskranken verinnerlicht.

Vieles wurde erreicht – was ist noch zu tun?

Also, nicht nur „quo vadis Ehrenamt", sondern „hic Rhodos, saltate".

Anmerkungen und Literatur

Vgl. Bödiker, M.: Ehrenamtliche in der Hospizarbeit. Mit aufrechtem Gang trotz schweren Gepäcks. In BAG Hospiz (Hg.): Ambulante Hospizarbeit. Wuppertal 2004.

Vgl. Herrlein, P.: 13 Aachener Thesen zur SAPV. In: Bundes-Hospiz-Anzeiger, Ausg. 40, 8.Jg. 2010/03, S. 1.

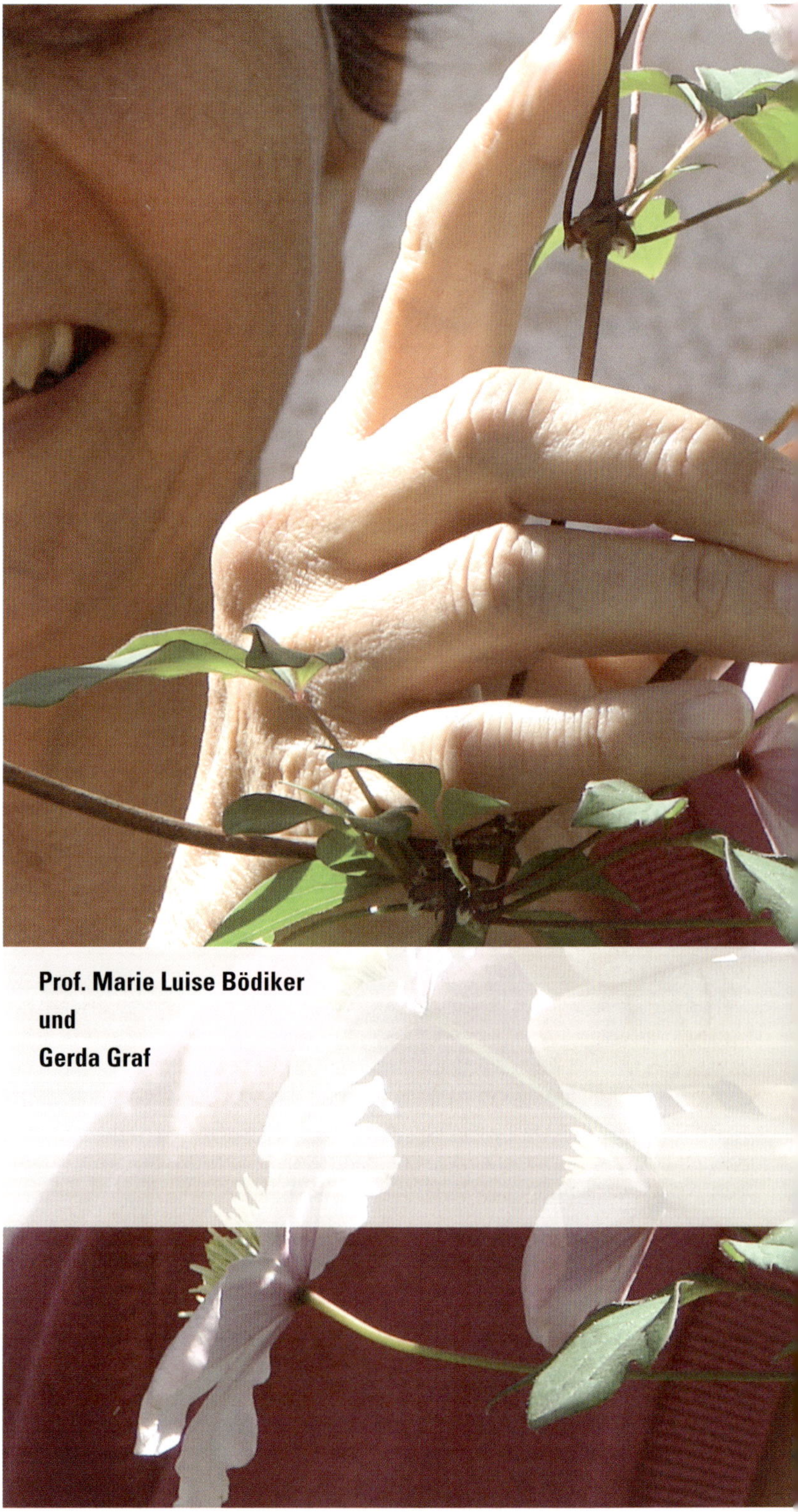

Prof. Marie Luise Bödiker
und
Gerda Graf

4.4 Die Macht der Sprache
Sprich mit mir und ich sage dir, woher du kommst

Die Sprache von Hospizlern – Ehrenamtlichen wie Hauptamtlichen – sollte den betroffenen und beteiligten Menschen angemessen und geläufig sein, und nicht aus Berufssprachen abgeleitet oder entlehnt sein.
Das Bemühen um Klarheit und Eindeutigkeit war in den Anfangsjahren der Hospizbewegung größer. Heute treten häufig (wieder) aus (angeblicher) Angst vor Verletzungen der GesprächspartnerInnen Vernebelungen und Halbwahrheiten an die Stelle einer klaren Sprache. Dabei schreien die Irreversibilität des Todes, seine Endgültigkeit und natürlich das Arbeiten / Begleiten an dieser Grenze geradezu nach Authentizität.

Wünschenswert wäre:

- Die Reduzierung der Euphemismen
  z. B. es werden keine Angehörige „verloren", sterbende Menschen „schlafen nicht ein" und Tote sind auch nicht heimgegangen.

Auf der anderen Seite sollten auch keine Abwertungen erfolgen wie durch den Begriff Selbstmord[1] – es heißt Selbsttötung bzw. Suizid.

Keine Euphemismen

- Es sollte sich um klare Abgrenzungen bemüht werden
  z. B. Hospiz und Palliativeinrichtung, Spiritualität und Religion, Hauptamtliche und ehrenamtliche MitarbeiterInnen, aber nicht Profis und / vs. Ehrenamt.

Wenn im englischen Sprachraum die Worte palliativ und hospizlich identisch gebraucht werden, müssen wir das noch lange nicht übernehmen, insbesondere, wenn es in Deutschland deutliche Unterschiede gibt. Selbstverständlich gibt es Schnittmengen, aber identisch sind diese Einrichtungen nicht.

Klare Abgrenzungen

Die Engländer machen auch zwischen Spiritualität und Religionspraxis (spiritual, religious) keinen Unterschied. Wir schon – hoffentlich!
Durch diese Unschärfe, bzw. Verschleierung kann z. B. dem Prinzip „Hospiz ist für alle da" (z. B. Hospiz ist überkonfessionell) eine (konfessionelle) Hintertür geöffnet werden.
Es heißt „haupt und ehrenamtliche MitarbeiterInnen" oder „bezahlte und unbezahlte / unbezahlbare MitarbeiterInnen". Und es heißt auch „Mitarbeiter" und nicht „Helfer". Denn als Helfer werden in der Regel im beruflichen Kontext Menschen mit einer sehr geringen beruflichen Qualifikation bezeichnet. Ehrenamtliche MitarbeiterInnen im Hospizbereich sind aber in der Regel sehr gut ausgebildet und werden begleitet.

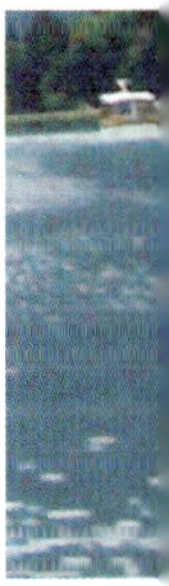

- Keine unreflektierte Übernahme von Begriffen aus den Bereichen Medizin und Pflege, z. B.
  - anstatt Visite: Besuch
  - anstatt Therapie: Begleitung, Betreuung
  - anstatt Patient: sterbender Mensch, Gast, Bewohner
  - anstatt ausgegliederter Patient: toter Mensch
  - anstatt Patient im Finalstadium: sterbender Mensch

Keine Begriffe aus Medizin und Pflege verwenden

Im Hospiz gibt es keine Patienten, keine Patienten im Finalstadium und schon gar keine ausgegliederten Patienten, und eigentlich auch keine Patientenverfügung, wenn es um sterbende Menschen geht. Sterbende sind austherapiert, und somit gehören sie nicht zur Grup-

pe der Patienten und unterstehen auch nicht den Rollenerwartungen und -anforderungen, die an jene gestellt werden.
Keine lateinischen Fachbegriffe: Lateinische Fachbegriffe suggerieren Wissen, Fachlichkeit und eine Klarheit, die eher unangemessen ist, da Werte und Zielorientierung z. B. von Palliative Care eher unscharf sind[2]. Abgesehen davon sind lateinische Begriffe oft unverständlich für Betroffene und Beteiligte.

- Kein Abkürzungskauderwelsch
  Wie z. B.: EA, HA, DHPV, DGP, SAPV, CA, ADLS, Chemo...

Abkürzungen vermeiden

Auch Abkürzungen vermitteln den Anschein von „Insider-Wissen“, Fachlichkeit und Kenntnis, die den Beweis oft erst noch anzutreten hat.
Darum Vorsicht! Immer nachfragen, manchmal auch zwei- oder dreimal.

Warum ist eine Auseinandersetzung mit der Sprache und dem Sprechen über Krankheit und die „letzten Dinge“ wie Sterben, Tod und Trauer so wichtig?

Warum ist die Sprache wichtig

Es wurde schon eingangs erwähnt, dass Wahrheit und Klarheit im hospizlichem Umfeld wichtig ist, damit der Tod und die Endgültigkeit des Todes nicht negiert werden, denn der Tod soll ja ins Leben (zurück)geholt werden. Und das ist nun einmal durch Negieren und Verschleierung schlecht möglich.

Es gibt aber auch noch andere Gründe:

- Wenn die im palliativen und hospizlichen Umfeld arbeitenden Menschen – Ehrenamtliche wie Hauptamtliche – hier „rumeiern“, macht das auf Betroffene und Beteiligte den Eindruck, dass diese Schwierigkeiten haben, darüber zu sprechen, sich womöglich nicht ausreichend mit diesen Thematiken auseinandergesetzt haben, dass sie vielleicht sogar Angst vor diesen Themen haben, nicht belastbar sind, und die Betroffenen bekommen das Gefühl, sie müssen diese schonen, man darf sie darauf nicht ansprechen.
- Oder sie denken (subkortikal), „wenn die da verdrängen, dann kann / sollte ich das auch. Ich brauche den Tod meines Kindes, meines Lebenspartners nicht zu akzeptieren, ich kann genau so weiterleben wie bisher und tun, als ob nie etwas passiert ist“.
- Damit sind Hospizler ein schlechtes Modell und leisten u. U. Hilfe beim Nichteinsteigen in einen Trauerprozess.
- Des Weiteren möchte die Hospizbewegung erreichen, dass alle Betroffenen und Beteiligten partnerschaftlich, kooperativ auf gleicher Augenhöhe in der Begleitung zusammenwirken. Dazu braucht es eine gemeinsame Sprache, die klar und wahrheitsgemäß ist. Und da der Sterbende bzw. der Trauernde Regie führt, kann diese Sprache nur die seine sein – und nicht die Fachsprache von Experten. Die Betroffenen erwarten, dass mit ihnen angemessen gesprochen wird – und dazu gehören nicht nur ein empathisches Verhalten und Respekt, sondern auch Authentizität und Verständlichkeit. Das Argument, dass die Fachsprache viel klarer, eindeutiger und auch schneller zu Verständlichkeit führt, kann hier kein Argument sein, denn das gilt nur für Berufskollegen.[3]

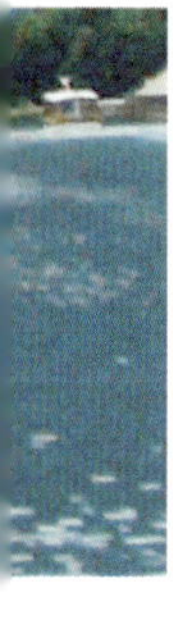

Sprache darf zumuten

- Schonverhalten = lautere Lügen, Halbwahrheiten, wissenschaftliche Vorträge, Themenwechsel, Vertröstungen, Allgemeinplätze sind nicht angebracht. Dadurch können Phantasien und Ängste entstehen, von Beziehungsstörungen ganz abgesehen, und auf Seiten der Begleitung Stress und Schuldgefühle. Was Betroffene nicht hören wollen, leiten sie eh ab, sie nehmen in der Regel nur das wahr, was sie auch zu verarbeiten imstande sind. Sie werden uns ihre Grenzen aufzeigen. Es ist respektlos, ihre Grenzen in vorauseilender Fürsorge zu antizipieren und / oder für sie festzulegen. Wir müssen aushalten, dass evtl. der rechte Augenblick noch nicht gekommen ist, und müssen weiter anbieten und begleiten.

- Sowohl sterbende Menschen – sie sind übrigens nicht per se schwache[4] – wie auch Trauernden kann etwas zugemutet werden. Reden wir sie nicht schwach. Wer mit Trauernden gearbeitet hat, weiß um die Kraft der Trauer. Reden wir sie nicht schwach.
- Respekt gebührt auch den Toten
- Und darum wird über sie nicht nur als Rollenträger gesprochen wie z. B.
- Ihre gestorbene Frau, ihr toter Sohn, ihre verunfallte Schwester, sondern die Toten werden benannt: Ihre gestorbene Frau Maria, ihr toter Sohn Hans-Martin, ihre zu Tode gekommene Schwester Christa, ihr sterbender Mann Wilhelm...

Sprache muss den Toten respektieren

Das mag ungewohnt klingen, zeugt aber von Respekt und verhindert eine ungewollte Ausgliederung.
Auch eine von Toten abgeleitete Identität sollte nicht unterstützt werden – Frau Meier ist nicht nur die Mutter des toten Jürgen.

Anmerkungen

1 Mord ist laut Strafgesetzbuch eine Tötung aus niedrigen Beweggründen (z. B. Rache, Gewinn, Lust...), Heimtücke / Grausamkeit und zur Ermöglichung und / oder Verdeckung einer Straftat.

2 Was genau heißt z. B. Symptomkontrolle, Schmerztherapie?

3 Der Wunsch, dass alle anderen diese Sprache erlernen mögen, inkl. der Sterbenden kann wohl nicht ernsthaft erwogen werden.

4 Vgl. Herrlein, P.: 13 Aachener Thesen zur SAPV. In: Bundes-Hospiz-Anzeiger, Ausg. 40, 8. Jg. 2010 / 03, S. 1.

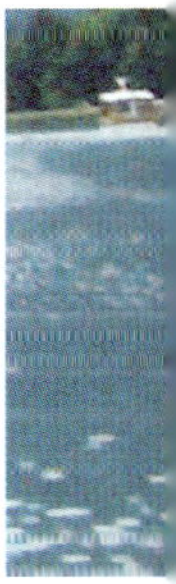

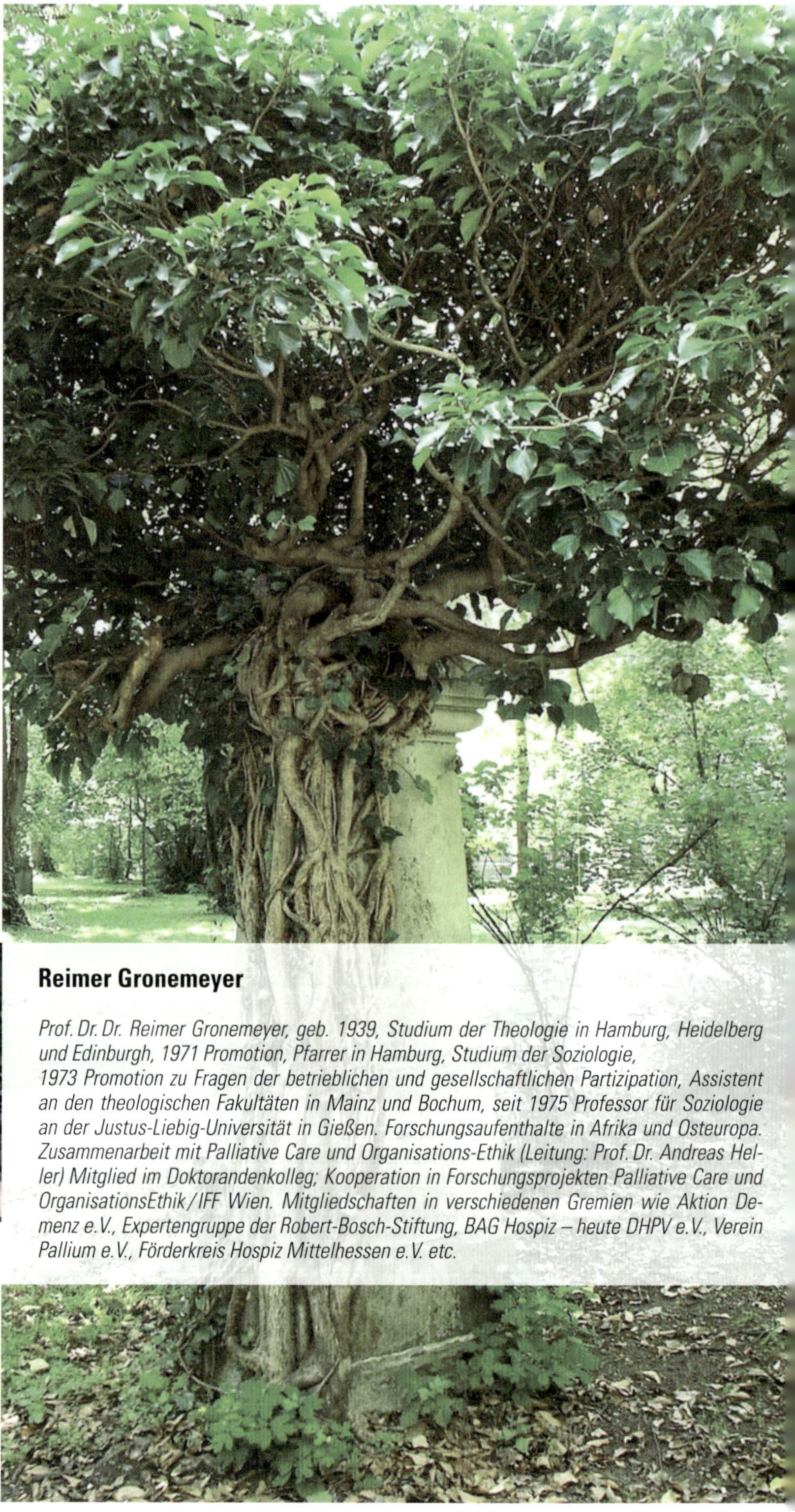

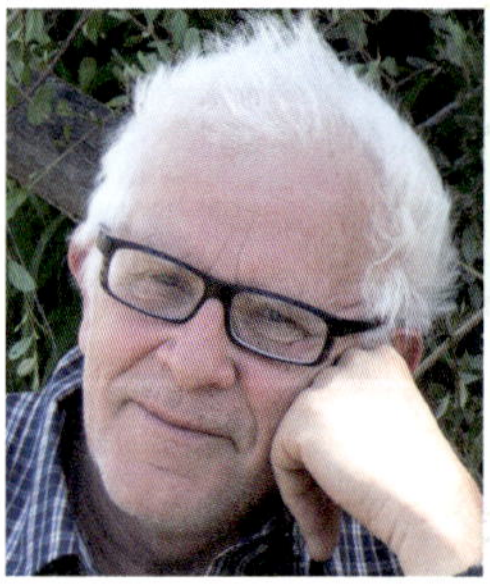

Reimer Gronemeyer

Prof. Dr. Dr. Reimer Gronemeyer, geb. 1939, Studium der Theologie in Hamburg, Heidelberg und Edinburgh, 1971 Promotion, Pfarrer in Hamburg, Studium der Soziologie, 1973 Promotion zu Fragen der betrieblichen und gesellschaftlichen Partizipation, Assistent an den theologischen Fakultäten in Mainz und Bochum, seit 1975 Professor für Soziologie an der Justus-Liebig-Universität in Gießen. Forschungsaufenthalte in Afrika und Osteuropa. Zusammenarbeit mit Palliative Care und Organisations-Ethik (Leitung: Prof. Dr. Andreas Heller) Mitglied im Doktorandenkolleg; Kooperation in Forschungsprojekten Palliative Care und OrganisationsEthik/IFF Wien. Mitgliedschaften in verschiedenen Gremien wie Aktion Demenz e.V., Expertengruppe der Robert-Bosch-Stiftung, BAG Hospiz – heute DHPV e.V., Verein Pallium e.V., Förderkreis Hospiz Mittelhessen e.V. etc.

4.5 Starke soziale Initiative

Die Hospizbewegung ist seit den achtziger Jahren auf den Weg gekommen und hat sich zu einer STARKEN SOZIALEN INITIATIVE entwickelt, die vor allem von Frauen getragen wird. Sie kann heute in Deutschland auf die Existenz von mehr als 1000 Hospizgruppen und über 100 stationäre Hospize verweisen. Diese neuen Sterbeorte verdanken sich den Anstößen der Hospizbewegung.

1.
Die Hospizbewegung hat damit EINE NEUE ANTWORT AUF DIE MODERNE RATLOSIGKEIT IM UMGANG MIT DEM LEBENSENDE gegeben. Die Hospizbewegung wollte das Sterben zu Hause wieder ermöglichen und jene Situation der siebziger Jahre beenden, als im Krankenhaus das Ende oft in Badezimmern, Abstellkammern etc. stattfand. Wo das Sterben zu Hause nicht möglich war, wurden stationäre Hospize ins Leben gerufen, die vor allem von ehrenamtlichen Kräften getragen wurden.

Erfolge der Hospizbewegung

2.
Zur Erfolgsgeschichte der Hospizbewegung gehört, dass sie sich BUNDESWEIT ORGANISIERT hat, dass sie GESETZLICHE ANERKENNUNG der Hospizarbeit und eine gesetzlich verankerte Finanzierung der Hospizarbeit erreicht hat. Inzwischen ist Hospizarbeit aus ihrem Nischendasein herausgetreten und erfreut sich großer öffentlicher Akzeptanz.

3.
In der Medizin wurde auf die Hospizarbeit mit der Herausbildung der neuen Fachrichtung „Palliativmedizin" reagiert. Die mögliche und wünschenswerte KOOPERATION ZWISCHEN HOSPIZARBEIT UND PALLIATIVMEDIZIN ist schwierig. Gegenwärtig sieht es so aus, als wenn Palliativmediziner mehrheitlich die Hospizbewegung als Laien-Vorläufer der professionellen Palliativmedizin ansehen und die ehrenamtlich und zivilgesellschaftlich orientierte Hospizarbeit an den Rand gedrängt wird.

Palliativmedizin

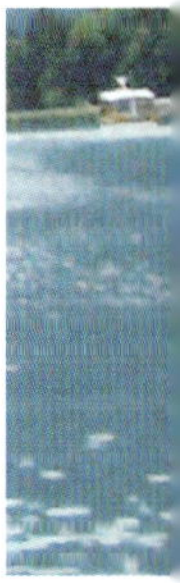

4.
Die rasche Ausbreitung der Palliativmedizin (die den Anspruch hat, „flächendeckend" zu werden) schafft gegenwärtig vehement ein NEUES BEDÜRFNIS NACH PROFESSIONELLER VERSORGUNG AM LEBENSENDE. Es ist nicht schwer zu prognostizieren, dass sich Betroffene und ihre Angehörige ein Sterben ohne professionelle palliativmedizinische Versorgung immer weniger vorstellen können. Es besteht die Gefahr, dass sie allmählich zu „Kunden" einer Sterbeexpertokratie werden, die zunehmend an Fallpauschalenregelungen gebunden sein wird. Die uralte Aufgabe des Menschen, sein eigenes Sterben ins Auge zu fassen, wird zunehmend überdeckt durch die Angebote eines neuen medizinischen Dienstleistungssektors, der den Menschen die Sorge um sich abnimmt. (Vgl. schon Ivan Illich: „Denn das Lechzen nach immer mehr und immer kritischer geprüfter medikalisierter Lebenshilfe untergräbt würdiges, sinnvolles Leben, Leiden und Sterben".[1])

Professionalisierung

5.
Das Lebensende wird dabei zu einem ÖKONOMISCH INTERESSANTEN BEREICH, in dem die Auseinandersetzungen um die Frage, wer die zur Verfügung stehenden Mittel für sich reklamieren kann, anwachsen. Die neue SAPV-Regelung treibt diesen Prozess noch ein-

Ökonomisierung

mal voran, indem fast zwangsläufig eine Vergeldlichung des Sterbens Platz greift (in den USA sind Hospizketten zum Teil schon börsennotiert). Dass in einer dramatisch alternden Gesellschaft die Gesundheitskosten explodieren, ist unübersehbar, die Deckelung der Kosten ist eine der Antworten, die dieses Problem lösen sollen. Wenn palliative Versorgung tatsächlich erst einmal zu einem „Grundbedürfnis" gemacht worden ist, wenn sie flächendeckend angeboten wird und wenn es unvorstellbar geworden sein wird, ohne Expertenbegleitung sein Leben zu beenden, dann wird sich herausstellen, dass diese Erwartung aus Kostengründen nicht befriedigt werden kann. Sie muss dann gedeckelt werden, sie dürfte dann privatisiert werden und es wird selbstverständlich sein, dass sich der eine eine Begleitung ‚de luxe' erlauben kann, der andere nicht. Dies geschieht parallel zum Umgang mit der Geburt von Menschen, die schon erfolgreich in ein überwachtes und kontrolliertes Projekt – um nicht zu sagen: Produkt – umgewandelt worden ist.

6.

Auf dem Weg zum qualitätsorientierten Sterben

Die Hospizbewegung ist schon jetzt deutlich in diesen Prozess der Medikalisierung und Ökonomisierung des Sterbens eingebunden. Ihr ist es zugleich zu verdanken, dass heute mehr Geld für Menschen am Lebensende zur Verfügung steht. Sie gerät dabei immer deutlicher in Konkurrenz zur Palliativmedizin, die die Früchte des Hospizerfolgs zu ernten begonnen hat. Wenn sie dennoch mithalten will, dann muss die Hospizbewegung deutlich machen, dass sie das, was die Palliativmedizin kann, (fast) auch alles kann: STANDARDISIERUNG VON ANGEBOTEN, QUALITÄTSKONTROLLE, UNABLÄSSIGE FORTBILDUNGMASSNAHMEN, ZERTIFIZIERUNGEN. Die Hospizbewegung wird erfahren, dass sie in diesem Wettlauf nicht mithalten kann, sondern den Kürzeren zieht. Die Hospizbewegung, die ein Sterben in Würde und mit menschlicher Zuwendung wollte, sieht sich heute auf dem Weg zum „qualitätskontrollierten Sterben", sieht sich zunehmend unter dem Zwang zur Dokumentation, zur Bürokratisierung, zur Verwaltung von Geldern, wenn sie im Vergleich mit der Palliativmedizin satisfaktionsfähig bleiben will. Damit wird aus der hospizlichen Arbeit, die durch ihre lokale Färbung, ihr Da-Sein für andere und ihr unbewirtschaftetes Zeitgeschenk charakterisiert war, allmählich ein weiteres Element staatlich kontrollierter und finanzierter Gesundheitsversorgung. Diese palliative Dienstleistung wird durch wissenschaftlich gesichertes Schmerzmanagement, durch standardisierte Spiritualitätsangebote etc. eine professionell-technische Abwicklung des Lebens ermöglichen, die nach Zuwendung, Zeit und Wärme nicht mehr zu fragen imstande sein wird.

7.

Wird der Sterbende zum Sterbekunden?

Fast zwangsläufig wird ein solcher palliativer Dienstleistungssektor (ob nun hospizlich oder rein palliativmedizinisch orientiert), alle „Ideologie" abstreifen müssen und sich rein wissenschaftlich begründet verstehen. Dass die Hospizbewegung sich als Alternative zur Sterbehilfe – oft religiös motiviert – verstanden hat, dürfte dann bald dem Wunsch der STERBEKUNDEN geopfert werden, die im ZWEIFELSFALL NACH EUTHANASIE verlangen. Wie lange man sich diesem Kundenwunsch wird verweigern können, sei dahingestellt. Es dürfte darauf hinauslaufen, dass die Kundschaft wird wählen können zwischen einer klassischen palliativ-hospizlichen Versorgung und einer medizinisch gestützten Sterbehilfe.

8.

So besteht gegenwärtig die GEFAHR, DASS DIE HOSPIZBEWEGUNG AN IHREM EIGENEN ERFOLG stirbt. Wenn sie erst einmal zu einem ganz normalen Zweig der gesundheitlichen Versorgung geworden ist, wird sie der Medizin Platz machen. Sie kann sich dann auflösen, weil sie

Die Gefahren des Erfolgs

ihr Anliegen als erfüllt ansehen darf, wenn sie möchte: Das Sterben ist medizinisch und pflegerisch nahezu perfekt geregelt. Zwischen Patientenverfügung und einer (künftigen) palliativen Versicherungspolice darf man sich gut aufgehoben fühlen, und so wird das Lebensende als das letzte Planungs- und Konsumprojekt des Individuums in den Händen der Professionellen sorgenfrei abwickelbar.

9.

Neugründung der Hospizbewegungs

Die Hospizarbeit würde – wenn sich diese Entwicklung durchsetzt – dann einer „Industrialisierung des Sterbens" weichen, das von DIN-Normen, von terminaler Sedierung und zertifizierter Spiritualität (sowie einer Prise finaler Wellness) gekennzeichnet sein dürfte. Angesichts der wachsenden Zahl der pflegebedürftigen und sterbenden Menschen in einem alternden Europa könnte dann allerdings die STUNDE DER HOSPIZARBEIT ERNEUT SCHLAGEN. Wenn das palliative Versorgungspaket nicht mehr bezahlbar ist; wenn die Menschen die perfekte, aber zeitökonomisch orientierte und darum notwendig kalte Sterbeversorgung nicht mehr wollen, dann könnte sich die Hospizbewegung neu gründen. Diesmal dann vielleicht ohne den Irrweg in die Ökonomisierung, in die Medikalisierung und die Verplanung des Sterbens.

Anmerkungen

1 Illich, I: Die Nemesis der Medizin. Die Kritik der Medikalisierung des Lebens. München 1995 (4. Aufl.), S. 208.

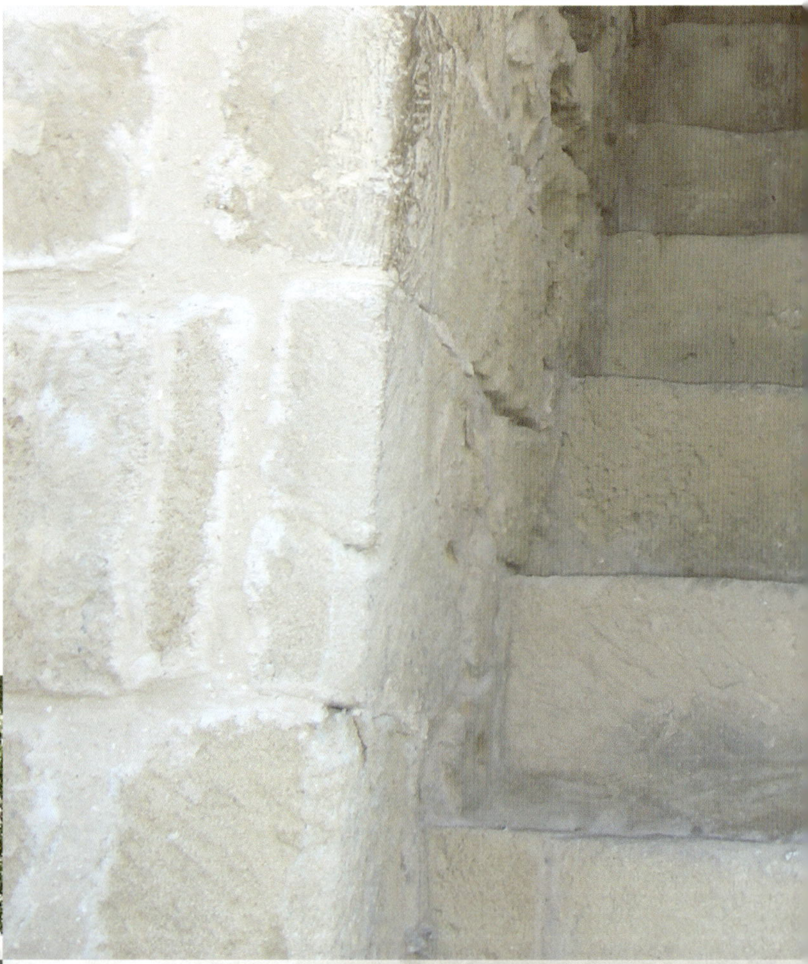

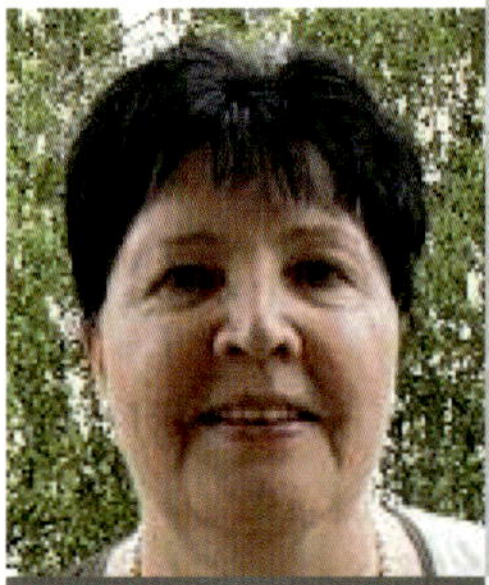

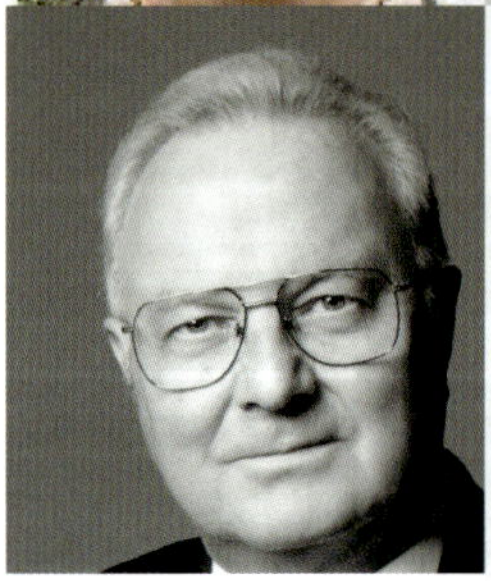

Ursula Neumann,

Exam. Krankenschwester, Weiterbildung Palliative Care, Kursleiter Palliative Care, seit 1994 ehrenamtlich in Hospizarbeit tätig, Multiplikatorin zur Vorbereitung Ehrenamtlicher zur Sterbebegleitung, Dozententätigkeit in Palliative Care für Krankenpflegeberufe, 1996 bis 2006 Vorsitzende der Landesarbeitsgemeinschaft Hospiz e.V. Thüringen, Mitarbeit in ehrenamtlichen Gremien für Hospizarbeit beim Malteser Hilfsdienst e.V., seit 2006 Mitglied des Vorstandes des DHPV, seit 2008 Vorstandsmitglied der Stiftung des DHPV.

Martin Klumpp,

Prälat i. R., Studium der Evang. Theologie, Zusatzausbildung in Ehe-, Familien- und Lebensberatung, Zusammenarbeit mit Elisabeth Kübler-Ross, seit 1980 Leiter von Gesprächsgruppen für Trauernde, 1987 Mitbegründer von Hospiz Stuttgart, seither am Aufbau beteiligt, ehrenamtliche Mitarbeit in der Begleitung Sterbender und Vorsitzender des Fördervereins Hospiz.

Gerda Graf

und

Horst Schmidbauer

4.6 Was uns leitet – Leitbild Ehrenamt in der Hospizarbeit

Zehn Bausteine

Hospizarbeit ist die aktive, ganzheitliche Unterstützung von Menschen mit einer progredient verlaufenden und weit fortgeschrittenen Erkrankung und einer begrenzten Lebenserwartung. Darüber hinaus umfasst sie die Unterstützung der ihnen Nahestehenden während des Krankheitsverlaufs, des Sterbeprozesses und in der Trauerphase. Hospizarbeit beinhaltet somit psychosoziale Begleitung, spirituellen Beistand, Palliativmedizin und Palliativpflege. Sie wird ambulant und stationär, ehrenamtlich und hauptamtlich geleistet in der ambulanten Pflege, in stationären Pflegeeinrichtungen, Krankenhäusern und stationären Hospizen, aber in erster Linie zu Hause in der gewohnten Umgebung.
Das Leitbild soll dem Ehrenamt Orientierung, Haltung und Perspektive vermitteln.
Es stellt sich den Herausforderungen der Hospizarbeit in Gegenwart und Zukunft.
Das Leitbild soll Antwort geben auf den ständigen Wandel in der Gesellschaft und im Gesundheitswesen, denn das Ehrenamt ist auch künftig tragendes Element und Kennzeichen aller Hospizarbeit.
Die „Zehn Bausteine“ sind auch Grundlage für einen Leitbildprozess vor Ort.

Zehn Bausteine

1. Unsere Werte

Für uns Ehrenamtliche in der Hospizarbeit ist der gegenseitige Respekt und der wertschätzende Umgang aller miteinander der wesentliche Wert.
Basis der besonderen Art unseres Ehrenamts ist das gegenseitige Vertrauen. Dafür ist größtmögliche Transparenz die Grundlage.
Dem sterbenden Menschen begegnen wir ganzheitlich, als einem Menschen mit körperlichen, seelischen und geistigen Bedürfnissen.

Werte des Ehrenamtes

2. Unser bürgerschaftliches Grundverständnis

Die Hospizbewegung ist eine Bürgerbewegung, in deren Wurzeln die Kraft liegt, mit der sich heute 80 000 Menschen ehrenamtlich in Deutschland engagieren.
Wir Ehrenamtliche setzen uns dafür ein, dass die Sterbenden mit ihren Wünschen, Sorgen und Ängsten immer im Mittelpunkt stehen. Durch unsere Unterstützung und Begleitung wollen wir ein Stück Normalität und Lebensalltag in die Familien bringen, so dass sie auch in dieser Lebensphase teilhaben können am Leben in der Gesellschaft. Daraus entsteht eine neue Kultur des Sterbens und des Lebens, die es zu pflegen und weiter zu entwickeln gilt.

Grundverständnis

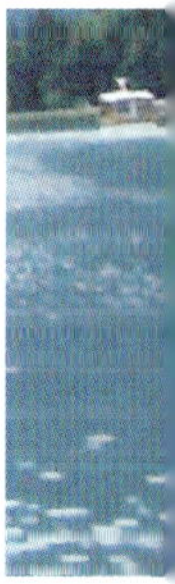

3. Unser Anspruch an die Arbeit

Wir wollen vor Ort der einfühlsame, zuverlässige und verantwortungsvolle Partner für die Menschen in ihrer letzten Lebensphase sein. Wir unterstützen die Menschen, am Ende des Lebens sich selbst finden und entscheiden zu können. Die betroffenen Menschen werden nicht zu „Objekten“ fremder Hilfe, sondern entdecken von sich aus, was für sie möglich, erwünscht und hilfreich ist. In diesem partnerschaftlichen Dialog geht es um die Würde der Person, die bis zuletzt den für sich stimmigen Weg sucht.
Im „DA-SEIN“ von uns Ehrenamtlichen liegt die Stärke unserer Arbeit. Wir möchten helfen, die Angst vor dem Alleinsein Sterbender zu überwinden. Denn die Angst vor Ein-

Ansprüche der Ehrenamtlichen

samkeit ist häufig größer als die Angst vor Schmerzen. Die Menschen können sich darauf verlassen, dass wir Ehrenamtliche nicht nur die Vertrauten, die Helfer, sondern auch Anwälte der Sterbenden sind.

4. Unser Anspruch an die Gesellschaft

Die Ehrenamtsbewegung ist der Gegenpol zur „völligen Ökonomisierung“ und ausschließlichen Professionalisierung der Hospiz- und Palliativarbeit. Der gemeinwesenbezogene Aspekt unserer Arbeit hat eindeutig Vorrang vor wirtschaftlichen Zielen. Wir können aber auch die ideelle, finanzielle und praktische Unterstützung durch viele Bürgerinnen und Bürger erwarten.

Ehrenamt als Gegenpol zur Ökonomisierung

Wir nutzen die uns zur Verfügung gestellten Mittel optimal im Sinne der Menschen.
In der Arbeit geht es auch um die ethische Bewusstseinsbildung zu Fragen der Sterbebegleitung in der Gesellschaft.
Wer ja zum Ehrenamt sagt, sagt nein zur aktiven Sterbehilfe. In der nahen Gemeinschaft mit den sterbenden Menschen entdecken wir Ehrenamtlichen dichte Prozesse des Lebens im Sterben. Diese Erfahrung macht uns zu Multiplikatoren in der Gesellschaft. Daraus resultiert die Verpflichtung, gegen jede Art aktiver Sterbehilfe einzutreten.

5. Unser Anspruch an die Dienste und Einrichtungen der Hospiz- und Palliativversorgung

Hospiz als Versprechen

Abgeleitet aus unserer Geschichte verstehen wir Hospiz als ein Versprechen. Menschen müssen sich in ihrer letzten Lebensphase darauf verlassen können, dass in Einrichtungen und in Netzwerken, die sich der Hospizarbeit verpflichtet fühlen, auch Hospizarbeit gelebt wird. Die Arbeit findet in multiprofessionellen Teams und Netzwerken auf „gleicher Augenhöhe“, partnerschaftlich und in gegenseitiger Wertschätzung statt.

6. Unsere Leistungen in der Begleitung und im Abbau von gesellschaftlichen Barrieren

Als Ehrenamtliche öffnen wir Menschen in ihrer letzten Lebensphase Wege und unterstützen sie dabei, wie sie in ihrer Familie, im sozialen Umfeld und im Gemeinwesen ihren eigenen Weg verwirklichen können. Dabei schließt die Hospizbewegung keine Menschen aus. Im Gegenteil, dem Wunsch von Menschen, in der vertrauten Umgebung oder in dem von ihnen gewünschten Umfeld versterben zu können, sind wir besonders verpflichtet.
Dies und nicht die Unterbringung der sterbenden Menschen in Institutionen ist das primäre Anliegen.

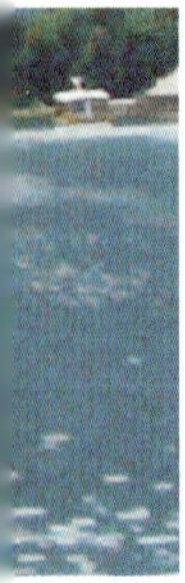

7. Die Prinzipien unserer Arbeit

Demokratie und Transparenz

Unsere Arbeit ist geprägt durch demokratische Strukturen, klare Zuständigkeiten, geklärte Rollen und durch durchgängige transparente Entscheidungswege.
Wir sorgen für eine zuverlässige und klare Kommunikation, mit der Möglichkeit zum konstruktiven Diskurs. Fehler bieten uns die Gelegenheit zur Verbesserung.

8. Außenbeziehung und Vernetzung

Um unseren Auftrag bestmöglich auszuführen, pflegen wir vorhandene Strukturen, bauen bestehende Beziehungen aus und sind, wo immer sinnvoll, offen für neue Partnerschaften.

Vernetzung

Die Vernetzung unserer eigenen vielfältigen Aufgabenbereiche, aber auch die Kommunikation und Kooperation mit anderen Berufsgruppen und Institutionen sehen wir als wesentlichen Bestandteil unserer Arbeit.
Die Einzeleinrichtungen und die einzelnen Dienste können sich in ihren Aufgabengebieten

entwickeln. Das „Wir“ und die damit verbundenen Netzwerke werden als Klammer in der Hospizbewegung gepflegt. Alle bleiben immer dem gemeinsamen Ziel verpflichtet.
Dabei sind wir für alle faire Partner.

9. Hospiz als Ort des Lernens für das Leben

Wir Ehrenamtlichen lernen vom sterbenden Menschen den bewussten Umgang mit Sterben, Tod und Trauer.

Die hospizliche Haltung

Die hospizliche Haltung ist geprägt von der

- Anerkennung: Wir verzichten auf Ratschläge. Wir üben weder Zwang noch Druck gegenüber Betroffenen aus. Wir haben die Geduld, spirituelle und psychische Entwicklungen wahrzunehmen, zu fördern und zu beachten.
- Achtung der Würde des Menschen: Wir bewerten seine Lebensqualität nicht von außen, sondern akzeptieren die Art seines Lebens und Sterbens.
- Kultur des Helfens: Die Kultur des Helfens wird getragen von der Fähigkeit, sich zurückzunehmen und auszuhalten. Unsere Zuwendung orientiert sich nicht an von uns gesetzten Zielen. Dies bedeutet aber auch, eigene Ängste und Unzulänglichkeiten wahrzunehmen und den Sterbenden die Teilnahme am Leben und an den kleinen und großen Freuden seines Lebens zu ermöglichen.

Der hohe Anspruch im Blick auf das Menschenbild und die damit verbundene Herausforderung braucht Verbindlichkeit, um die Qualität der Hospizarbeit zu gewährleisten.
Wir nehmen, wie auch alle haupt- und ehrenamtlichen Mitarbeiterinnen und Mitarbeiter, an Aus- und Weiterbildung sowie an Supervision teil. Über die professionellen Fähigkeiten in Palliativmedizin, Pflege, Therapie und Seelsorge hinaus sind wir Lernende im Umgang mit Menschen an den Grenzen des Lebens.

10. Unsere Zukunft

Im Interesse der sterbenden Menschen und ihrer Angehörigen hinterfragen wir die bestehenden Strukturen immer wieder, und bei Bedarf werden Prozesse und Strukturen angepasst bzw. weiterentwickelt. Wir stellen uns dabei konstruktiv der internen und der öffentlichen Diskussion.

Konstruktive Weiterentwicklung

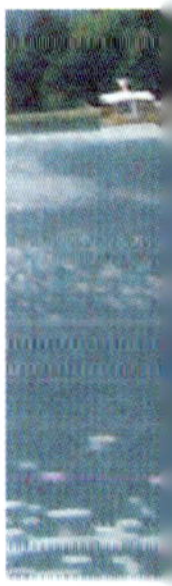

Auf Veränderungen reagieren wir rasch und angemessen. Aus der Geschichte lernen, heißt auch Wächter zu sein, damit die tragenden Elemente des bürgerschaftlichen Engagements und des Ehrenamts, als geistiges Fundament nicht zerstört werden.

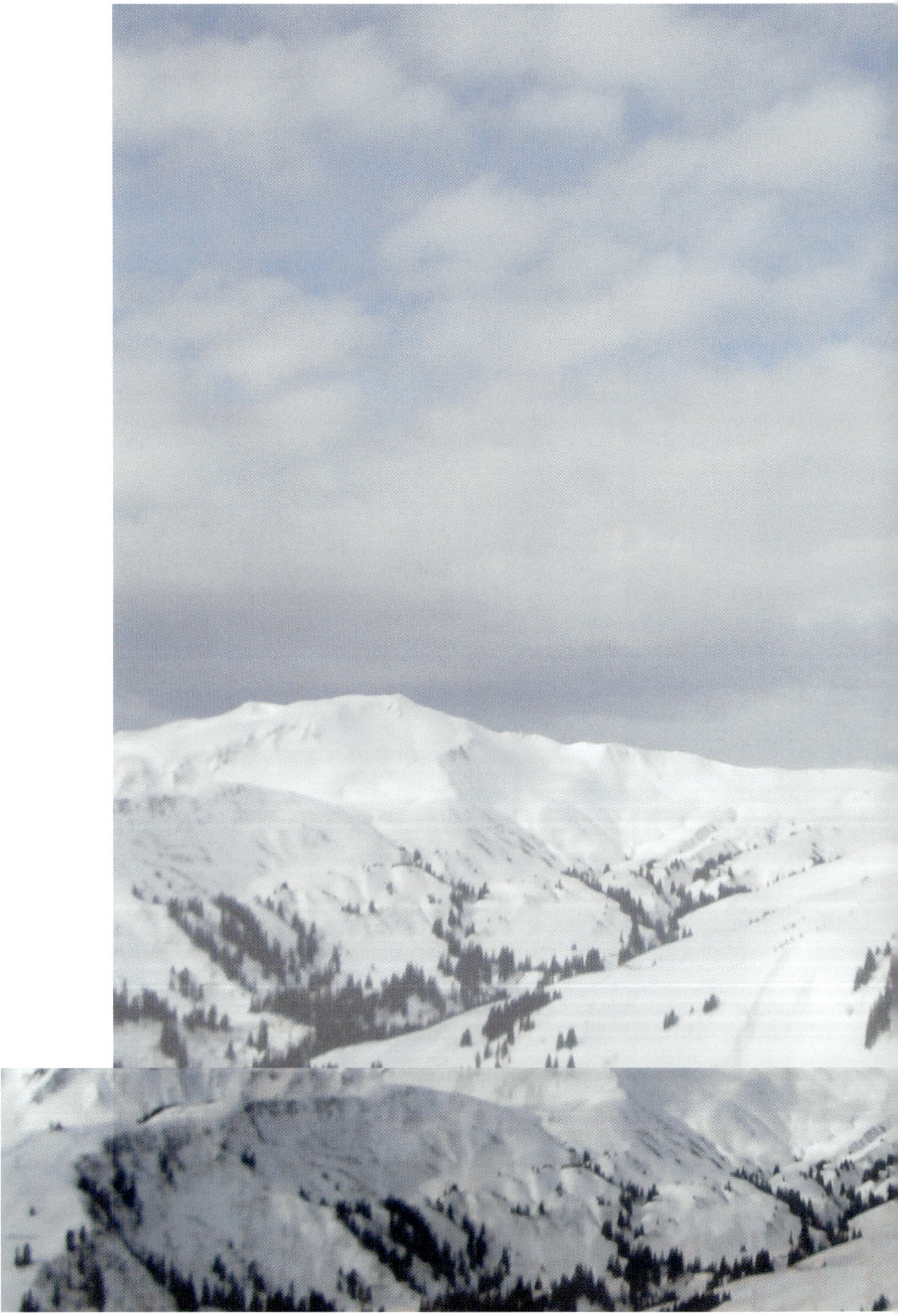

V Formale Hilfen

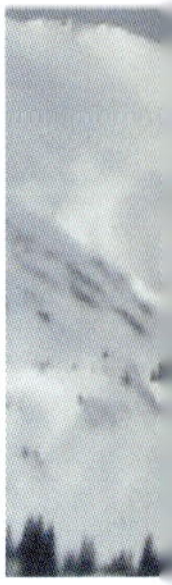

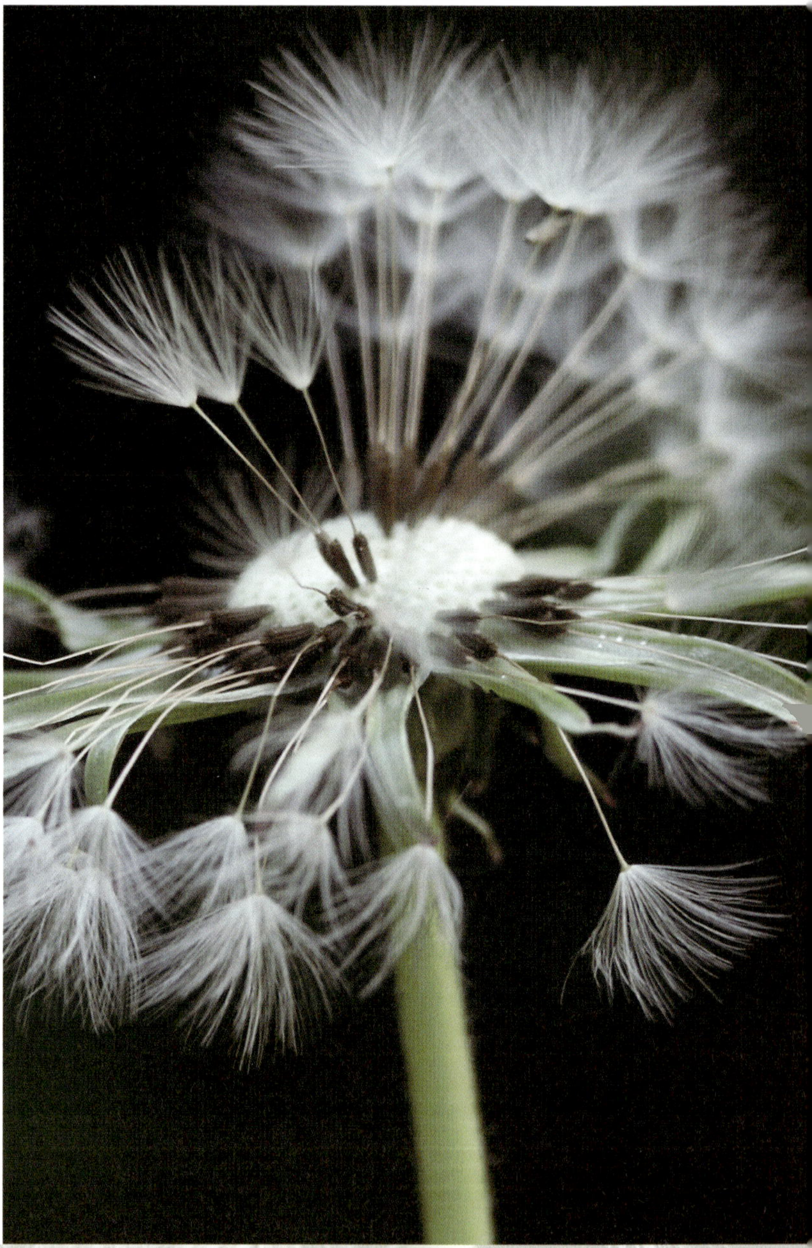

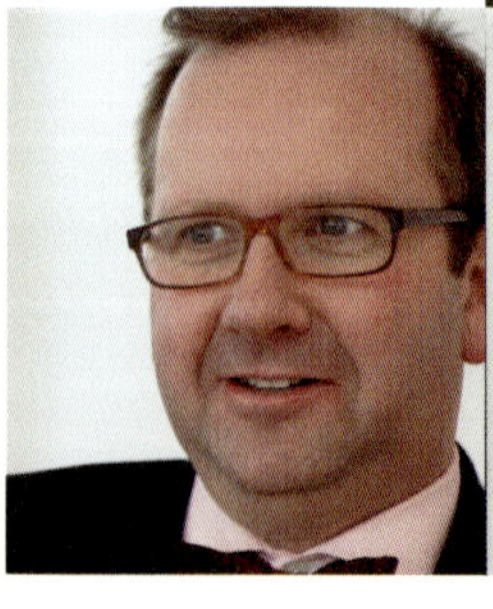

Ronald Richter

1962, Studium der Rechtswissenschaften seit 1985. 1990 erstes juristisches Staatsexamen, 1993 Zulassung zur Anwaltschaft, 2005 Ausgründung RICHTERRECHTSANWÄLTE. Seit November 2004 Vorsitzender der Arbeitsgemeinschaft für Sozialrecht im DeutschenAnwaltVerein. Lehrbeauftragter an der Hochschule für Angewandte Wissenschaften (HAW) Hamburg, Dozent der DeutscheAnwaltAkademie, dem Vincentz Forum, dem management circle, vieler Bildungswerke vor allem der Wohlfahrtsverbände. Autor und Herausgeber von Publikationen zum Heim-, Sozialversicherungs-, Senioren- und Wirtschaftsrecht. Aufsichtsratsvorsitzender der Innovest AG, Hamburg; Deutsche Schlaflaborbetriebs AG, Wahlstedt; Schäfer Care Management AG, Stuttgart. Mitglied des Beirats der Solidaria Stiftung, Amelinghausen.

5.1 Der Verein

Wer in Gemeinschaft mit anderen, also nicht allein, handeln will, benötigt eine rechtliche Form, die genügend Freiräume, aber auch persönlichen Schutz vor der Inanspruchnahme von Haftung bietet. Fehlt bei der Betätigung ein wirtschaftliches Eigeninteresse, wird also ein ideeller Zweck verfolgt, so ist der „eingetragene Verein" (abgekürzt „e. V.") die Rechtsform der Wahl. Um jedoch die für einen eingetragenen Verein sprechenden Kriterien, wie gesellschaftliche Anerkennung der Rechtsform, Haftungsregelungen für Mitglieder und Vorstand, Flexibilität der gesellschaftsrechtlichen Gestaltung und die finanzielle und organisatorische Dauerhaftigkeit durch Schaffung einer vom Mitgliederwechsel unabhängigen Institution, zu gewinnen, müssen die (wenigen) gesetzlichen Regelungen beachtet werden.

Der eingetragene Verein

Die rechtlichen Grundlagen

In Deutschland herrscht Vereinsfreiheit; § 1 Abs. 1 des Vereinsgesetzes formuliert wörtlich: „Die Bildung von Vereinen ist frei." Das Bürgerliche Gesetzbuch (BGB) behandelt in den §§ 21 – 79 BGB den „nicht wirtschaftlichen Verein" oder „Idealverein" (§ 21 BGB) und den „wirtschaftlichen Verein". Beide unterscheiden sich nach ihrem Vereinszweck. Der wirtschaftliche Verein ist auf den Betrieb eines Geschäftsbetriebes gerichtet, der nicht wirtschaftliche (ideelle) Verein nicht. Auf einen wirtschaftlichen Geschäftsbetrieb gerichtet ist die Tätigkeit des Vereins, wenn dieser Leistungen auf dem Markt anbietet und wie ein Unternehmer am Wirtschafts- und Rechtsverkehr teilnimmt. Gleichwohl kann ein Idealverein auch einen wirtschaftlichen Zweck verfolgen (Beispiel: Ein Hospizverein betreibt ein Begegnungscafe und bietet dabei entgeltlich Speisen und Getränke an), allerdings muss dieser dem ideellen Zweck stets eindeutig untergeordnet sein. Steuerliche Vergünstigungen („Gemeinnützigkeit im Sinne der §§ 52 ff Abgabenordnung (AO)) gibt es nur für Idealvereine.

Unterschied wirtschaftlicher und nicht wirtschaftlicher Verein

Zum 31.12.2005 bestanden in Deutschland 594.277 eingetragene Vereine; vgl. Maecenata Institut, Bürgerengagement und Zivilgesellschaft in Deutschland, 2. Aufl., 2006, S. 6. 2 GHZ 45, 395; 85, 84.

Im Rahmen des nicht wirtschaftlichen Vereins wird wiederum der rechtsfähige Verein (§§ 21 – 53 BGB) und der nichtrechtsfähige Verein (§ 54 BGB) unterschieden. Der nichtrechtsfähige, also nicht in das Vereinsregister eingetragene, Verein kann bereits aus haftungsrechtlichen Gründen nicht empfohlen werden. Nach §54 BGB haften die für den nichtrechtsfähigen Verein Handelnden stets „persönlich, unmittelbar und unbeschränkt", also mit ihrem Privatvermögen. Praxistipp: Melden Sie den gegründeten Verein stets zum Vereinsregister an.

Unterschied rechtsfähiger und nichtrechtsfähiger Verein

Überblick Vereinsgründung: Wie gründe ich einen e. V.?

- Finden Sie insgesamt mindestens 7 Mitglieder.
- Diskutieren und formulieren Sie eine Satzung.
- Halten Sie eine Gründerversammlung ab – mindestens zu siebt.
- In diesem Rahmen verabschieden Sie die Satzung, führen die ersten Wahlen zum Vorstand durch und protokollieren die Sitzung.
- Melden Sie Ihren Verein zur Eintragung beim Vereinsregister an.

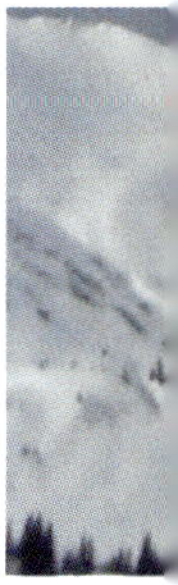

Wie gründe ich einen Verein?

Zur Gründung eines nicht wirtschaftlichen, rechtsfähigen Vereins werden daher 7 Mitglieder, ein Vorstand, eine Satzung und eine Eintragung in das Vereinsregister benötigt. Die Gründerversammlung muss mindestens durch sieben Mitglieder abgehalten werden. Die Vereinssatzung wird verabschiedet durch einstimmige Abstimmung und Unterschrift aller Gründungsmitglieder auf der Originalsatzung. Der Vereinsvorstand wird gewählt. Über die Gründerversammlung ist ein Protokoll anzufertigen, das folgende Angaben enthalten muss:

- Den Ort und den Tag der Versammlung,
- die Namen des Versammlungsleiters und des Protokollführers,
- die gefassten Beschlüsse und die Wahlergebnisse,
- Name, Beruf und Anschrift der gewählten Vorstandsmitglieder,
- die Annahme der Wahl durch den Gewählten,
- die Unterschrift der Personen, die nach der Vereinssatzung das Protokoll zu unterzeichnen haben – meist der Protokollführer und der Vorsitzende.

Die Mitglieder

Mitgliedschaft

Jeder Verein benötigt mindestens zwei Gründer; eine Eintragung in das Vereinsregister wird jedoch nur vorgenommen, wenn mindestens sieben Mitglieder vorhanden sind (§ 56 BGB). Die Mitgliedschaft ist eine höchstpersönliche Rechtsstellung, die auf andere weder übertragbar noch vererblich ist (§38 Satz 1 BGB). Ebenso kann die Ausübung der Mitgliedschaftsrechte nicht anderen überlassen werden (§38 Satz 2 BGB). Erworben wird die Mitgliedschaft durch Beteiligung an der Gründung oder durch wechselseitige Willenserklärungen in Form der Beitrittserklärung und deren Annahme durch den Vorstand.

Die Satzung

Was steht in der Satzung

Die Satzung bestimmt die innere Verfassung des Vereins. Sie legt den Namen, den Sitz und vor allem den Zweck des Vereins fest (§57 BGB). Der Vereinszweck definiert die Grundidee bzw. den Sinn des Vereins und das Ziel, das er verwirklichen soll. Die Satzung muss also das Anliegen nennen, aufgrund dessen sich die Gruppe von Vereinsgründern zusammengefunden hat. Zudem werden in der Satzung die Rechte und Pflichten des Vorstandes und der Vereinsmitglieder festgelegt. So etwa muss entschieden werden, ob ein Vorstandsmitglied alleine den Verein rechtlich verbindlich nach außen vertreten darf (z. B. Verträge für den Verein abschließen kann), oder nur gemeinsam mit einem oder mehreren anderen Vorstandsmitgliedern. Das Gesetz schreibt für die Satzung nur einen bestimmten Mindestinhalt vor (§58 BGB); darüber hinaus kann das Vereinsleben fast beliebig geregelt werden.
In der Vereinssatzung müssen demnach mindestens folgende Dinge geregelt werden (§§25, 57, 58 BGB):

- Der Zweck des Vereins,
- der Name,
- der Sitz,
- die Angabe, dass eine Eintragung in das Vereinsregister erfolgen soll,
- Bestimmungen über den Ein- und Austritt der Mitglieder,
- Angaben darüber, ob und welche Mitgliedsbeiträge erhoben werden,
- die Bildung des Vorstandes,
- die Voraussetzungen und die Form der Einberufung von Mitgliederversammlungen sowie
- Angaben über die Beurkundung von Beschlüssen.

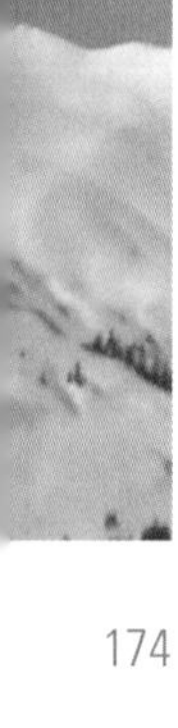

An dieser Stelle sei vor – oftmals veralteten – Musterentwürfen gewarnt, die schlicht „gegoogelt“ wurden. So einzigartig wie das jeweilige Engagement und der individuelle Zweck des Vereins ist, sollte an den entscheidenden Stellen auch die Satzung des Vereins sein. Die Satzung ist die ranghöchste Rechtsnorm des Vereins, seine Verfassung oder sein Grundgesetz. Sie regelt – oder sollte dies zumindest – wer was wann darf oder muss, wer für den Verein handelt und wie der Verein organisiert ist. Sie verteilt die Kompetenzen im Verein.

Und wie eine Verfassung kann man diese nicht eben mal ändern. Für die Änderung ist eine Versammlung der Mitglieder, eine bestimmte Mehrheit und schließlich die Eintragung in das Vereinsregister notwendig. Daher muss jeder Verein eine individuell auf ihn zugeschnittene und wohl durchdachte Satzung haben. So können ungewöhnliche Klauseln sinnvoll, Standardformulierungen unpassend oder überflüssig sein. Auch der bei einer Gründung stets gehörte Vorschlag „wir fangen erstmal mit einem Standardmuster an – ändern können wir später immer noch, wenn wir genau wissen, was notwendigerweise geregelt werden muss“ zeugt von Unwissen über den eigentlichen Sinn der Satzung:

Keine Musterentwürfe!

Meist kann eine Satzung im erforderlichen Moment nicht mehr geändert werden, getreu dem Motto: „Wenn sich alle gut verstehen braucht man keine Satzung und keinen Vertrag…“ Die Satzung sollte so genau formuliert sein, dass sie dann, wenn es darauf ankommt streitvermeidend oder -schlichtend wirkt. Unklare Formulierungen oder Regelungslücken verleiten durchaus zum Gang vor Gericht – der schlechtesten Konfliktlösungsmöglichkeit für eine auf Dauer angelegte Zweckgemeinschaft. Denn die Gemeinschaft, der Zusammenhalt der Gruppe, der häufig beschworene Vereinsgeist sind die häufigsten Verlierer vor Gericht. Daher sollten im Vorfeld alle möglichen Konfliktherde benannt und diskutiert bzw. zumindest das Verfahren, vor welchem Organ eine konkrete Lösung versucht werden soll, geregelt werden. Andererseits darf die Diskussion um eine Satzung nicht die Gründung des Vereins verhindern. Detailfragen, wie insbesondere die Höhe der unterschiedlichen Mitgliedsbeiträge für aktive und fördernde Mitglieder, sind in einer Satzung daher fehl am Platze. Daher sollte ein Rechtsanwalt oder eine Rechtsanwältin mit der Klärung dieser Fragen beauftragt werden. Klären Sie allerdings vorher das Honorar, eine Pauschalierung oder ein Festpreis wird immer möglich sein.

Was in der Satzung geregelt werden sollte

In jedem Fall entscheidend für die eigentliche Vereinsarbeit und die Sicherheit im haftungsrechtlichen Sinne sind insbesondere drei Faktoren, die überlegt und gleich zu Beginn in der Satzung geregelt werden müssen:

- Wer trifft die Entscheidungen?
- Wie werden Entscheidungen getroffen?
- Wer ist für die Vertretung des Vereins nach außen zuständig?

Die Angelegenheiten des Vereins werden grundsätzlich, soweit Aufgaben nicht zulässigerweise in der Satzung auf den Vorstand delegiert wurden, durch Beschlussfassungen in der Mitgliederversammlung geregelt (§35 Abs. 1 Satz 1 BGB). Die Mitglieder bestimmen gemeinschaftlich, in welche Richtung die Arbeit des Vereins gehen und wohin sich der Verein entwickeln soll. Einberufen wird die Mitgliederversammlung in den durch die Satzung bestimmten Fällen sowie dann, wenn dies im Interesse des Vereins erforderlich ist (§36 BGB). Auch eine Minderheit der Mitglieder kann eine Einberufung erzwingen, wenn mindestens 10 % der Mitglieder schriftlich unter Angabe des Zwecks und der Gründe die Gesellschafter zusammenrufen lassen (§37 Abs. 1 BGB). Einberufen wird die Mitgliederversammlung vom Vorstand mit der in der Satzung geregelten Frist. Nur solche Beschlüsse sind grundsätzlich gültig, die in der Einladung zur Mitgliederversammlung bezeichnet wurden (§32 Abs. 1 Satz 2 BGB). Beschlussfassungen werden, wenn die Satzung nichts anderes vorsieht, mit der Mehrheit der auf der Mitgliederversammlung anwesenden Mitglieder gefasst (§32 Abs. 1 Satz 3 BGB). Ratsam ist es, für Entscheidungen, die den Kern des Vereins betreffen, eine breitere Mehrheit vorzusehen. In der Satzung wird üblicherweise zumindest eine qualifizierte Mehrheit geregelt, also etwa eine Mehrheit von zwei Dritteln der Stimmen aller Anwesenden oder auch aller Vereinsmitglieder. Nur wenn alle Mitglieder einverstanden sind, kann auf jede Förmlichkeit verzichtet werden (§32 Abs. 2 BGB).

Die Mitgliederversammlung

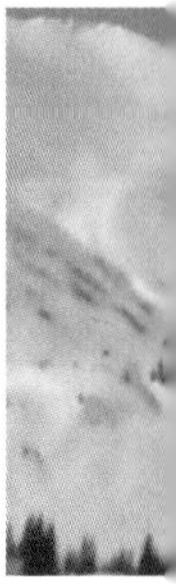

Praxistipp

Verhandeln Sie über die Satzung nicht erst in der Gründerversammlung. Die Satzung sollte vorher diskutiert und besprochen worden sein.

Der Vorstand – die Vertretung des Vereins nach außen

Jeder Verein muss mindestens einen Vorstand haben, mehrere Personen sind möglich (§26 Abs. 1 BGB) und regelmäßig auch zu empfehlen. Die Bestellung des Vorstands erfolgt durch Beschluss der Mitgliederversammlung (§27 Abs. 1 BGB).

Der Vorstand ist rechtlicher Vertreter

Der Vorstand vertritt den Verein gerichtlich und außergerichtlich (§26 Abs. 2 Satz 1 BGB). Der Vorstand wird damit wie ein rechtlicher Vertreter tätig, schließt also im Namen des Vereins Verträge ab und tätigt alle sonstigen Rechtsgeschäfte für den Verein. Der Umfang der Vertretungsmacht kann durch die Satzung mit Wirkung für die Vertragspartner beschränkt werden (§ 26 Abs. 2 Satz 2 BGB). Die Beschränkung kann in zwei Richtungen geregelt werden: Um der Versuchung Einzelner vorzubeugen, empfiehlt es sich in den meisten Fällen, zwei Vorstandsmitglieder gemeinsam mit Vertretungsmacht zu versehen. Das bedeutet, dass ein Vertrag für den Verein wirksam wird, wenn ihn beide gemeinsam unterschrieben haben. Zur weiteren Absicherung ist es möglich, quasi eine „Kindersicherung" in Bezug auf den Wert der Vereinsgeschäfte einzubauen.

So kann die Satzung bestimmen, dass Rechtsgeschäfte ab einem bestimmten Geschäftswert für den Verein nur rechtsverbindlich sind, wenn vorher eine Zustimmung der Mitgliederversammlung eingeholt wurde. Die Beschränkung der Vertretungsmacht muss allerdings dem Vertragspartner bekannt oder in das Vereinsregister eingetragen sein (§§70, 68 BGB). Ein nicht satzungsändernder Beschluss etwa bindet den Vorstand nur im Innenverhältnis (§27 Abs. 3 BGB), nicht aber im Verhältnis zum Vertragspartner. Überschreitet der Vorstand in einem solchen Fall die Vertretungsmacht, so haftet der eingetragene Verein mit seinem Vereinsvermögen neben dem Vorstand.

Die „Kindersicherungen" für Rechtsgeschäfte

Die Haftung im Verein

Der eingetragene Verein nimmt als juristische Person eigenständig am Rechtsverkehr teil und begründet durch seine (rechtsgeschäftlichen und faktischen) Handlungen eine eigene Schuld. Für Verbindlichkeiten haftet der Verein mit seinem Vereinsvermögen. Die Mitglieder haften nicht mit ihrem Privatvermögen für Verbindlichkeiten des Vereins. Neben dem Vereinsvermögen haftet das private Vermögen eines Mitglieds nur, wenn eine eigene Schuld begründet wurde (beispielsweise eine Bürgschaft für ein Vereinsgeschäft abgegeben oder die Schuld übernommen wurde). Eine vermögensrechtliche Haftung besteht nur für noch nicht gezahlte Mitgliedsbeiträge.

Auch für die Mitglieder des Vorstandes kommt eine persönliche Haftung aus für den Verein abgeschlossenen Verträgen nicht in Betracht. Allerdings haftet der Vorstand persönlich aus unerlaubter Haftung nach den §§823 ff. BGB neben dem Verein (§31 BGB). Diese Haftung kann – je nach Tätigkeit des Vereins – erheblich sein und darf keinesfalls unterschätzt werden. Hierher gehören beispielsweise die Haftung für die Organisation von Vereinstätigkeiten, die Einhaltung von Bau- und Brandschutzbestimmungen, die Verwendung von Zuschüssen und Förderungen, die Zahlung der Steuern und Abgaben sowie die Ausstellung von Spendenbescheinigungen.

Wer haftet

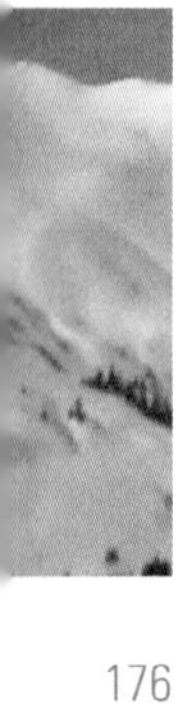

Praxistipp

Möglichkeiten der Haftungsbegrenzung sind zu bedenken. Beispielsweise Haftungsprivilegierungen in der Satzung für das Innenverhältnis, klare Spezialisierung im Vorstand durch Ressortaufteilung, entsprechende Versicherung (sog. Directors' und Officers' Insurance – D & O Versicherungen) sowie dem Ausgliedern von wirtschaftlichen Tätigkeiten aus dem Verein auf eine GmbH.

Die Anmeldung zur Eintragung in das Vereinsregister

Der nicht wirtschaftliche Verein erlangt die Rechtsfähigkeit durch Eintragung in das Vereinsregister bei dem Amtsgericht, in dessen Bezirk der Verein seinen Sitz hat (§§21, 53 BGB). Der Vorstand meldet den Verein bei diesem Gericht zur Eintragung an. Die Anmeldung ist durch eine öffentlich beglaubigte Erklärung zu bewirken (§77 BGB). Dass heißt, die Erklärung ist schriftlich abzufassen und die Unterschriften der Vorstandsmitglieder von einem Notar beglaubigen zu lassen.

Der Vorstand meldet den Verein an

Die Beglaubigung der Unterschriften ist für die Anmeldung zum Vereinsregister notwendig, aber auch ausreichend. (Kosten!) Die Eintragung des Vereins hat der (gesamte) Vorstand anzumelden (§59 Abs. 1 BGB), daher sind bei der Erstanmeldung die beglaubigten Unterschriften aller Vorstandsmitglieder notwendig. Der Erklärung zur Anmeldung sind folgende Dokumente beizufügen (§59 Abs. 2 BGB): a) die unterschriebene Satzung im Original und in Kopie; b) eine Kopie der Urkunden über die Bestellung des Vorstands (d. h. das Wahlprotokoll und die Annahmeerklärung der gewählten Vorstandsmitglieder).

Praxistipp

Nach erfolgter Anmeldung und Prüfung der eingereichten Unterlagen durch den Rechtspfleger werden der Name und der Sitz des Vereins, der Tag der Errichtung der Satzung, die Mitglieder des Vorstands und deren Vertretungsmacht in das Vereinsregister eingetragen. Der Rechtspfleger versieht das Original der Satzung mit dem Vermerk der Eintragung und gibt sie zurück. Die Satzung in Kopie beglaubigt er und verwahrt sie mit den übrigen eingereichten Dokumenten (§ 66 Abs. 2 BGB). Damit die Öffentlichkeit Gelegenheit hat, von der Vereinsgründung zu erfahren, veröffentlicht das Gericht die Eintragung des Vereins in dem für seine Bekanntmachungen bestimmten Blatt (§ 66 Abs. 1 BGB). Mit der Eintragung erhält der Name des Vereins den Zusatz „eingetragener Verein" („e. V.", § 65 BGB). Nicht nur die Gründung, auch grundlegende Änderungen müssen dem Vereinsregister mitgeteilt werden. Dazu gehören Änderungen (die Wahl eines neuen, nicht aber die Wiederwahl des alten) Vorstandes (§67 Abs. 1 Satz 1 BGB), Änderungen der Satzung, die übrigens erst mit der Eintragung wirksam werden (§ 71 BGB) und die Auflösung des Vereins (§ 74 Abs. 2 BGB).

Die Rechtsfähigkeit – der eingetragene Verein

Die Rechtsfähigkeit erlangt ein Verein durch die Eintragung in das Vereinsregister des Amtsgerichtes, in dessen Bezirk er seinen Sitz hat. Rechtsfähigkeit bedeutet, dass der Verein selbst Träger von Rechten und Pflichten werden kann. Er wird damit zu einer eigenständigen juristischen Person. Der Verein kann – wie eine natürliche Person – ein eigenes Vermögen (das Vereinsvermögen) bilden. Das einzelne Mitglied haftet grundsätzlich nicht für Verbindlichkeiten des Vereins, diese werden aus dem Vereinsvermögen bestritten. Ein rechtsfähiger Verein kann im eigenen Namen klagen und verklagt werden.

Rechtsfähigkeit

Die Kosten

Für den Notar, der die Unterschriften der Vorstandsmitglieder auf der Anmeldung zu Eintragung öffentlich beglaubigt, fallen nach der Kostenordnung (§§ 141, 33, 45) Gebühren zwischen mindestens € 10 und höchstens € 130 zuzüglich Umsatzsteuer an. Das Amtsgericht erhebt für die Eintragung in das Vereinsregister Gebühren nach §80 der Kostenordnung. Erfragen Sie diese bei dem zuständigen Gericht. Wurde für die Abfassung bzw. Überprüfung der Vereinssatzung und die Vorbereitung der Anmeldung ein Rechtsanwalt hinzugezogen, entstehen Gebühren nach dem Rechtsanwaltsvergütungsgesetz. Diese variieren je nach dem Umfang der anwaltlichen Tätigkeit, sind aber zu vereinbaren. Klären Sie den Kostenrahmen vorab mit Ihrem Rechtsanwalt.

Kosten

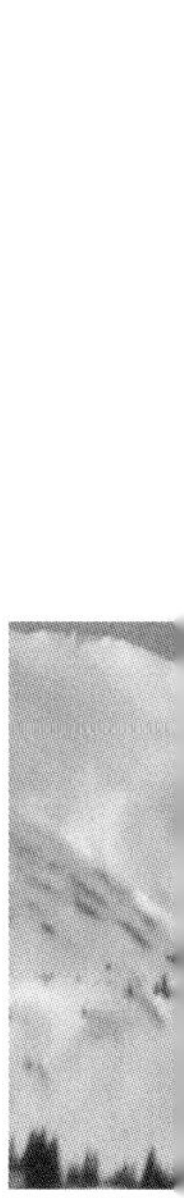

Gemeinnützige Vereine sind in bestimmtem Umfang von der gerichtlichen Gebührenpflicht befreit. Es lohnt sich, das zuständige Gericht zu fragen.

Praxistipp

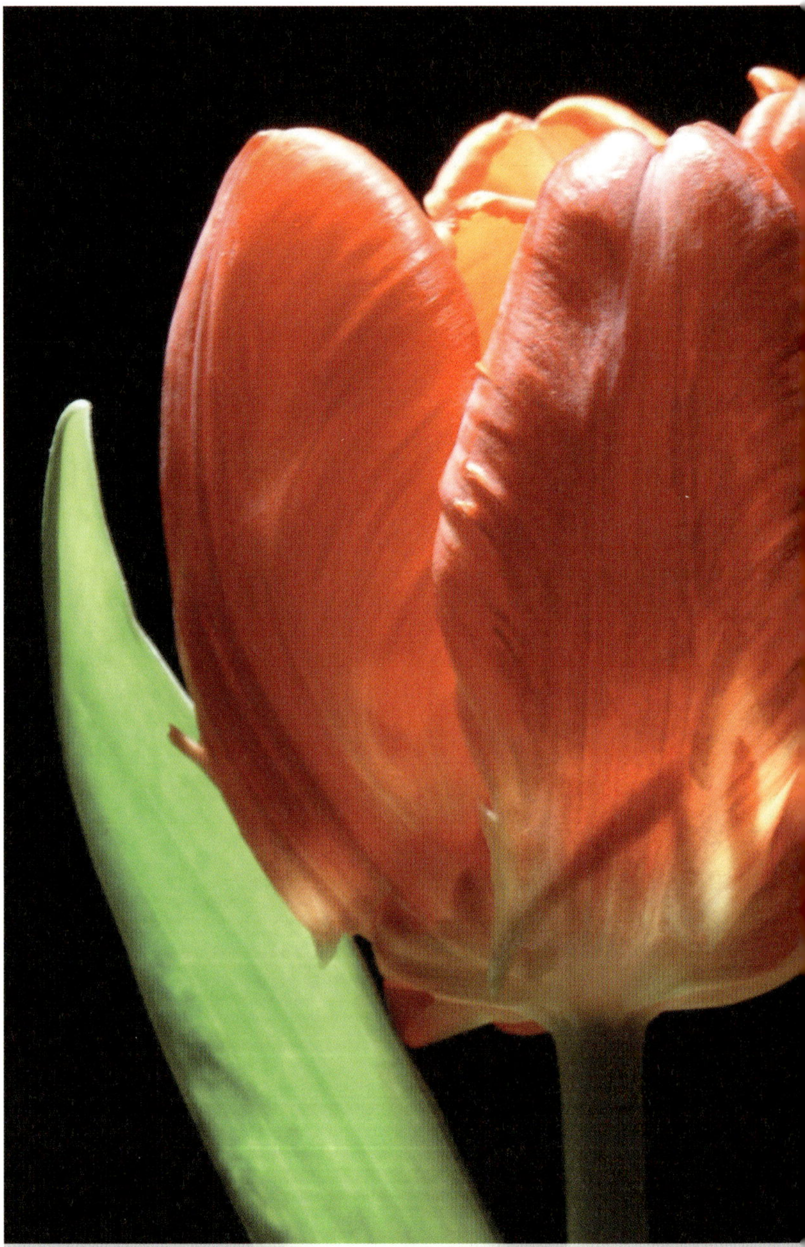

Hans Dieter Gross
Rechtsanwalt
geb. 1956.

Studium der Rechtswissenschaften, 1982 erstes juristisches Staatsexamen, 1987 Zulassung als Rechtsanwalt, seit 1987 als selbständiger Rechtsanwalt im Nürnberger Raum tätig.

5.2 Die Haftung

Haftung von ehrenamtlichen Vorstandsmitgliedern eines Vereins

Aus Anlass des ab dem 3. Oktober 2009 geltenden neuen „Gesetzes zur Begrenzung der Haftung ehrenamtlich tätiger Vereinsmitglieder“ sollen im Folgenden die Haftungsrisiken von Vereinsvorständen kurz skizziert werden.
Die Haftung von Vereinsvorständen ist grundsätzlich in zwei Richtungen denkbar:

1. Haftung des Vorstandes gegenüber dem Verein selbst (sogenannte „Innenhaftung“)

Innenhaftung

- bei Verletzung vertraglicher Verpflichtungen
- bei fehlerhaften Vermögensanlagen
- beim Eingehen satzungswidriger Verpflichtungen

Problem: Haftung sowohl bei Vorsatz als auch bei jeder Fahrlässigkeit!
Wie kann die Haftung begrenzt / ausgeschlossen werden?

Business Judgement Rule:

- klare Geschäftsverteilung zwischen den einzelnen Vorständen
- Regelungen in der Satzung
- Delegation von Aufgaben an Dritte
- Genehmigungsbeschlüsse
- Entlastung
- Abschluss einer Versicherung

2. Haftung des Vorstandes gegenüber Vereinsmitgliedern und Dritten (sogenannte „Außenhaftung“)

Außenhaftung

Es bestehen vier Haftungsbereiche:

a.) Verletzung von Verkehrssicherungspflichten
Haftung des für den Aufgabenbereich persönlich verantwortlichen Vorstandsmitglieds, z. B. Sportverein: Fahrlässige Tötung

b.) Insolvenzantragspflicht
Verschulden der Vorstandsmitglieder liegt vor, wenn die Insolvenzreife erkennbar ist. Haftung dann für sogenannte „Neugläubiger“

c.) Steuerrechtliche Haftung
Diese ist jedoch begrenzt auf Vorsatz und grobe Fahrlässigkeit. Die Rechtsprechung geht aber davon aus, dass immer grobe Fahrlässigkeit vorliegt. Begrenzung der Haftung ist nur durch klare und schriftliche Vereinbarungen bezüglich einer Ressortverteilung möglich. Allerdings besteht eine Gesamtverantwortung des Vorstandes zur Überwachung des jeweiligen Ressortverantwortlichen!

d.) Sozialversicherungsrechtliche Haftung
Immer persönliche Haftung für nicht abgeführte Arbeitnehmeranteile. Haftung auch für nicht direkt zuständige Vorstandsmitglieder (Ressort), wenn finanzielle Krisensituation erkennbar eingetreten ist! Unternehmen die Vorstandsmitglieder gleichwohl nichts, geht die Rechtsprechung davon aus, sie hätten es billigend in Kauf genommen, dass die Arbeitnehmerbeiträge nicht abgeführt werden und bedingter Vorsatz vorliegt.

3. Gesetzesänderung ab dem 3.10.2010: Haftungsbeschränkung ehrenamtliche Vereinsvorstände (§ 31 a BGB)

Vereinsvorstände, die
- ehrenamtlich tätig sind und
- eine jährliche Vergütung von weniger als 500,00 Euro erhalten haften nur für Vorstand und grobe Fahrlässigkeit.

Haftungsbeschränkung

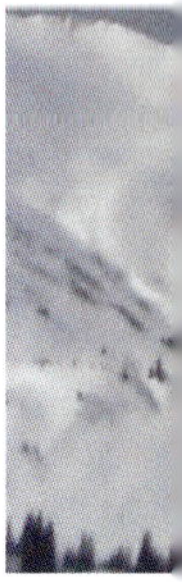

Betroffen sind sämtliche Ansprüche des Vereins und von Dritten gegen das Vorstandsmitglied. Sind die beiden Bedingungen nicht erfüllt, so gilt wieder die strenge Haftung („normale“ Fahrlässigkeit wie oben geschildert).

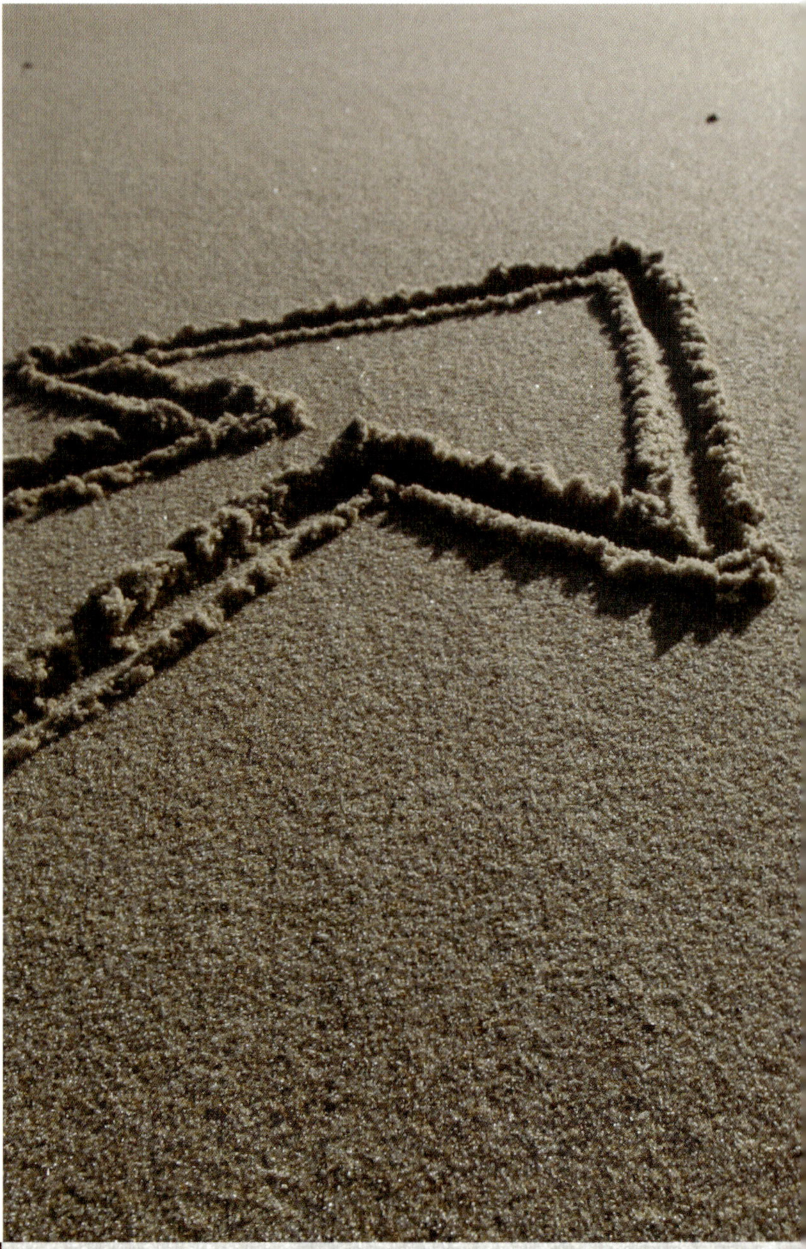

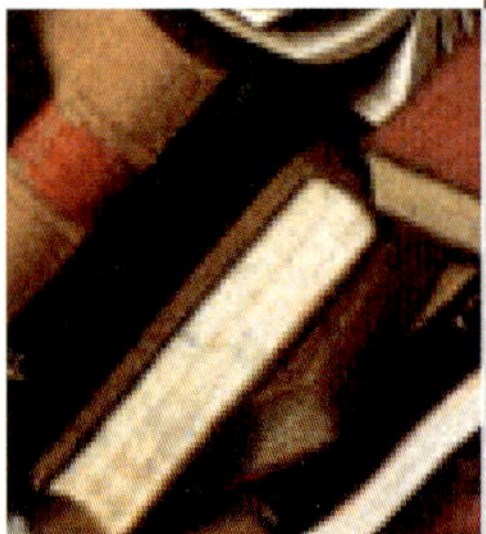

5.3 Gesetzestexte

Gesetzliche Regelungen

Der Deutsche Bundestag hat in seiner Sitzung am 18.06.2009 eine umfangreiche Änderung der gesetzlichen Grundlagen für die ambulante und stationäre Hospizarbeit beschlossen. Die Änderungen des § 39a SGB V sind am 23.07.2009 in Kraft getreten. Der genaue Wortlaut des Gesetzestextes sowie weitere Erläuterungen dazu sind nachfolgend eingestellt.

Stationäre und ambulante Hospizleistungen
http://www.sozialgesetzbuch-sgb.de/sgbv/39a.html:

(1)

Versicherte, die keiner Krankenhausbehandlung bedürfen, haben im Rahmen der Verträge nach Satz 4 Anspruch auf einen Zuschuss zu stationärer oder teilstationärer Versorgung in Hospizen, in denen palliativ-medizinische Behandlung erbracht wird, wenn eine ambulante Versorgung im Haushalt oder der Familie des Versicherten nicht erbracht werden kann. Die Krankenkasse trägt die zuschussfähigen Kosten nach Satz 1 unter Anrechnung der Leistungen nach dem Elften Buch zu 90 vom Hundert, bei Kinderhospizen zu 95 vom Hundert. Der Zuschuss darf kalendertäglich 7 vom Hundert der monatlichen Bezugsgröße nach § 18 Abs. 1 des Vierten Buches nicht unterschreiten und unter Anrechnung der Leistungen anderer Sozialleistungsträger die tatsächlichen kalendertäglichen Kosten nach Satz 1 nicht überschreiten. Der Spitzenverband Bund der Krankenkassen vereinbart mit den für die Wahrnehmung der Interessen der stationären Hospize maßgeblichen Spitzenorganisationen das Nähere über Art und Umfang der Versorgung nach Satz 1. Dabei ist den besonderen Belangen der Versorgung in Kinderhospizen ausreichend Rechnung zu tragen. Der Kassenärztlichen Bundesvereinigung ist Gelegenheit zur Stellungnahme zu geben. In den über die Einzelheiten der Versorgung nach Satz 1 zwischen Krankenkassen und Hospizen abzuschließenden Verträgen ist zu regeln, dass im Falle von Nichteinigung eine von den Parteien zu bestimmende unabhängige Schiedsperson den Vertragsinhalt festlegt. Einigen sich die Vertragspartner nicht auf eine Schiedsperson, so wird diese von der für die vertragschließende Krankenkasse zuständigen Aufsichtsbehörde bestimmt. Die Kosten des Schiedsverfahrens tragen die Vertragspartner zu gleichen Teilen.

(2)

Die Krankenkasse hat ambulante Hospizdienste zu fördern, die für Versicherte, die keiner Krankenhausbehandlung und keiner stationären oder teilstationären Versorgung in einem Hospiz bedürfen, qualifizierte ehrenamtliche Sterbebegleitung in deren Haushalt, in der Familie, in stationären Pflegeeinrichtungen, in Einrichtungen der Eingliederungshilfe für behinderte Menschen oder der Kinder- und Jugendhilfe erbringen. Voraussetzung der Förderung ist außerdem, dass der ambulante Hospizdienst

1 mit palliativ-medizinisch erfahrenen Pflegediensten und Ärzten zusammenarbeitet sowie
2 unter der fachlichen Verantwortung einer Krankenschwester, eines Krankenpflegers oder einer anderen fachlich qualifizierten Person steht, die über mehrjährige Erfahrung in der palliativ-medizinischen Pflege oder über eine entsprechende Weiterbildung verfügt und eine Weiterbildung als verantwortliche Pflegefachkraft oder in Leitungsfunktionen nachweisen kann.

Der ambulante Hospizdienst erbringt palliativ-pflegerische Beratung durch entsprechend ausgebildete Fachkräfte und stellt die Gewinnung, Schulung, Koordination und Unterstützung der ehrenamtlich tätigen Personen, die für die Sterbebegleitung zur Verfügung

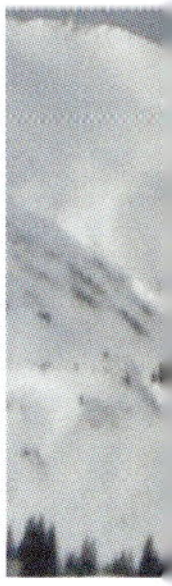

stehen, sicher. Die Förderung nach Satz 1 erfolgt durch einen angemessenen Zuschuss zu den notwendigen Personalkosten. Der Zuschuss bezieht sich auf Leistungseinheiten, die sich aus dem Verhältnis der Zahl der qualifizierten Ehrenamtlichen zu der Zahl der Sterbebegleitungen bestimmen. Die Ausgaben der Krankenkassen für die Förderung nach Satz 1 betragen je Leistungseinheit 11 vom Hundert der monatlichen Bezugsgröße nach § 18 Absatz 1 des Vierten Buches, sie dürfen die zuschussfähigen Personalkosten des Hospizdienstes nicht überschreiten. Der Spitzenverband Bund der Krankenkassen vereinbart mit den für die Wahrnehmung der Interessen der ambulanten Hospizdienste maßgeblichen Spitzenorganisationen das Nähere zu den Voraussetzungen der Förderung sowie zu Inhalt, Qualität und Umfang der ambulanten Hospizarbeit. Dabei ist den besonderen Belangen der Versorgung von Kindern durch ambulante Hospizdienste ausreichend Rechnung zu tragen.

§ 37b SGB V (Spezialisierte ambulante Palliativversorgung) http://www.hospize.de/docs/spezial_amb_pallvers_37.pdf :

(1)
Versicherte mit einer nicht heilbaren, fortschreitenden und weit fortgeschrittenen Erkrankung bei einer zugleich begrenzten Lebenserwartung, die eine besonders aufwändige Versorgung benötigen, haben Anspruch auf spezialisierte ambulante Palliativversorgung. Die Leistung ist von einem Vertragsarzt oder Krankenhausarzt zu verordnen. Die spezialisierte ambulante Palliativversorgung umfasst ärztliche und pflegerische Leistungen einschließlich ihrer Koordination insbesondere zur Schmerztherapie und Symptomkontrolle und zielt darauf ab, die Betreuung der Versicherten nach Satz 1 in der vertrauten häuslichen Umgebung zu ermöglichen. Dabei sind die besonderen Belange von Kindern zu berücksichtigen.

(2)
Versicherte in stationären Pflegeeinrichtungen im Sinne von § 72 Abs. 1 des Elften Buches haben in entsprechender Anwendung des Absatzes 1 einen Anspruch auf spezialisierte Palliativversorgung. Die Verträge nach § 132d Abs. 1 regeln, ob die Leistung nach Absatz 1 durch Vertragspartner der Krankenkassen in der Pflegeeinrichtung oder durch Personal der Pflegeeinrichtung erbracht wird; § 132d Abs. 2 gilt entsprechend.

(3)
Der Gemeinsame Bundesausschuss nach § 91 Abs. 4 bestimmt in den Richtlinien nach § 92 bis zum 30. September 2007 das Nähere über die Leistungen, insbesondere 1. die Anforderungen an die Erkrankungen nach Absatz 1 Satz 1 sowie an den besonderen Versorgungsbedarf der Versicherten, 2. Inhalt und Umfang der spezialisierten ambulanten Palliativversorgung einschließlich von deren Verhältnis zur ambulanten Versorgung und der Zusammenarbeit der Leistungserbringer mit den bestehenden ambulanten Hospizdiensten und stationären Hospizen (integrativer Ansatz); die gewachsenen Versorgungsstrukturen sind zu berücksichtigen, 3. Inhalt und Umfang der Zusammenarbeit des verordnenden Arztes mit dem Leistungserbringer.

§ 132d Spezialisierte ambulante Palliativversorgung http://www.gesetze-im-internet.de/sgb_5/__132d.html:

(1)
Über die spezialisierte ambulante Palliativversorgung einschließlich der Vergütung und deren Abrechnung schließen die Krankenkassen unter Berücksichtigung der Richtlinien nach § 37b Verträge mit geeigneten Einrichtungen oder Personen, soweit dies für eine bedarfsgerechte Versorgung notwendig ist. In den Verträgen ist ergänzend zu regeln, in welcher Weise die Leistungserbringer auch beratend tätig werden.

(2)
Der Spitzenverband Bund der Krankenkassen legt gemeinsam und einheitlich unter Beteiligung der Deutschen Krankenhausgesellschaft, der Vereinigungen der Träger der Pflegeeinrichtungen auf Bundesebene, der Spitzenorganisationen der Hospizarbeit und der Palliativversorgung sowie der Kassenärztlichen Bundesvereinigung in Empfehlungen

1 die sächlichen und personellen Anforderungen an die Leistungserbringung,
2 Maßnahmen zur Qualitätssicherung und Fortbildung,
3 Maßstäbe für eine bedarfsgerechte Versorgung mit spezialisierter ambulanter Palliativversorgung fest.

Rahmenvereinbarungen ambulant

Rahmenvereinbarung nach § 39a Abs. 2 Satz 7 SGB V zu den Voraussetzungen der Förderung sowie zu Inhalt, Qualität und Umfang der ambulanten Hospizarbeit vom 03.09.2002, i. d. F. vom 14.04.2010

zwischen
dem GKV-Spitzenverband*, Berlin

und

- dem Arbeiterwohlfahrt Bundesverband e. V., Berlin
- dem Bundesverband Kinderhospiz e. V., Berlin
- dem Deutschen Caritasverband e. V., Freiburg
- dem Deutschen Hospiz- und PalliativVerband e.V. Berlin
- dem Deutschen Paritätischen Wohlfahrtsverband – Gesamtverband e. V., Berlin
- dem Deutschen Roten Kreuz e. V., Berlin
- dem Diakonischen Werk der Evangelischen Kirche in Deutschland e. V., Berlin und Stuttgart

Präambel
Ziel der ambulanten Hospizarbeit ist es, die Lebensqualität sterbender Menschen zu verbessern. Im Vordergrund der ambulanten Hospizarbeit steht die ambulante Betreuung mit dem Ziel, sterbenden Menschen ein möglichst würdevolles und selbstbestimmtes Leben bis zum Ende zu ermöglichen sowie die Familie in diesem Prozess zu begleiten, zu entlasten und zu unterstützen. Die Wünsche und Bedürfnisse der sterbenden Menschen und ihrer Angehörigen stehen im Zentrum der Hospizarbeit. Wesentlicher Bestandteil ist das Engagement Ehrenamtlicher. Durch ihr qualifiziertes Engagement leisten sie ebenso wie professionelle Mitarbeiterinnen und Mitarbeiter einen unverzichtbaren Beitrag zur Teilnahme des sterbenden Menschen und der ihm nahe Stehenden am Leben.

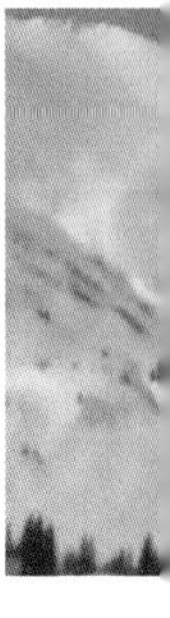

Die ambulante Hospizarbeit leistet einen Beitrag dazu, dass der palliative Versorgungsbedarf in seiner Art und von seinem Umfang her durch den Einsatz ehrenamtlich tätiger Personen und weiterer ambulanter Versorgungsformen (z. B. vertragsärztliche Versorgung) erfüllt werden kann. Das Angebot der ambulanten Hospizdienste richtet sich an sterbende Menschen, die an einer Erkrankung leiden,

- die progredient verläuft und bereits ein weit fortgeschrittenes Stadium erreicht hat,
- bei der eine Heilung nach dem Stand wissenschaftlicher Erkenntnisse nicht zu erwarten ist,
- bei der der sterbende Mensch eine palliative Versorgung und eine qualifizierte ehrenamtliche
- Sterbebegleitung wünscht,
- die sich bei Kindern nach dem aktuellen medizinischen Stand als lebensverkürzend auswirkt.

Nach § 39a Abs. 2 SGB V haben die Krankenkassen ambulante Hospizdienste zu fördern, die für Versicherte, die keiner Krankenhausbehandlung und keiner vollstationären oder teilstationären Versorgung in einem Hospiz bedürfen, qualifizierte ehrenamtliche Sterbebegleitung in deren Haushalt, in der Familie, in stationären Pflegeeinrichtungen, in Einrichtungen der Eingliederungshilfe für behinderte Menschen oder der Kinder- und Jugendhilfe erbringen. Dem gesetzlichen Auftrag entsprechend hat der GKV-Spitzenverband mit den die Interessen ambulanter Hospizdienste wahrnehmenden maßgeblichen Spitzenorganisationen in dieser Rahmenvereinbarung das Nähere zu den Voraussetzungen der Förderung sowie zu Inhalt, Qualität und Umfang der ambulanten Hospizarbeit vereinbart.
Wenn Kinder sterben, stellt dies die Familien wie die Begleitenden vor besondere Herausforderungen. Für Hospizdienste und Kinderhospizdienste gelten weitgehend dieselben Grundsätze der Hospizarbeit, sie verfügen aber zum Teil über jeweils besondere Strukturen.

§ 1
Ziele der Förderung

Mit der Förderung leisten die Krankenkassen einen angemessenen Zuschuss zu den notwendigen Personalkosten des ambulanten Hospizdienstes für die palliativ-pflegerische Beratung durch entsprechend ausgebildete Fachkräfte sowie für die Gewinnung, Schulung, Koordination und Unterstützung der ehrenamtlich tätigen Personen, die für die Sterbebegleitung zur Verfügung stehen. Gefördert werden ambulante Hospizdienste, die für Versicherte, die keiner Krankenhausbehandlung und keiner voll- oder teilstationären Versorgung in einem Hospiz bedürfen, qualifizierte ehrenamtliche Sterbebegleitung erbringen.

§ 2
Grundsätze der Förderung

(1)
Gefördert werden ambulante Hospizdienste, die die Regelungen dieser Rahmenvereinbarung erfüllen und für Versicherte qualifizierte ehrenamtliche Sterbebegleitung in deren Haushalt, in der Familie, in stationären Pflegeeinrichtungen, in Einrichtungen der Eingliederungshilfe für behinderte Menschen oder der Kinder- und Jugendhilfe erbringen.

(2)
Ambulante Hospizdienste müssen

- Teil einer vernetzten Versorgungsstruktur im regionalen Gesundheits- und Sozialsystem sein; sie arbeiten im lokalen und kommunalen Verbund mit Initiativen des sozialen Engagements eng zusammen,
- seit einem Jahr bestehen,
- Sterbebegleitungen geleistet haben,

- unter ständiger fachlicher Verantwortung mindestens einer entsprechend ausgebildeten Fachkraft stehen,
- unter Berücksichtigung der Wahlfreiheit mit mindestens einem zugelassenen Pflegedienst und mindestens einer approbierten Ärztin bzw. einem approbierten Arzt zusammenarbeiten, die über palliativ-pflegerische oder palliativ-medizinische Erfahrungen verfügen,
- mindestens 15 qualifizierte, einsatzbereite ehrenamtliche Personen einsetzen können; die Kinderhospizarbeit kann auch durch entsprechend qualifizierte Ehrenamtliche unter dem Dach von Erwachsenenhospizdiensten erfolgen; dabei muss die Mindestzahl von 10 für die Kinderhospizarbeit qualifizierten, einsatzbereiten Ehrenamtlichen und deren fachliche Koordination und Begleitung - ggf. durch die Zusammenarbeit mehrerer Dienste - gewährleistet werden und
- eine kontinuierliche Praxisbegleitung / Supervision der Ehrenamtlichen gewährleisten.

§ 3
Inhalt und Umfang ambulanter Hospizarbeit

(1)
Ambulante Hospizdienste erbringen Sterbebegleitung sowie palliativ-pflegerische Beratung. Angehörige und Bezugspersonen der sterbenden Menschen werden nach Möglichkeit in die Begleitung mit einbezogen. Die Behandlung der körperlichen Beschwerden (Schmerztherapie, Symptomkontrolle) obliegt zur vertragsärztlichen Versorgung zugelassenen Ärztinnen und Ärzten und zugelassenen Pflegediensten. Die ambulanten Hospizdienste können Teil der multiprofessionellen Versorgungsstruktur der spezialisierten ambulanten Palliativversorgung im Sinne eines integrativen Ansatzes sein.

(2)
Die ambulante Hospizarbeit soll
- die mit dem Krankheitsprozess verbundenen Leiden lindern,
- helfen, die Konfrontation mit dem Sterben zu verarbeiten und
- bei der Überwindung der in diesem Zusammenhang bestehenden Kommunikationsschwierigkeiten unterstützen.

Dazu gehören sowohl die Begleitung von sterbenden Menschen sowie deren Angehörigen und Bezugspersonen als auch die Hilfe bei der Auseinandersetzung mit Lebenssinn- und Glaubensfragen sowie die Suche nach Antworten. Dies schließt auch die Berücksichtigung sozialer, ethischer und religiöser Gesichtspunkte ein. In der Kinderhospizarbeit ist darauf zu achten, dass kindgemäße, entwicklungsrelevante und altersentsprechende Begleitungen der Kinder geleistet werden, die die Lebensqualität der gesamten Familie verbessern.

(3) Der Fachkraft obliegen insbesondere folgende Aufgaben:
- Koordination der Aktivitäten des ambulanten Hospizdienstes (Patientenerstbesuch, Einsatzplanung / Einsatzsteuerung ehrenamtlich tätiger Personen)
- Gewinnung ehrenamtlicher Mitarbeiterinnen und Mitarbeiter
- Herstellung des Kontaktes zwischen den sterbenden Menschen und ehrenamtlich tätigen Personen
- Begleitung der Mitarbeiterinnen und Mitarbeiter (Praxisbegleitung zur Unterstützung / Supervision ehrenamtlich tätiger Personen)
- Gewährleistung der Schulung / Qualifizierung ehrenamtlich tätiger Personen
- Sicherstellung der ständigen Erreichbarkeit des Hospizdienstes, z. B. durch Organisation eines Notdienstes, an dem auch erfahrene ehrenamtliche Mitarbeiterinnen und Mitarbeiter teilnehmen. Darüber hinaus obliegt der Fachkraft die
- palliativ / pflegerische und psychosoziale Beratung von sterbenden Menschen und deren Angehörigen,
- Qualitätssicherung in der Patientenbegleitung,

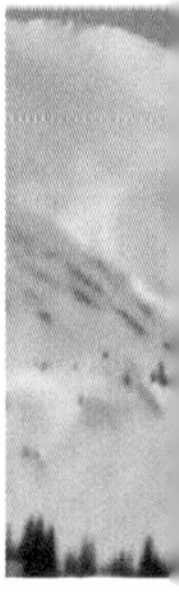

- Zusammenarbeit in den übrigen vernetzten Strukturen (insbesondere mit der palliativ-medizinischen Ärztin, dem palliativ-medizinischen Arzt bzw. palliativpflegerischen Pflegedienst).

(4)
Die Tätigkeit der Ehrenamtlichen erstreckt sich insbesondere auf:
- Aufbau einer vertrauensvollen Beziehung
- Begleitung der sterbenden Menschen sowie deren Angehörigen und Bezugspersonen
- Hilfen beim Verarbeitungsprozess in der Konfrontation mit dem Sterben
- Unterstützung bei der Überwindung von Kommunikationsschwierigkeiten
- Hilfe bei der im Zusammenhang mit dem Sterben erforderlichen Auseinandersetzung mit sozialen, ethischen und religiösen Sinnfragen

§ 4
Qualität der ambulanten Hospizarbeit
(1)
Die ambulante Hospizarbeit ist qualifiziert zu erbringen und muss dem jeweiligen allgemein anerkannten Stand der wissenschaftlichen Erkenntnisse entsprechen. Eine ständige Weiterentwicklung der Qualität ist anzustreben.
(2)
Der ambulante Hospizdienst ist dafür verantwortlich, dass Maßnahmen zur Sicherung der Qualität festgelegt und durchgeführt werden. Die individuellen Wünsche und Bedürfnisse des sterbenden Menschen sollten berücksichtigt werden um damit in der letzten Lebensphase ein Höchstmaß an persönlicher Lebensqualität zu ermöglichen.
(3)
Die Sterbebegleitung unterstützt und fördert insbesondere die Selbsthilfepotenziale der Betroffenen. Dabei werden Angehörige und Bezugspersonen einbezogen. Ein geeignetes Dokumentationssystem ist sachgerecht und kontinuierlich zu führen. Die Dokumentation muss insbesondere Angaben hinsichtlich des Begleitungszeitraumes und den Besonderheiten bei der Begleitung enthalten. Die Dokumentation ist beim sterbenden Menschen zu führen.
(4)
Ehrenamtliche, die in der ambulanten Hospizarbeit arbeiten möchten, müssen vor Antritt ihrer Tätigkeit einen Befähigungskurs abgeschlossen haben. In der Kinderhospizarbeit ist darauf zu achten, dass dieser die besonderen Inhalte und Anforderungen der Kinderhospizarbeit berücksichtigt.

§ 5
Personelle Mindestvoraussetzungen
(1)
Der ambulante Hospizdienst beschäftigt mindestens eine fest angestellte fachlich verantwortliche Kraft, die mindestens folgende Voraussetzungen erfüllt:

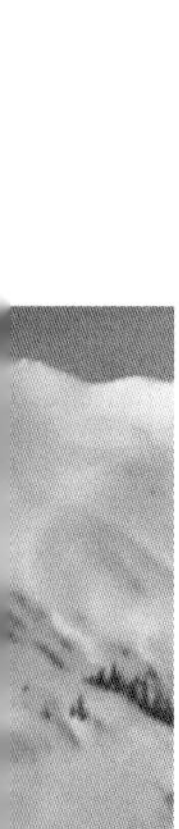

a) Die Erlaubnis zur Führung der Berufsbezeichnung „Gesundheits- und Krankenpflegerin / Gesundheits- und Krankenpfleger" oder „Gesundheits- und Kinderkrankenpflegerin / Gesundheits- und Kinderkrankenpfleger" entsprechend den Bestimmungen des Gesetze über die Berufe in der Krankenpflege in der jeweils gültigen Fassung sowie „Altenpflegerin / Altenpfleger" entsprechend den Bestimmungen des Gesetzes über die Berufe in der Altenpflege vom 25.08.2003
b) Mindestens dreijährige hauptberufliche Tätigkeit in ihrem Beruf nach erteilter Erlaubnis nach Buchstabe a)
c) Abschluss einer Palliative Care-Weiterbildungsmaßnahme für Pflegende (Curriculum Palliative Care; Kern, Müller, Aurnhammer, Bonn oder andere nach Stundenzahl und

Inhalten gleichwertige Curricula). Für ambulante Kinderhospizdienste ist der Abschluss einer Pädiatrischen Palliative Care-Weiterbildung (Curriculum Pädiatrische Palliative Care, oder andere nach Stundenzahl und Inhalt gleichwertige Curricula) nachzuweisen. Fachkräfte, die bereits eine Palliative Care-Weiterbildung absolviert haben, müssen das Zusatzmodul Pädiatrische Palliative Care (40 Stunden) nachweisen

d) Nachweis eines Koordinatoren-Seminars (40 Stunden)

e) Nachweis eines Seminars zur Führungskompetenz (80 Stunden)

(2)

Andere Personen können die fachliche Verantwortung übernehmen, wenn sie folgende Voraussetzungen erfüllen:

a) Abgeschlossene Universitäts- bzw. Fachhochschulausbildung aus dem Bereich Pflege, Sozialpädagogik oder Sozialarbeit; andere abgeschlossene Studiengänge oder Berufsausbildungen sind im Einzelfall zu prüfen

b) Mindestens dreijährige der Ausbildung entsprechende hauptberufliche Tätigkeit nach Buchstabe a)

c) Abschluss einer Palliative Care-Weiterbildungsmaßnahme für nicht Pflegende (Curriculum Palliative Care; Kern, Müller, Aurnhammer, Bonn oder andere nach Stundenzahl und Inhalten gleichwertige Curricula). Für ambulante Kinderhospizdienste gilt § 5 Abs. 1 Buchstabe c) entsprechend

d) Nachweis eines Koordinatoren-Seminars4 (40 Stunden)

e) Nachweis eines Seminars zur Führungskompetenz (80 Stunden)

(3)

Scheidet die verantwortliche Fachkraft des Hospizdienstes aus und wird diese Stelle mit einer Fachkraft neu besetzt bzw. wird bei Neugründung eines Hospizdienstes eine Fachkraft eingestellt, die die in Abs. 1 Buchstabe d) und / oder e) und Abs. 2 Buchstabe d) und / oder e) genannte(n) Voraussetzung(en) nicht erfüllt, ist die Erfüllung der fehlenden Voraussetzung(en) spätestens zum Ablauf des 12. Monats nach dem Ausscheiden bzw. bei Neugründung nachzuweisen. Kann der Hospizdienst diesen Nachweis nicht führen, endet die Förderung.

(4)

Die Fachkraft kann unter Berücksichtigung der Größe und des regionalen Einzugsbereichs für mehrere ambulante Hospizdienste zuständig sein, soweit die ambulanten Hospizdienste, für die sie im Rahmen dieser Kooperation tätig ist, insgesamt nicht über mehr als 50 einsatzbereite Ehrenamtliche verfügen.

§ 6

Inhalt, Dauer und Verfahren der Förderung

(1)

Gefördert werden ambulante Hospizdienste, die die in dieser Rahmenvereinbarung genannten Voraussetzungen erfüllen. Die Förderung erfolgt als Zuschuss zu den Personalkosten der Fachkräfte

a) für die palliativ pflegerische Beratung sowie

b) für die Gewinnung, Schulung, Koordination und Unterstützung der ehrenamtlich tätigen Personen. Zu den Personalkosten zählen auch Kosten für die Fort- und Weiterbildung der bereits tätigen Fachkräfte. Wird die Schulung (Aus-, Fort- und Weiterbildung) der ehrenamtlichen Personen nicht durch die Fachkraft des ambulanten Hospizdienstes sondern durch eine entsprechend qualifizierte externe Kraft erbracht, können die dafür dem ambulanten Hospizdienst entstehenden Kosten ebenfalls gefördert werden.

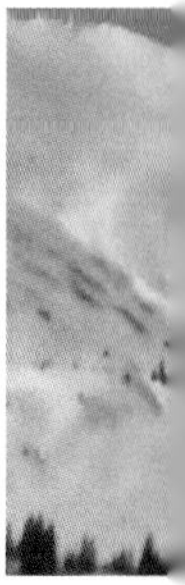

(2)
Der Förderbetrag wird auf Grundlage von Leistungseinheiten ermittelt. Die Leistungseinheiten des einzelnen ambulanten Hospizdienstes errechnen sich, indem die Anzahl der am 31.12. des Vorjahres einsatzbereiten ehrenamtlichen Personen mit dem Faktor 2 und die Anzahl der im Vorjahr abgeschlossenen Sterbebegleitungen mit dem Faktor 4 – in Kinderhospizdiensten mit dem Faktor 5 – multipliziert und anschließend addiert werden. Je Versichertem und Hospizdienst kann nur eine Sterbebegleitung in die Förderung einfließen. Bei Kinderhospizdiensten werden zusätzlich zu den im Vorjahr abgeschlossenen Sterbebegleitungen auch die am 31.12. des Vorjahres noch nicht abgeschlossenen Sterbebegleitungen in die Förderung einbezogen, sofern diese Sterbebegleitungen vor dem 01.11. des Vorjahres begonnen haben. Die Anzahl der einsatzbereiten ehrenamtlichen Personen und deren Teilnahme an einem Befähigungskurs nach § 4 Abs. 4 dieser Vereinbarung sind von Seiten des ambulanten Hospizdienstes durch Vorlage der in der Anlage 1 beigefügten Erklärungen der ehrenamtlichen Personen glaubhaft zu machen. Nachweise über deren Teilnahme an dem o. g. Befähigungskurs sind nach Anforderung vorzulegen. Die geleisteten Sterbebegleitungen sind versichertenbezogen nachzuweisen. Hierzu stellen die ambulanten Hospizdienste den einzelnen Krankenkassen entsprechend der Kassenzugehörigkeit mit dem Förderantrag eine Aufstellung der jeweils begleiteten Versicherten unter Angabe von Name, Vorname, Geburtsdatum sowie Beginn und Ende der Sterbebegleitung zur Verfügung. Es wird empfohlen, diese Angaben auf dem in der Anlage 2 beigefügten Mustervordruck zu übermitteln. Ist im jeweiligen Bundesland bzw. Landesteil eine für die Durchführung der Förderung kassenartenübergreifend zuständige Stelle bestimmt, ist dieser Stelle mit dem Förderantrag zusätzlich die Information über die Gesamtzahl der geleisteten Sterbebegleitungen differenziert nach Kassenarten zu übermitteln.
(3)
Der Förderbetrag je Leistungseinheit beträgt 11 v. H. der monatlichen Bezugsgröße nach § 18 Abs. 1 SGB IV. Er ist insgesamt auf die in Abs. 1 genannten Personalkosten des ambulanten Hospizdienstes begrenzt.
(4)
Die Förderung erfolgt für das Kalenderjahr.
(5)
Treten im Zusammenhang mit der Berechnung und Auszahlung der Förderbeträge Unklarheiten auf, kann ein in Revisionsfragen erfahrener externer Sachverständiger die gesamten der Förderung zugrunde gelegten Daten oder einzelne Daten auch durch Einsichtnahme vor Ort überprüfen. Die Kosten des Sachverständigen sind vom Antragsteller zu tragen soweit sich die Krankenkassen und die ambulanten Hospizdienste nicht auf einen anderen Verteilungsmodus generell oder im Einzelfall verständigen.
(6)
Den Krankenkassen und den für die Wahrnehmung der Interessen der ambulanten Hospize im Land maßgeblichen Spitzenorganisationen bleibt es unbenommen, auf Landesebene ergänzende Vereinbarungen zu dieser Rahmenvereinbarung zu treffen.

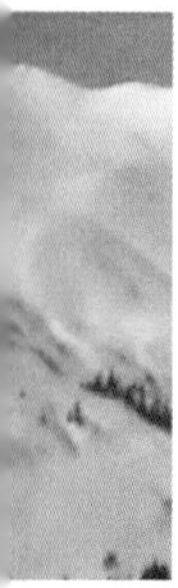

§ 7
Durchführung und Vergabe der Förderung
Die Anträge auf Förderung nach dieser Rahmenvereinbarung sind bis zum 31.03. des laufenden Kalenderjahres an die Krankenkassen bzw. die von ihnen bestimmte Stelle zu richten. Die Krankenkassen bzw. die von ihnen bestimmte Stelle prüfen nach dieser Rahmenver-

einbarung die Voraussetzungen für die Förderung, ermitteln die Förderbeträge und zahlen diese bis spätestens 30.06. des laufenden Kalenderjahres aus.

§8
In-Kraft-Treten und Kündigung

(1)
Diese Rahmenvereinbarung tritt rückwirkend zum 01.01.2010 in Kraft und löst die Vereinbarung vom 03.09.2002 in der Fassung vom 17.01.2006 ab.

(2)
Diese Rahmenvereinbarung kann von den Vertragsparteien mit halbjähriger Frist zum Ende des Kalenderjahres gekündigt werden. Bis zum Abschluss einer neuen Vereinbarung gilt diese Rahmenvereinbarung weiter.

§9
Salvatorische Klausel

Sollten einzelne Bestimmungen dieser Rahmenvereinbarung nichtig sein oder durch gesetzliche Neuregelungen ganz oder teilweise unwirksam werden, so wird hierdurch die Wirksamkeit der Rahmenvereinbarung im Übrigen nicht berührt. Tritt ein solcher Fall ein, verständigen sich die Partner der Rahmenvereinbarung unverzüglich über die notwendigen Neuregelungen.

Protokollnotizen

Die Vereinbarungspartner verpflichten sich, die Erfahrungen mit der Umsetzung dieser Rahmenvereinbarung fortlaufend auszuwerten und diese erforderlichenfalls weiterzuentwickeln. Sollte sich kurzfristig Handlungsbedarf ergeben, kommen die Vereinbarungspartner überein, innerhalb von 6 Wochen in die diesbezüglichen Verhandlungen einzutreten.
Die Vereinbarungspartner verständigen sich darauf, über die Neukonzeption der Fördergrundlagen ab dem Jahr 2012 auf Basis der Daten aus dem Jahr 2010 zu beraten. Vor diesem Hintergrund übermitteln die Hospizorganisationen dem GKV-Spitzenverband spätestens bis zum 30. Juni 2011 folgende Angaben über die in der Zeit vom 1. Januar bis zum 31. Dezember 2010 geleisteten Sterbebegleitungen, aufgeteilt nach Bundesländern und differenziert nach Kinder- und Erwachsenenhospizdiensten

- Anzahl der begonnenen Sterbegleitungen
- Anzahl der durch Tod abgeschlossenen Sterbebegleitungen
- Anzahl der durch andere Gründe abgeschlossenen Sterbegleitungen
- Anzahl der am 31. Dezember 2010 noch nicht abgeschlossenen Sterbebegleitungen
- Durchschnittliche Dauer der abgeschlossenen Sterbebegleitungen in Tagen
- Verteilung der abgeschlossenen Sterbebegleitungen auf folgende Zeitintervalle:

Abgeschlossene Sterbebegleitungen mit einer Dauer von	Anzahl	in % der Gesamtfälle
unter 1 Monat		
1 bis unter 2 Monate		
2 bis unter 3 Monate		
3 bis unter 4 Monate		
4 bis unter 5 Monate		
5 bis unter 6 Monate		
6 bis unter 7 Monate		
7 bis unter 8 Monate		
8 bis unter 9 Monate		
9 bis unter 10 Monate		
10 bis unter 11 Monate		
11 bis unter 12 Monate		
über ein Jahr		

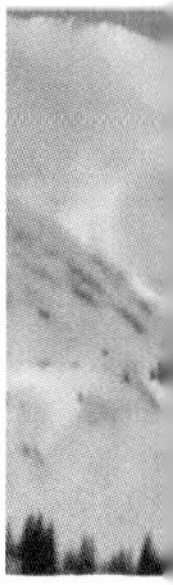

Rahmenvereinbarungen stationär

Rahmenvereinbarung nach § 39a Abs. 1 Satz 4 SGB V über Art und Umfang sowie Sicherung der Qualität der stationären Hospizversorgung vom 13.03.1998, i. d. F. vom 14.04.2010

zwischen

dem GKV-Spitzenverband[1], Berlin

und

- dem Arbeiterwohlfahrt Bundesverband e. V., Berlin
- dem Bundesverband Kinderhospiz e. V., Berlin
- dem Deutschen Caritasverband e. V., Freiburg
- dem Deutschen Hospiz- und PalliativVerband e.V., Berlin
- dem Deutschen Paritätischen Wohlfahrtsverband – Gesamtverband e. V., Berlin
- dem Deutschen Roten Kreuz e. V., Berlin
- dem Diakonischen Werk der Evangelischen Kirche in Deutschland e. V., Berlin und Stuttgart

Präambel

Im Vordergrund der Hospizarbeit steht die ambulante Betreuung im Haushalt oder in der Familie mit dem Ziel, sterbenden Menschen ein möglichst würdevolles und selbstbestimmtes Leben bis zum Ende zu ermöglichen. Wünsche und Bedürfnisse der Sterbenden und ihrer Angehörigen stehen im Zentrum des Handelns der Hospize. Neben dieser ambulanten Hospizbetreuung und der Versorgung Sterbender in Pflegeheimen und in Krankenhäusern (insbesondere Palliativstationen) sind in beschränktem Umfang auch stationäre Hospize notwendig. Ziel der stationären Hospizarbeit ist es, eine Pflege und Begleitung (palliativ-medizinische Behandlung und Pflege) anzubieten, welche die Lebensqualität des sterbenden Menschen verbessert, seine Würde nicht antastet und aktive Sterbehilfe ausschließt. Zur Optimierung der Versorgung arbeitet das Hospiz im Rahmen des regionalen Netzwerkes eng zusammen mit den

- niedergelassenen Vertragsärzten,
- Vertragskrankenhäusern und
- sonstigen innerhalb des Versorgungsspektrums Beteiligten.

Wenn Kinder sterben, stellt dies die Familien wie die Begleitenden vor besondere Herausforderungen. Für Hospize und Kinderhospize gelten weitgehend dieselben Grundsätze der Hospizarbeit, sie verfügen aber zum Teil über jeweils besondere Strukturen.
Kinderhospize sind auf die besonderen Bedürfnisse und Wünsche von Kindern mit lebenslimitierenden Erkrankungen und ihren Familien bereits ab Diagnosestellung ausgerichtet.
Soweit hier von „Kindern“ die Rede ist, sind jeweils Kinder und Jugendliche gemeint sowie ggf. junge Erwachsene, wenn die Erkrankung im Kindes- oder Jugendalter aufgetreten ist und die Versorgung im Kinderhospiz von den jungen Erwachsenen gewünscht wird, im Einzelfall auch bei Auftreten der Erkrankung im jungen Erwachsenenalter.
Nach § 39a SGB V haben Versicherte, die keiner Krankenhausbehandlung bedürfen, Anspruch auf einen Zuschuss zu vollstationärer oder teilstationärer Versorgung in Hospizen, in denen palliativ-medizinische und palliativ-pflegerische Versorgung erbracht wird, wenn eine bedarfsgerechte Palliativversorgung im Haushalt oder der Familie der oder des Versi-

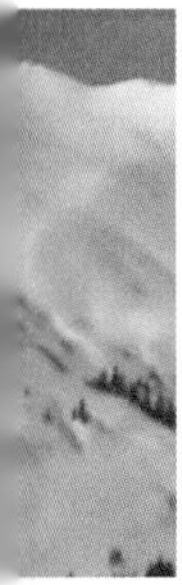

cherten nicht erbracht werden kann. Dem gesetzlichen Auftrag entsprechend hat der GKV-Spitzenverband mit den für die Wahrnehmung der Interessen der stationären Hospize maßgeblichen Spitzenorganisationen in dieser Rahmenvereinbarung das Nähere über Art und Umfang sowie zur Sicherung der Qualität der stationären Hospizversorgung vereinbart. Der Kassenärztlichen Bundesvereinigung wurde Gelegenheit zur Stellungnahme gegeben.

§ 1
Stationäre Hospize

(1)
Stationäre Hospize sind selbstständige Einrichtungen mit dem eigenständigen Versorgungsauftrag, für Patientinnen und Patienten mit unheilbaren Krankheiten in der letzten Lebensphase palliativ-medizinische und palliativ-pflegerische Versorgung zur erbringen. Sie sind kleine Einrichtungen mit familiärem Charakter mit in der Regel mindestens 8 und höchstens 16 Plätzen, wobei die räumliche Gestaltung der Einrichtung auf die besonderen Bedürfnisse schwer kranker sterbender Menschen auszurichten ist. Stationäre Hospize verfügen über eine besondere Ausstattung, die eine palliativ-medizinische, palliativ-pflegerische, soziale sowie geistig-seelische Versorgung gewährleistet und bringen einen Anteil der Kosten durch Spenden und vielfältiges ehrenamtliches Engagement auf. Stationäre Hospize verstehen sich als Teil einer vernetzten Versorgungsstruktur im regionalen Gesundheits- und Sozialsystem. Sie sind integraler Bestandteil eines ambulanten ehrenamtlichen Hospizdienstes.

(2)
Anstelle der vollstationären Hospizversorgung kann die palliativ-medizinische und palliativ-pflegerische Versorgung und soziale Betreuung als besondere Form der stationären Versorgung auch teilstationär erfolgen mit dem Ziel, die Entlastung und Unterstützung der Patientinnen und Patienten und der Angehörigen zu gewährleisten, so dass die Patientin bzw. der Patient möglichst lange in ihrer bzw. seiner häuslichen Umgebung bleiben kann. Die teilstationäre Versorgung kann sowohl als Ergänzung des ambulanten Hospizdienstes als auch als integraler Bestandteil eines vollstationären Hospizes vorgehalten werden.

(3)
Stationäre Hospize sind aufgrund ihres Versorgungsauftrages baulich, organisatorisch und wirtschaftlich selbstständige Einrichtungen mit separatem Personal und Konzept. Es ist deshalb ausgeschlossen, dass ein stationäres Hospiz Bestandteil einer stationären Pflegeeinrichtung ist.

(4)
Stationäre Kinderhospize sind aufgrund ihres speziellen Aufgabengebiets selbstständige Einrichtungen mit separatem Personal und Konzept.

§ 2
Anspruchsberechtigte Versicherte

(1)
Grundvoraussetzung für die Aufnahme in ein stationäres Hospiz ist, dass

a) die Patientin bzw. der Patient an einer Erkrankung leidet,
- die progredient verläuft und
- bei der eine Heilung ausgeschlossen und eine palliativ-medizinische und palliativ-pflegerische Versorgung notwendig oder von der Patientin bzw. dem Patienten erwünscht ist und
- die lediglich eine begrenzte Lebenserwartung von Tagen, Wochen oder wenigen Monaten – bei Kindern auch Jahren – erwarten lässt,

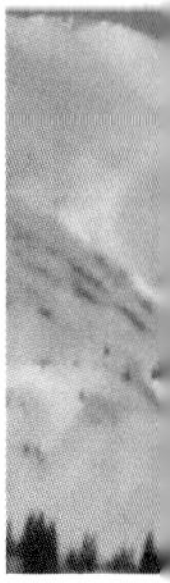

b) eine Krankenhausbehandlung im Sinne des § 39 SGB V nicht erforderlich ist und
c) eine ambulante Versorgung im Haushalt oder in der Familie nicht ausreicht, weil der palliativ-medizinische und palliativ-pflegerische und / oder psychosoziale Versorgungsbedarf, der aus der Krankheit resultiert, die Möglichkeiten der bisher Betreuenden regelmäßig übersteigt. Damit sind neben den Angehörigen insbesondere die vertragsärztliche Versorgung, die Leistungen der häuslichen Krankenpflege, die Leistungen der spezialisierten ambulanten Palliativversorgung, die Leistungen des ambulanten Hospizdienstes sowie Angebote durch weitere Berufsgruppen und (familien)ergänzende ambulante Versorgungsformen gemeint. Bei erkrankten Kindern kommt der Entlastung des Familiensystems bereits ab Diagnosestellung besondere Bedeutung zu.

(2)
Eine palliativ-medizinische und palliativ-pflegerische Versorgung in einem stationären Hospiz kommt – sofern die vorgenannten Grundvoraussetzungen im Einzelfall erfüllt sind – insbesondere bei einem der folgenden Krankheitsbilder in Betracht:
a) Krebserkrankungen,
b) Vollbild der Infektionskrankheit AIDS,
c) Erkrankungen des Nervensystems,
d) chronische Nieren-, Herz-, Verdauungstrakt- oder Lungenerkrankungen.

Insbesondere folgende Diagnosen begründen zusätzlich die palliativ-medizinische und palliativ-pflegerische Versorgung von Kindern in Kinderhospizen:
a) Stoffwechselerkrankungen, die schon im Kindes- oder Jugendalter in der Regel zum Tode führen,
b) genetisch bedingte Erkrankungen, Immunerkrankungen und Fehlbildungen mit lebensverkürzender Prognose.

(3)
Die Notwendigkeit einer stationären Hospizversorgung liegt grundsätzlich nicht bei Patientinnen und Patienten vor, die in einer stationären Pflegeeinrichtung versorgt werden. Sofern in Einzelfällen Patientinnen und Patienten aus Pflegeheimen in ein Hospiz verlegt werden sollen, ist vom Medizinischen Dienst der Krankenversicherung (MDK) überprüfen zu lassen, ob die Kriterien nach Absatz 1 und 2 erfüllt werden und warum eine angemessene Versorgung der oder des Sterbenden im Pflegeheim nicht mehr möglich ist.
(4)
Die Notwendigkeit der stationären Hospizversorgung nach den Absätzen 1, 2 und 3 ist durch eine Vertragsärztin bzw. Vertragsarzt oder Krankenhausärztin bzw. Krankenhausarzt zu bestätigen. Die Leistung ist zunächst auf 4 Wochen befristet; § 275 SGB V bleibt unberührt.
(5)
Bei der Frage, ob eine (weitere) Notwendigkeit für eine Versorgung im stationären Hospiz gegeben ist, ist zu prüfen, ob – sofern der Zustand der Patientin oder des Patienten und der Familie trotz des schweren Krankheitsbildes eine gewisse Stabilität erreicht hat – eine Entlassung nach Hause möglich ist. In diesen Fällen sind bei einer erneuten Notwendigkeit einer stationären Hospizversorgung Wiederaufnahmen, auch innerhalb eines Jahres, möglich.

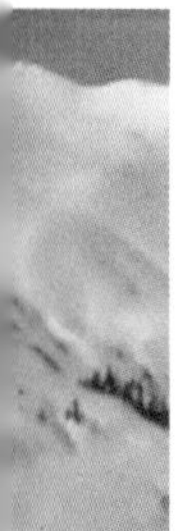

§ 3
Versorgungsumfang

(1)
Im Rahmen der Versorgung werden im stationären Hospiz neben der Unterkunft und Verpflegung palliativ-medizinische, palliativ-pflegerische, soziale, therapeutische, pädagogische

(Kinderhospiz) und geistig-seelische Leistungen sowie Sterbe- und Tauerbegleitung ganztägig (vollstationär) oder nur tagsüber bzw. nachts (teilstationär) erbracht.

(2)

Die palliativ-medizinische und palliativ-pflegerische Versorgung soll durch Linderung der Krankheitsbeschwerden die letzte Lebensphase der Patientin bzw. des Patienten so erträglich wie möglich gestalten und ist nicht primär darauf gerichtet, das Leben zu verlängern. Im Zentrum steht somit neben der Behandlung der körperlichen Beschwerden (Schmerztherapie, Symptomkontrolle) die Linderung der mit dem Krankheitsprozess verbundenen psychischen Leiden unter Berücksichtigung sozialer und ethischer Gesichtspunkte.

(3)

Das Hospiz erbringt die sach- und fachkundige umfassend geplante Pflege, die sich in Inhalt und Umfang an körperlichen, psychischen, sozialen und geistig-seelischen Bedürfnissen der sterbenden Menschen orientiert. Die Angehörigen und Bezugspersonen der Sterbenden werden nach Möglichkeit in die Pflege und Begleitung mit einbezogen. In Kinderhospizen soll die Mitaufnahme von Eltern und Geschwistern möglich sein.

(4)

Ein stationäres Hospiz muss insbesondere auf die Möglichkeiten von Kriseninterventionen unter palliativen Gesichtspunkten eingerichtet sein. Hierbei kann es sich neben körperlichen Krisen auch um psychische Krisen (z.B. Depression mit Suizidalität) handeln. Das Hospiz muss je nach den Erfordernissen der Patientin bzw. des Patienten insbesondere die folgenden Dienstleistungen mehrfach täglich bis ständig anbieten:

a) umfassende Schmerztherapie und Symptomkontrolle,
b) umfassende hygienische Maßnahmen,
c) spezielle medizinisch-technische Interventionen,
d) individuell angemessene Bewältigungs- und Unterstützungsangebote,
e) Beobachtung und Überwachung des Gesamtgeschehens unter Wahrnehmung der medizinischen Behandlung.

(5)

Im Rahmen der psychosozialen Begleitung stehen im Vordergrund Hilfen beim Verarbeitungsprozess in der Konfrontation mit dem Sterben, Krisenintervention und Unterstützung bei der Überwindung von Kommunikationsschwierigkeiten. Die Patientin bzw. der Patient benötigt unter Umständen auch Hilfestellung bei der örtlichen und zeitlichen Orientierung. Die sozialen und seelsorglichen Leistungen umfassen die Begleitung von Sterbenden und deren Angehörigen und Bezugspersonen (einschl. Trauerarbeit), die Hilfe bei der Auseinandersetzung mit Lebenssinn- und Glaubensfragen und bei der Suche nach Antworten. Dies schließt auch die Berücksichtigung religiöser Bedürfnisse ein.

(6)

Das stationäre Hospiz stellt sicher, dass die notwendige ärztliche Behandlung und Versorgung der Patientinnen und Patienten mit Arznei-, Verband- und Heilmitteln gewährleistet ist. Die ärztliche Behandlung, Arznei-, Ver-band- und Heilmittel werden im Rahmen der §§ 28, 31 und 32 SGB V übernommen. Sofern die palliativ-ärztliche Versorgung im Rahmen des § 28 SGB V nicht ausreichend ist, wird die spezialisierte palliativ-ärztliche Versorgung im Rahmen des § 37b SGB V übernommen.

(7)

Zum Leistungsumfang des stationären Hospizes zählen die von stationären Pflegeeinrichtungen zu erbringenden Leistungen:

a) der Körperpflege (Waschen, Duschen und Baden, Zahnpflege, Kämmen und Rasieren, Darm- und Blasenentleerung),

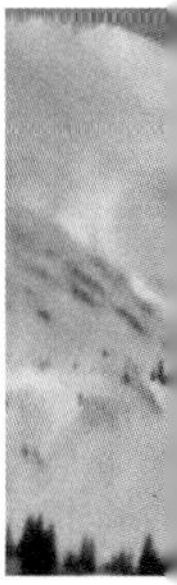

b) der Ernährung (mundgerechtes Zubereiten der Nahrung sowie die Unterstützung bei der Aufnahme der Nahrung, Hygienemaßnahmen wie z. B. Mundpflege),
c) der Mobilität (Aufstehen und Zubettgehen, Betten und Lagern, Gehen, Stehen, Treppensteigen, u. U. Verlassen und Wiederaufsuchen des Hospizes, An- und Auskleiden),
d) der allgemeinen sozialen Betreuung,
e) der medizinischen Behandlungspflege,
f) der Unterkunft und Verpflegung.

(8)
Die zu erbringende palliativ-medizinische und palliativ-pflegerische Versorgung sowie die zu erbringenden sozialen und geistig-seelischen Leistungen erstrecken sich insbesondere auf die folgenden Leistungen:
a) qualifizierte Schmerzbehandlung, Behandlung weiterer körperlicher und psychischer Symptome (z. B. Periduralkatheter; patientenorientierte, zeitabhängige, dosisvariierte Schmerztherapie, die täglich anzupassen ist; psychosoziale Interventionen),
b) fachgerechte Versorgung von Wunden und krankhaften Körperöffnungen, deren Pflege über die Versorgung von Stomaöffnungen hinausgeht (z. B. größere Operationswunden, Geschwüre, Infektionen der Haut und Schleimhäute, Fisteln),
c) Kriseninterventionen,
d) Feststellen und beobachten der Vitalfunktionen, der Bewusstseinslage, der Haut und Schleimhäute, Ausscheidungen, Körpergewicht, Körperhaltung und des emotionalen Befindens unter Beachtung des Gesamtbefindens,
e) Sicherung notwendiger Arztbesuche,
f) Anleitung der oder des Versicherten, ihrer oder seiner Angehörigen oder Pflegepersonen zur Durchführung therapeutischer Maßnahmen,
g) Aufbau einer vertrauensvollen Beziehung,
h) Unterstützung bei der Entwicklung neuer Lebens-, Verhaltens- und Bewältigungsstrategien,
i) Hilfen beim Verarbeitungsprozess in der Konfrontation mit dem Sterben,
j) Unterstützung bei der Überwindung von Kommunikationsschwierigkeiten,
k) Hilfestellung bei der örtlichen und zeitlichen Orientierung,
l) Begleitung von Sterbenden sowie deren Angehörigen und Bezugspersonen,
m) Hilfe bei der Auseinandersetzung mit Lebenssinn- und Glaubensfragen,
n) Berücksichtigung religiöser Bedürfnisse.

(9)
Die Betreuung und Beschäftigung der Kinder im Kinderhospiz richtet sich nach ihrem Entwicklungsstand und ihren individuellen Bedürfnissen und schließt die Geschwister mit ein.

§ 4
Qualitätsanforderungen

(1)
Die Pflege im stationären Hospiz ist fachlich kompetent nach den allgemein anerkannten pflegewissenschaftlichen Erkenntnissen bedarfsgerecht und wirtschaftlich zu erbringen. Es gelten mindestens die in der Qualitätsvereinbarung zu § 113 SGB XI enthaltenen Grundsätze und Maßstäbe zur Qualität und Qualitätssicherung, soweit deren Anwendung durch die Besonderheiten der stationären Versorgung im Hospiz nicht ausgeschlossen ist oder in dieser Rahmenvereinbarung keine Abweichungen beschrieben sind.

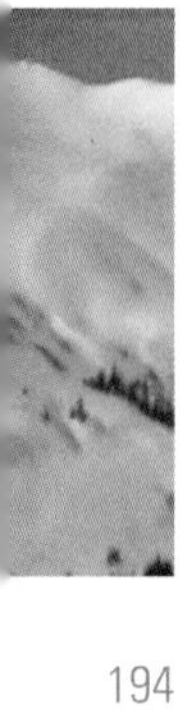

(2)
Die Pflege ist bei ständiger Präsenz einer Gesundheits- und Krankenpflegerin / eines Gesundheits- und Krankenpflegers oder einer Altenpflegerin / eines Altenpflegers- im Kinderhospiz

einer Gesundheits- und Kinderkrankenpflegerin / eines Gesundheits- und Kinderkrankenpflegers – rund um die Uhr und ganzheitlich und auf die Pflegekonzeption basierend zu erbringen, die auf die Aktivitäten und existenziellen Erfahrungen des täglichen Lebens und die individuelle Situation der Patientin bzw. des Patienten aufbaut. Diese bedarfsorientierte ganzheitliche Pflegeplanung unterstützt und fördert insbesondere die Selbsthilfepotentiale der Betroffenen. Dabei werden Angehörige und Bezugspersonen einbezogen und die Zusammenarbeit in einem interdisziplinären Team von haupt- und ehrenamtlichen Kräften einschließlich der betreuenden Ärztin bzw. des betreuenden Arztes erbracht. Ein geeignetes Pflegedokumentationssystem ist sachgerecht und kontinuierlich zu führen. Das Leistungsgeschehen und der Pflegeprozess sind daraus abzuleiten.

(3)

Die Qualität der Leistungserbringung ist laufend zu prüfen. Dabei ist insbesondere darauf abzustellen, inwieweit den individuellen Bedürfnissen der Patientin bzw. des Patienten entsprochen und damit in der letzten Lebensphase ein Höchstmaß an persönlicher Lebensqualität ermöglicht wurde. Der Träger des Hospizes ist dafür verantwortlich, dass Maßnahmen zur internen Sicherung der Qualität festgelegt und durchgeführt werden. Er soll sich ferner an Maßnahmen der externen Qualitätssicherung beteiligen.

(4)

Der Träger des Hospizes hält das für die stationäre Hospizversorgung der Patientinnen und Patienten erforderliche und geeignete Personal in seinem Hospiz bereit und übernimmt die Gewähr für eine fach- und sachgerechte Betreuung und Versorgung. Die nachstehenden Qualitätsanforderungen sind ständig zu erfüllen:

a) Personelle Voraussetzungen:

1) Die verantwortliche Krankenpflegefachkraft hat die folgenden Voraussetzungen zu erfüllen:

a) sie besitzt die Erlaubnis zur Führung einer der Berufsbezeichnungen Gesundheits- und Krankenpflegerin / Gesundheits- und Krankenpfleger, entsprechend den gesetzlichen Bestimmungen in der jeweils gültigen Fassung. Im Kinderhospiz ist die Erlaubnis zur Führung der Berufsbezeichnung der Gesundheits- und Kinderkrankenpflegerin / des Gesundheits- und Kinderkrankenpflegers erforderlich.

b) sie kann eine mindestens dreijährige praktische hauptberufliche Tätigkeit nach erteilter Erlaubnis nach a) innerhalb der letzen 5 Jahre in einem Krankenhaus oder einer von den Kranken- / Pflegekassen zugelassenen Pflegeeinrichtung nachweisen, wobei zumindest 2 Jahre auf eine hauptberufliche Tätigkeit in einem Hospiz, in einem Krankenhaus, in einem Palliative Care-Team oder in einem ambulanten Pflegedienst entfallen,

c) sie verfügt über den Abschluss einer Palliative-Care-Weiterbildungsmaßnahme im Umfang von mindestens 160 Stunden (im Kinderhospiz pädiatrische-Palliative Care – Fachkräfte, die bereits eine Palliative Care-Weiterbildung absolviert haben, müssen diese durch ein Zusatzmodul pädiatrische-Palliative Care von 40 Stunden ergänzen) und den Abschluss einer Weiterbildungsmaßnahme für Leitungsfunktionen im Umfang von mindestens 460 Stunden

d) sie ist hauptberuflich im Hospiz beschäftigt.

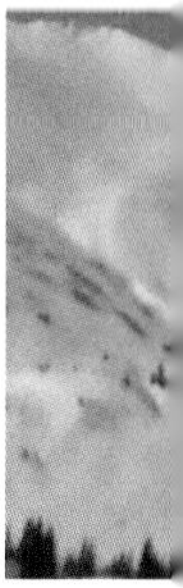

Die verantwortliche Krankenpflegefachkraft hat in regelmäßigen Abständen (jährlich) durch Teilnahme an Fort- und Weiterbildungslehrgängen die für das Arbeitsgebiet erforderlichen palliativ-medizinischen bzw. palliativ-pflegerischen Kenntnisse zu aktualisieren. Sie setzt die Pflegekräfte und ehrenamtlichen Mitarbeiterinnen und Mitarbeiter entsprechend ihrer jeweiligen Qualifikation ein.

2) Sonstiges Personal:

Das Hospiz hat zusätzlich das folgende Personal:

a) Eine(n) ständig festangestellte(n), hauptberuflich im Hospiz beschäftige(n) Gesundheits- und Krankenpflegerin / Gesundheits- und Krankenpfleger - im Kinderhospiz vorrangig Gesundheits- und Kinderkrankenpflegerin / Gesundheits- und Kinderkrankenpfleger -, entsprechend den jeweils geltenden gesetzlichen Bestimmungen als stellvertretende Leitung mit Abschluss einer Palliative Care-Weiterbildungsmaßnahme im Umfang von mindestens 160 Stunden,

b) Ständig – entsprechend der Patientenzahl – weitere festangestellte ausgebildete Pflegekräfte, Gesundheits- und Krankenpflege-rin / Gesundheits- und Krankenpfleger, Altenpflegerin / Altenpfleger, Krankenpflegehelferin / Krankenpflegehelfer - im Kinderhospiz vorrangig Gesundheits- und Kinderkrankenpflegerin / Gesundheits- und Kinderkrankenpfleger); der Einsatz des Personals erfolgt entsprechend der jeweiligen Ausbildung und Qualifikation,

c) Vertretungspersonal (für Urlaub, Krankheit, Wochenende), wobei das Vertretungspersonal die Qualifikation gemäß a) und b) zu erfüllen hat,

d) Sozialarbeiterinnen / Sozialarbeiter, Sozialpädagoginnen / Sozialpädagogen oder Psychologinnen / Psychologen.

e) Hauswirtschafts- und Funktionspersonal.

Das Personal nach a) bis d) erbringt die Leistungen entsprechend seiner Qualifikation und übernimmt die Gewähr für die sachgerechte Durchführung der Leistungen. Der Personalbedarf nach d) und e) kann auch stundenweise extern abgedeckt werden.

Das Personal nach a) bis d) hat sich in regelmäßigen Abständen (jährlich) durch Teilnahme an Fort- und Weiterbildungslehrgängen auf den neuesten Stand der Erkenntnisse seines Arbeitsgebietes zu halten.

3) Ehrenamtliche Mitarbeiterinnen und Mitarbeiter

Ein Kernelement der Hospizarbeit ist der Dienst Ehrenamtlicher. Durch ihr Engagement leisten sie einen unverzichtbaren Beitrag bei der Versorgung sterbender Menschen auch in stationären Hospizen. Das Hospiz setzt ehrenamtliche Mitarbeiterinnen und Mitarbeiter entsprechend ihrer nachgewiesenen Befähigung ein und sorgt für deren regelmäßige Begleitung.

b) Instrumentelle Grundausstattung (im Kinderhospiz kindgerecht):

Zur Durchführung von Pflege und Behandlung sind insbesondere vorzuhalten:

- Blutdruckmessgerät
- Blutzuckermessgerät
- Teststreifen
- Hilfsmittel gegen Dekubitus
- Sauerstoffgerät mit Zubehör
- Ernährungspumpen
- Absauggerät
- Inhalationsgerät
- Keil, Güdel-Tubus
- Perfusor
- Kühlschrank für die Medikamentenaufbewahrung
- BTM-Schrank
- Pflegebetten mit Bettgitter und Aufrichthilfe
- Toilettenstühle
- Lifter (Bett, Badewanne)

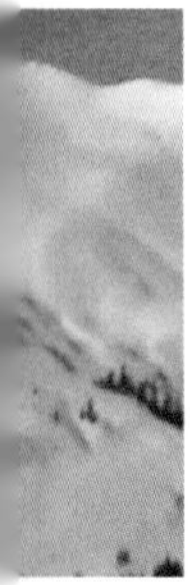

- Rollstühle, Gehhilfen
- Infusionsständer

Der individuelle Anspruch der oder des Versicherten auf eine bedarfsgerechte Hilfsmittelversorgung (§ 33 SGB V) bleibt unberührt.

c) Bauliche Voraussetzungen/Räume/Einrichtung und Mobiliar:
Die baulichen Gegebenheiten einschließlich der Einrichtung müssen den Zielen des § 1 gerecht werden. Die Regel ist das Einbettzimmer, Zweibettzimmer können ebenfalls vorgehalten werden, wobei die Bedürfnisse der oder des Sterbenden berücksichtigt werden müssen. Im Übrigen gelten die Heimmindestbauverordnung bzw. die entsprechenden landesrechtlichen Regelungen. In Hospizen sollten die Patientenzimmer so gestaltet sein, dass Angehörige mit aufgenommen werden können. Im Kinderhospiz sollten Zimmer für die Familien in ausreichender Anzahl vorhanden sein.

§ 5
Verträge

(1)
Die Verbände der Krankenkassen und die Ersatzkassen auf Landesebene schließen gemeinsam und einheitlich mit dem stationären Hospiz, das die Voraussetzungen dieser Rahmenvereinbarung erfüllt, einen Vertrag. Der Vertrag regelt insbesondere:

a) Die Anzahl der angebotenen Plätze,
b) Meldungen des Hospizes an die Krankenkassen (z. B. über vertragsrelevante Änderungen),
c) Umfang, Verfahren und Befristungen der Kostenzusagen der Krankenkassen,
d) Beginn und Ende der Zulassung zur Versorgung,
e) Umfang des Haftpflichtversicherungsschutzes des Hospizes,
f) Zahlungsbedingungen des Zuschusses,
g) Begehung durch den MDK,
h) Anforderungen an die Leistungsdokumentation,
i) Die Trägervertretung des Hospizes.

(2)
Die Inhalte dieser Rahmenvereinbarung sind verbindlicher Bestandteil des Vertrages.

(3)
Der Vertrag des Hospizes mit der Patientin bzw. dem Patienten darf keine Regelungen enthalten, die den Bestimmungen der Rahmenvereinbarung und des Vertrages nach Absatz 1 entgegenstehen; Ausnahmeregelungen sind nur mit Zustimmung aller Landesverbände der Krankenkassen statthaft.

(4)
Aus dem Vertrag kann keine Belegungsgarantie des Hospizes gegenüber den Krankenkassen hergeleitet werden.

(5)
Die Vereinbarungspartner gehen davon aus, dass mit dem Abschluss eines Vertrages nach § 5 dieser Rahmenvereinbarung die Voraussetzungen für einen Versorgungsvertrag nach § 72 SGB XI erfüllt sind.

(6)
In den zwischen den Krankenkassen und den Hospizen abzuschließenden Verträgen ist gemäß § 39a Abs. 1 Satz 7 bis 9 SGB V zu regeln, dass im Falle von Nichteinigung eine von den Parteien zu bestimmende unabhängige Schiedsperson den Vertragsinhalt festlegt.

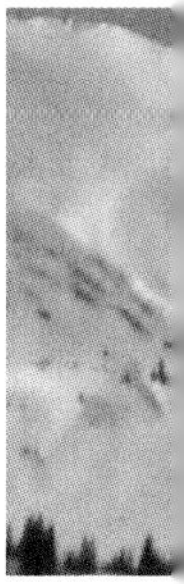

§6
Kündigung von Verträgen

(1)
Der Vertrag kann von jeder Vertragspartei mit einer Frist von sechs Monaten zum Ende eines Kalenderjahres gekündigt werden.

(2)
Die Verbände der Krankenkassen und die Ersatzkassen auf Landesebene kündigen den Vertrag gemeinsam und einheitlich, wenn die Voraussetzungen der Zulassung nicht mehr erfüllt sind.

(3)
Die Verbände der Krankenkassen und die Ersatzkassen auf Landesebene können den Vertrag ohne Einhaltung einer Kündigungsfrist gemeinsam und einheitlich kündigen, wenn das Hospiz seine vertraglichen Verpflichtungen gegenüber den Hospizbewohnern oder deren Kostenträgern derart gröblich verletzt, dass ein Festhalten am Vertrag nicht zumutbar ist.

(4)
Eine Klage gegen die Kündigung des Vertrages hat keine aufschiebende Wirkung.

§7
Vergütungsgrundsätze und Krankenkassenleistung

(1)
Zwischen den Verbänden der Krankenkassen und den Ersatzkassen gemeinsam und einheitlich auf Landesebene und den Hospizen bzw. deren Trägern wird ein leistungsgerechter tagesbezogener Bedarfssatz schriftlich vereinbart. Möglichkeiten zur Vereinbarung landeseinheitlicher Bedarfssätze sind vorrangig auszuschöpfen.

(2)
Der tagesbezogene Bedarfssatz für die Versorgung der Patientinnen und Patienten deckt alle in § 3 genannten Leistungen des Hospizes bei leistungsfähiger und wirtschaftlicher Betriebsführung (§ 2 Abs. 1 und § 12 Abs. 1 SGB V) ab. Dies schließt auch die Aufwendungen für die Betriebsverwaltung und die durch öffentliche Förderung nicht gedeckten Investitionskosten ein. Die Leistungen nach § 3 Abs. 6 Satz 2 und 3 gehen nicht in die Kalkulation des Bedarfssatzes ein.

(3)
Bei der Vereinbarung des tagesbezogenen Bedarfssatzes sind die Parallelen zu stationären Pflegeeinrichtungen nach dem SGB XI als Basis heranzuziehen. Hierbei ist der besondere Personalbedarf der Hospize und der spezifische Personalbedarf der Kinderhospize in den Bereichen der palliativen Versorgung und sozialen Betreuung sowie bei der Befähigung und der Begleitung von ehrenamtlichen Mitarbeiterinnen und Mitarbeitern zu berücksichtigen.

(4)
Bei der Festsetzung des tagesbezogenen Bedarfssatzes ist eine jahresdurchschnittliche Belegung der Hospize von in der Regel 80 v. H. zugrunde zu legen. Eine geringere Belegung begründet keinen abweichenden Bedarfssatz.

(5)
Der Aufnahme- und Entlassungstag werden als je ein Tag abgerechnet. Verstirbt die Patientin bzw. der Patient im Hospiz, gilt der Todestag als Entlassungstag.

(6)
Zuschussfähig im Sinne des § 39a SGB V sind 90 v. H. – im Kinderhospiz 95 v. H. – des nach den Absätzen 2 bis 4 beschriebenen tagesbezogenen Bedarfssatzes. Die Krankenkasse trägt die zuschussfähigen Kosten unter Anrechnung der Leistungen der Pflegeversicherung oder

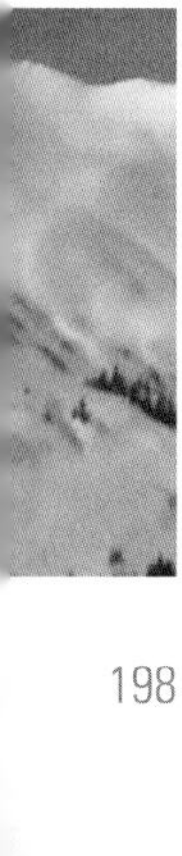

anderer Sozialleistungsträger. Eigenanteile dürfen von der bzw. dem Versicherten weder gefordert noch angenommen werden; der nicht zuschussfähige Anteil des Bedarfssatzes darf der Patientin bzw. dem Patienten weder ganz noch teilweise in Rechnung gestellt werden.

(7)

Ein rückwirkendes Inkrafttreten des tagesbezogenen Bedarfssatzes ist nicht zulässig.

(8)

Die Krankenkassen zahlen ihre Anteile mit befreiender Wirkung an das Hospiz. Eine gemeinsame Rechnungslegung gegenüber der Kranken- und Pflegekasse sollte angestrebt werden.

§ 8
Inkrafttreten und Kündigung dieser Rahmenvereinbarung

(1)

Diese Rahmenvereinbarung tritt am 23.07.2009 in Kraft und löst die Vereinbarung vom 13.03.1998 in der Fassung vom 09.02.1999 ab.

(2)

Diese Rahmenvereinbarung kann von den Vertragsparteien mit halbjähriger Frist zum Ende des Kalenderjahres gekündigt werden. Bis zum Abschluss einer neuen Vereinbarung gilt diese Rahmenvereinbarung weiter.

§ 9
Salvatorische Klausel

Sollten einzelne Bestimmungen dieser Rahmenvereinbarung nichtig sein oder durch gesetzliche Neuregelungen ganz oder teilweise unwirksam werden, so wird hierdurch die Wirksamkeit der Rahmenvereinbarung im Übrigen nicht berührt. Tritt ein solcher Fall ein, verständigen sich die Partner der Rahmenvereinbarung unverzüglich über die notwendigen Neuregelungen.

Protokollnotiz

Die Vereinbarungspartner verpflichten sich, die Erfahrungen mit der Umsetzung dieser Rahmenvereinbarung fortlaufend auszuwerten und diese erforderlichenfalls weiterzuentwickeln. Sollte sich kurzfristig Handlungsbedarf ergeben, kommen die Vereinbarungspartner überein, innerhalb von 6 Wochen in die diesbezüglichen Verhandlungen einzutreten.

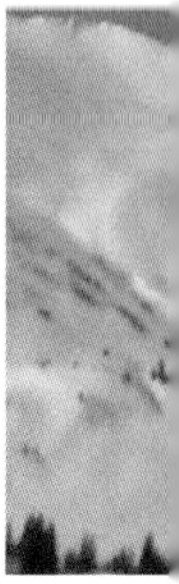

Richtlinie des Gemeinsamen Bundesausschusses zur Verordnung von spezialisierter ambulanter Palliativversorgung (Spezialisierte Ambulante Palliativversorgungs-Richtlinie/SAPV-RL)

vom 20. Dezember 2007, veröffentlicht im Bundesanzeiger 2008, S. 911
zuletzt geändert am 15. April 2010, veröffentlicht im Bundesanzeiger, S. 2 190,
in Kraft getreten am 25. Juni 2010

§ 1 Grundlagen und Ziele

(1)

1 Die spezialisierte ambulante Palliativversorgung gemäß § 37b SGB V (SAPV) dient dem Ziel, die Lebensqualität und die Selbstbestimmung schwerstkranker Menschen zu erhalten, zu fördern und zu verbessern und ihnen ein menschenwürdiges Leben bis zum Tod in ihrer vertrauten häuslichen oder familiären Umgebung zu ermöglichen.

2 Im Vordergrund steht anstelle eines kurativen Ansatzes die medizinisch-pflegerische Zielsetzung, Symptome und Leiden einzelfallgerecht zu lindern.

(2)

1 SAPV kann im Haushalt des schwerstkranken Menschen oder seiner Familie oder in stationären Pflegeeinrichtungen (§ 72 Abs. 1 des Elften Buches Sozialgesetzbuch – SGB XI) erbracht werden.

2 Darüber hinaus kann SAPV auch erbracht werden

- in Einrichtungen der Eingliederungshilfe für behinderte Menschen im Sinne von § 55 SGB XII und der Kinder- und Jugendhilfe im Sinne von § 34 SGB VIII,
- an weiteren Orten, an denen
  - sich der schwerstkranke Mensch in vertrauter häuslicher oder familiärer Umgebung dauerhaft aufhält und
  - diese Versorgung zuverlässig erbracht werden kann

wenn und soweit nicht andere Leistungsträger zur Leistung verpflichtet sind.

(3)

In stationären Hospizen besteht ein Anspruch auf die Teilleistung der erforderlichen ärztlichen Versorgung im Rahmen der SAPV, wenn die ärztliche Versorgung im Rahmen der vertragsärztlichen Versorgung aufgrund des besonders aufwändigen Versorgungsbedarfs (siehe § 4) nicht ausreicht.

(4)

Den besonderen Belangen von Kindern ist Rechnung zu tragen.

(5)

1 Die individuellen Bedürfnisse und Wünsche der Patientin oder des Patienten sowie die Belange ihrer oder seiner vertrauten Personen stehen im Mittelpunkt der Versorgung.

2 Der Patientenwille, der auch durch Patientenverfügungen zum Ausdruck kommen kann, ist zu beachten.

(6)

1 Die SAPV ergänzt das bestehende Versorgungsangebot, insbesondere das der Vertragsärzte, Krankenhäuser und Pflegedienste.

2 Sie kann als alleinige Beratungsleistung, additiv unterstützende Teilversorgung oder vollständige Patientenbetreuung erbracht werden.

3 Andere Sozialleistungsansprüche bleiben unberührt.

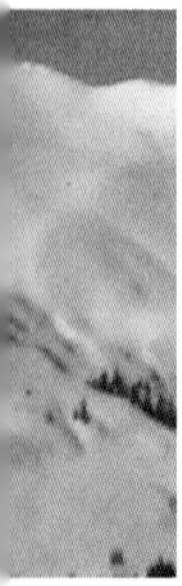

§ 2 Anspruchsvoraussetzungen

Versicherte haben Anspruch auf SAPV, wenn

- sie an einer nicht heilbaren, fortschreitenden und so weit fortgeschrittenen Erkrankung leiden, dass dadurch ihre Lebenserwartung begrenzt ist (§ 3) und
- sie unter Berücksichtigung der in § 1 genannten Ziele eine besonders aufwändige Versorgung (§ 4) benötigen, die nach den medizinischen und pflegerischen Erfordernissen auch ambulant oder an den in § 1 Abs. 2 und 3 genannten Orten erbracht werden kann.

§ 3 Anforderungen an die Erkrankungen

(1)

Eine Erkrankung ist nicht heilbar, wenn nach dem allgemein anerkannten Stand der medizinischen Erkenntnisse Behandlungsmaßnahmen nicht zur Beseitigung dieser Erkrankung führen können.

(2)

Sie ist fortschreitend, wenn ihr Verlauf trotz medizinischer Maßnahmen nach dem allgemein anerkannten Stand der medizinischen Erkenntnisse nicht nachhaltig aufgehalten werden kann.

(3)

1 Eine Erkrankung ist weit fortgeschritten, wenn die Verbesserung von Symptomatik und Lebensqualität sowie die psychosoziale Betreuung im Vordergrund der Versorgung stehen und nach begründeter Einschätzung der verordnenden Ärztin oder des verordnenden Arztes die Lebenserwartung auf Tage, Wochen oder Monate gesunken ist.

2 Insbesondere bei Kindern sind die Voraussetzungen für die SAPV als Krisenintervention auch bei einer länger prognostizierten Lebenserwartung erfüllt.

§ 4 Besonders aufwändige Versorgung

1 Bedarf nach einer besonders aufwändigen Versorgung besteht, soweit die anderweitigen ambulanten Versorgungsformen sowie ggf. die Leistungen des ambulanten Hospizdienstes nicht oder nur unter besonderer Koordination ausreichen würden, um die Ziele nach § 1 Abs. 1 zu erreichen.

2 Anhaltspunkt dafür ist das Vorliegen eines komplexen Symptomgeschehens, dessen Behandlung spezifische palliativmedizinische und / oder palliativpflegerische Kenntnisse und Erfahrungen sowie ein interdisziplinär, insbesondere zwischen Ärzten und Pflegekräften in besonderem Maße abgestimmtes Konzept voraussetzt.

3 Ein Symptomgeschehen ist in der Regel komplex, wenn mindestens eines der nachstehenden Kriterien erfüllt ist:

- ausgeprägte Schmerzsymptomatik
- ausgeprägte neurologische / psychiatrische / psychische Symptomatik
- ausgeprägte respiratorische / kardiale Symptomatik
- ausgeprägte gastrointestinale Symptomatik
- ausgeprägte ulzerierende / exulzerierende Wunden oder Tumore
- ausgeprägte urogenitale Symptomatik

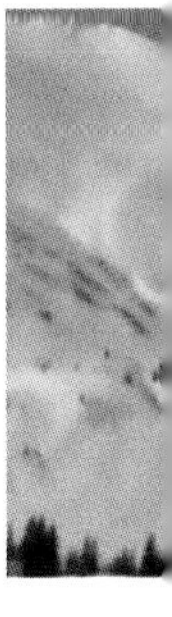

§ 5 Inhalt und Umfang der spezialisierten ambulanten Palliativversorgung

(1)

1 Die SAPV umfasst je nach Bedarf alle Leistungen der ambulanten Krankenbehandlung soweit diese erforderlich sind, um die in § 1 Abs. 1 genannten Ziele zu erreichen.

2 Sie umfasst zusätzlich die im Einzelfall erforderliche Koordination der diagnostischen, therapeutischen und pflegerischen Teilleistungen sowie die Beratung, Anleitung und Begleitung

der verordnenden oder behandelnden Ärztin oder des verordnenden oder behandelnden Arztes sowie der sonstigen an der allgemeinen Versorgung beteiligten Leistungserbringer, der Patienten und ihrer Angehörigen durch Leistungserbringer nach § 132d SGB V.

(2)

1 SAPV wird ausschließlich von Leistungserbringern nach § 132d SGB V erbracht, die in einer interdisziplinären Versorgungsstruktur, bestehend insbesondere aus qualifizierten Ärzten und Pflegefachkräften unter Beteiligung der ambulanten Hospizdienste und ggf. der stationären Hospize, organisiert sind.

2 Sie wird nach Bedarf intermittierend oder durchgängig erbracht, soweit das bestehende ambulante Versorgungsangebot (§ 1 Abs. 4), insbesondere die allgemeine Palliativversorgung nicht ausreicht, um die Ziele nach § 1 Abs. 1 zu erreichen.

3 Sie kann dem jeweiligen aktuellen Versorgungsbedarf entsprechend als

- Beratungsleistung,
- Koordination der Versorgung,
- additiv unterstützende Teilversorgung,
- vollständige Versorgung

erbracht werden.

4 Die Leistungen müssen ausreichend und zweckmäßig sein, dürfen das Maß des Notwendigen nicht überschreiten und sind wirtschaftlich zu erbringen.

(3)

Inhalte der SAPV sind insbesondere:

- Koordination der spezialisierten palliativmedizinischen und palliativpflegerischen Versorgung unter Einbeziehung weiterer Berufsgruppen und von Hospizdiensten im Rahmen einer multiprofessionellen Zusammenarbeit
- Symptomlinderung durch Anwendung von Medikamenten oder anderen Maßnahmen
- apparative palliativmedizinische Behandlungsmaßnahmen (z. B. Medikamentenpumpe)
- palliativmedizinische Maßnahmen, die nach ihrer Art, Schwere oder Komplexität eine Kompetenz erfordern, die der einer Ärztin oder eines Arztes mit Zusatzweiterbildung Palliativmedizin entspricht
- spezialisierte palliativpflegerische Leistungen, die nach ihrer Art, Schwere oder Komplexität eine Kompetenz erfordern, die der einer Pflegefachkraft mit einer curricularen Weiterbildung zu Palliative Care entspricht
- Führung eines individuellen Behandlungsplans, vorbeugendes Krisenmanagement, Bedarfsinterventionen
- Ruf-, Notfall- und Kriseninterventionsbereitschaft rund um die Uhr für die im Rahmen der SAPV betreuten Patienten zur Sicherstellung der im Rahmen der SAPV erforderlichen Maßnahmen
- Beratung, Anleitung und Begleitung der Patienten und ihrer Angehörigen zur palliativen Versorgung einschließlich Unterstützung beim Umgang mit Sterben und Tod
- spezialisierte Beratung der betreuenden Leistungserbringer der Primärversorgung
- psychosoziale Unterstützung im Umgang mit schweren Erkrankungen in enger Zusammenarbeit z. B. mit Seelsorge, Sozialarbeit und ambulanten Hospizdiensten
- Organisation regelmäßiger Fallbesprechungen
- Dokumentieren und Evaluieren der wesentlichen Maßnahmen im Rahmen der SAPV

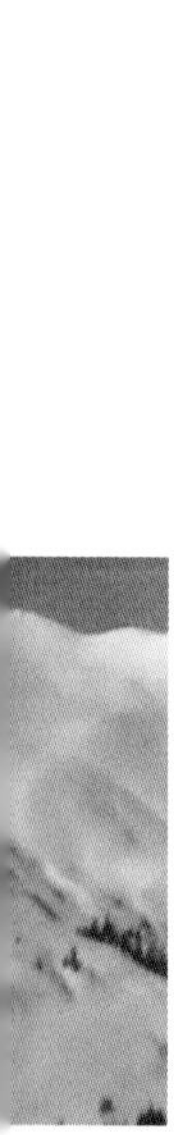

§ 6 Zusammenarbeit der Leistungserbringer

(1)

1 Im Rahmen der SAPV ist zu gewährleisten, dass die an der Versorgung beteiligten Leistungserbringer die erforderlichen Maßnahmen aufeinander abgestimmt und bedarfsgerecht erbringen; die diesbezügliche Koordination ist sicherzustellen.

2 Hierüber sind verbindliche Kooperationsvereinbarungen schriftlich oder mündlich zu treffen.
3 Kooperationspartner ist auch der ambulante Hospizdienst, der auf Wunsch der Patientin oder des Patienten an der Versorgung beteiligt wird.
4 Bei Bedarf und entsprechender Qualifikation kann die dauerbehandelnde Ärztin oder der dauerbehandelnde Arzt im Einzelfall Kooperationspartnerin oder Kooperationspartner werden.
5 Das Nähere regeln die Verträge nach § 132d SGB V.

(2)
Die vorhandenen Versorgungsstrukturen sind zu beachten.
(3)
Es ist zu gewährleisten, dass zwischen den an der Patientenversorgung beteiligten Leistungserbringern zeitnah alle notwendigen Informationen über die vorhergehende Behandlung unter Berücksichtigung datenschutzrechtlicher Regelungen ausgetauscht werden.
(4)
Bei der SAPV ist der ärztlich und pflegerisch erforderliche Entscheidungsspielraum für die Anpassung der Palliativversorgung an die Besonderheiten des Einzelfalls zu berücksichtigen.
(5)
1 Für die notwendigen koordinativen Maßnahmen ist vernetztes Arbeiten innerhalb der gewachsenen Strukturen der Palliativversorgung unabdingbar.
2 Dieses ist unter Berücksichtigung medizinischer, pflegerischer, physiotherapeutischer, psychologischer, psychosozialer und spiritueller Anforderungen zur lückenlosen Versorgung über die Sektorengrenzen hinweg zu fördern und auszubauen.

§ 7 Verordnung von SAPV

(1)
1 SAPV wird von der behandelnden Vertragsärztin oder von dem behandelnden Vertragsarzt nach Maßgabe dieser Richtlinie verordnet.
2 Satz 1 gilt für die Behandlung durch die Krankenhausärztin oder den Krankenhausarzt bei einer oder einem von ihr oder ihm ambulant versorgten Patientin oder Patienten entsprechend.
3 Hält eine Krankenhausärztin oder ein Krankenhausarzt die Entlassung einer Patientin oder eines Patienten für möglich und ist aus ihrer oder seiner Sicht SAPV erforderlich, kann die Krankenhausärztin oder der Krankenhausarzt die Verordnung ausstellen, in der Regel jedoch längstens für 7 Tage.

(2)
Die ärztliche Verordnung erfolgt auf einem zu vereinbarenden Vordruck, der der Leistungserbringung nach dem jeweiligen aktuellen Versorgungsbedarf (§ 5 Abs. 2) Rechnung zu tragen hat und Angaben zur Dauer der Verordnung enthält.

§ 8 Prüfung der Leistungsansprüche durch die Krankenkasse

1 Die Krankenkasse übernimmt bis zu einer Entscheidung über die weitere Leistungserbringung die Kosten für die verordneten und von den Leistungserbringern nach § 132d SGB V erbrachten Leistungen entsprechend der vereinbarten Vergütung nach § 132d SGB V, wenn die Verordnung gemäß § 7 Abs. 2 spätestens an dem dritten der Ausstellung folgenden Arbeitstag der Krankenkasse vorgelegt wird.
2 Das Nähere regeln die Vertragspartner nach § 132d SGB V.

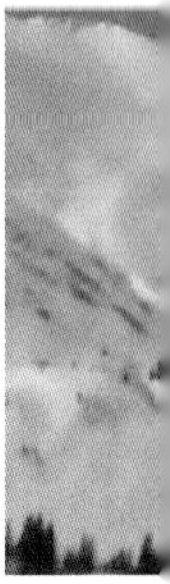

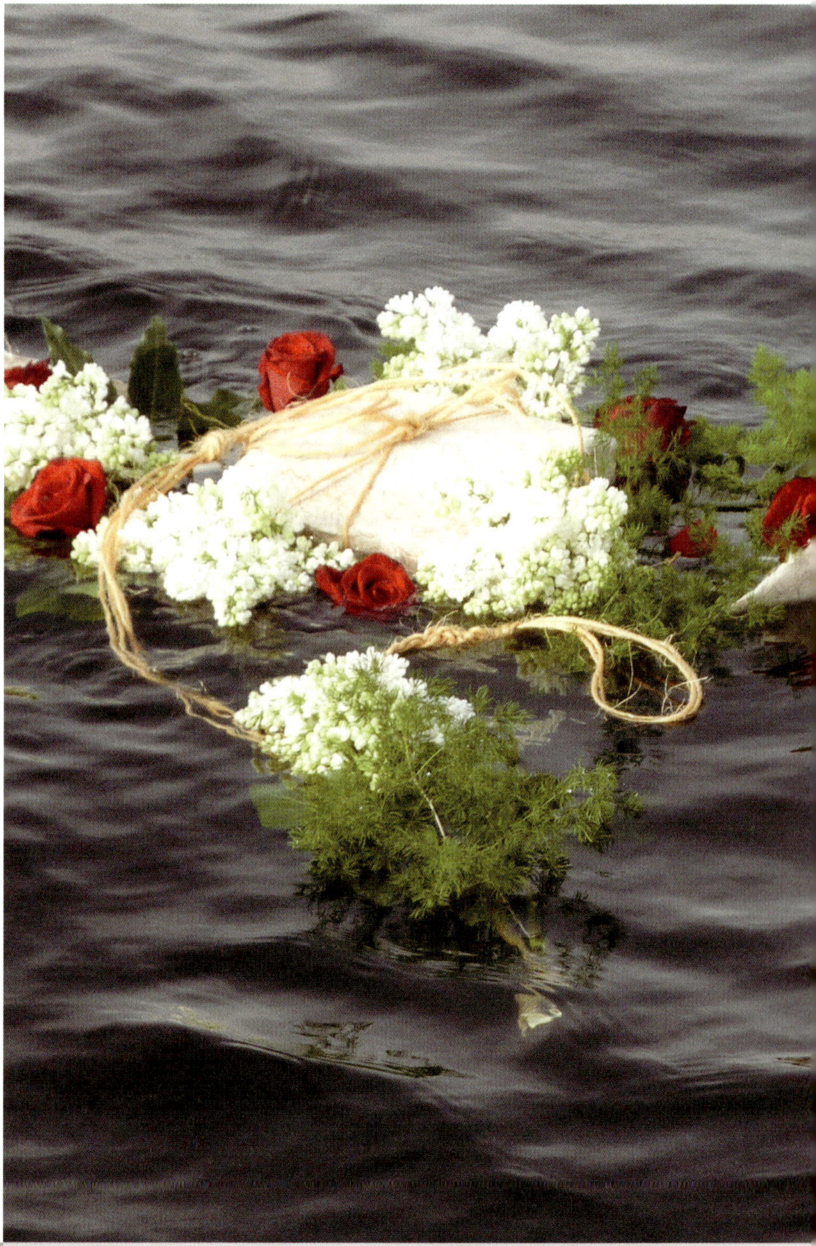

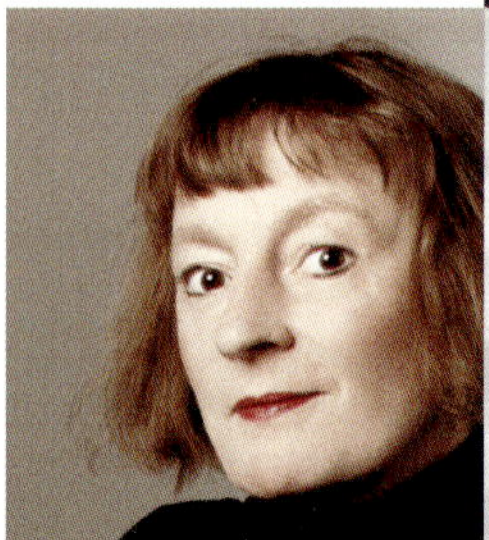

Petra Afonin

Petra Afonin, Schauspielerin und Autorin, lebt und arbeitet in Tübingen, widmet sich künstlerisch vorwiegend sozial brisanten Themen. Sie erarbeitet vorwiegend Theater- und Chanson-Programme, für die sie im Vorfeld intensive Recherchearbeiten betreibt. Im Frühjahr 2010 entstand das Programm „Ich bin das noch" zum Thema Demenz. Über persönliche Erfahrungen mit Tod und Trauer im engsten Umfeld zum Thema Hospizarbeit gekommen. Begegnungen mit einem Hospiz-Team haben sie so beeindruckt, dass sie zum Thema recherchierte und so das Theater- und Chanson-Programm „Bevor ich gehe, bleibe ich" entstand, für welches sie den Medienpreis der Deutschen AIDS-Stiftung und den Künstlerpreis der Bundesarbeitsgemeinschaft Hospiz erhielt.

Ausleitung

Bevor ich gehe, bleibe ich…

Meine Generation ist seinerzeit Ende der Siebziger in den Theaterberuf gegangen, um die Welt zu verändern. Das Schöne ist, dieser Motor für meine Arbeit ist mir nach wie vor erhalten geblieben. Für mich ist es immer wieder wichtig, Lobby für Themen zu sein, die es gesellschaftlich schwer haben. Tabuthemen so aufzubereiten, dass sie konsumierbar werden; unbequeme Fragen zu stellen, Zusammenhänge sichtbar und emotional erlebbar zu machen. Wenn wir dann endlich mit unserem Arbeitsergebnis – zum Beispiel wie gerade jetzt mit einem neuen Programm – zu Gastspielen unterwegs sind und auf die Basis treffen, auf die Menschen, die eigentlich die „Fachleute" sind, dann findet der Austausch statt, den wir Bühnenkünstler uns in den Proben wünschen: Feedback, Gespräch, Begegnung. Werde ich nach einer Aufführung von „Bevor ich gehe, bleibe ich" zum Beispiel von Mitarbeitern oder Ehrenamtlichen eines Hospizes gefragt, ob ich auch in der Pflege tätig sei, so ist dies für mich ein großes Kompliment, auch wenn ich „nur" im Bereich Hospiz recherchiert habe. Ich brauche für meine Arbeit die Bestätigung, dass sie authentisch ist.

Theater ist eine optimale Ebene, Emotionen im Zuschauerraum freizusetzen. Mit einer künstlerischen Auseinandersetzung zu einem Thema hoffen wir, etwas bewegen zu können, bewegen im Sinne von „verbessern". Wenn ich zusammen mit der Komponistin Susanne Hinkelbein ein neues Thema angehe, so scheint das Team zwar überschaubar, jedoch sind auch all die Begegnungen mit im Gepäck, die im Laufe der Recherche und der Vorbereitungen meinen Weg gekreuzt haben. Menschen haben mir ihre persönliche Geschichte erzählt. Diese Menschen gehören quasi zum Team, sind im Programm auf eine Art zugegen. Ist dann unser Gastspielveranstalter wie so oft ein Hospizverein, so trifft bei einem Gastspiel ein Team auf ein anderes. Das Gefühl, in einem Boot zu sitzen, ist immer da. Oft bekommen wir die Resonanz, dass es vielleicht gerade unser Abstand zum Arbeitsalltag sein könnte, die Dinge künstlerisch so zu fokussieren, dass das Wesentliche gezeigt wird.

Ein ganz großes Anliegen war und ist mir, auch Zuschauergruppierungen zu erreichen, denen unsere Themen erst einmal unbequem sind. In unserer Spaßgesellschaft wird unbestritten eher Zerstreuung als Auseinandersetzung gesucht. In Anbetracht dieser Tatsache suchen wir oft monatelang nach einem passenden Titel für ein Programm, denn wir wollen die Schwellenangst bei Tabuthemen nicht verstärken, sondern reduzieren.
Mir persönlich ist bei der Darstellung der mir am Herzen liegenden Themen in den letzten Jahren die Musik ein unverzichtbarer Partner geworden. Wenn wir miteinander einen Auftritt haben – in Süddeutschland werde ich von Susanne Hinkelbein live am Klavier begleitet, im Norden von Simone Witt – so stellen wir stets fest, wie wichtig gemeinsames Erleben zwischen Bühne und Zuschauerraum ist. Theater ist und bleibt – davon bin ich nach 30 Berufsjahren mehr denn je überzeugt – eine einzigartige Möglichkeit, dass Menschen einander tief berühren.

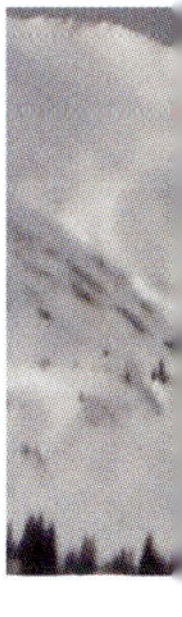

2.4 Register/Index

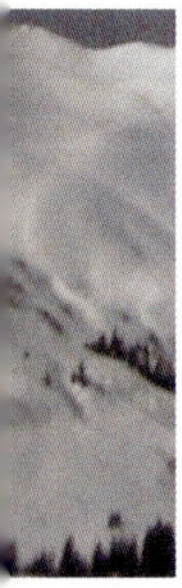

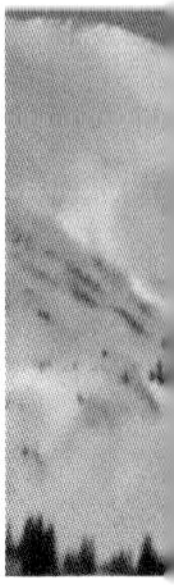

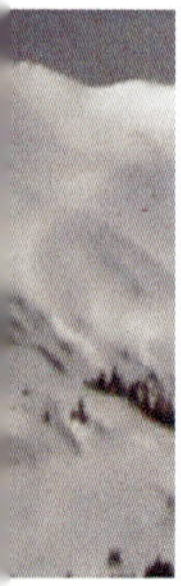

Bildnachweis

Die Bilder für das Kurshandbuch haben uns folgende Personen/Institutionen freundlicherweise zur Verfügung gestellt:
Frau Evgenia Motz, em-konzept, Möglingen
Frau Christa Hoppermanns
Frau Gabi Letzing, Kinderhospiz Löwenherz, Syke
Frau Ulrike Nieß, Hospiz Verein Leipzig
Wohnanlage Sophienhof gGmbH, Niederzier
Wir danken Ihnen herzlichst für die Unterstützung.